Herzrhythmusstörungen

Kitteltaschenbuch zur Diagnostik und Therapie der rhythmogenen klinischen Notfälle

Ich erinnere mich an die Zeit, als die Patienten nach einem akuten Myokardinfarkt über längere Zeit mit Sedativa „stillgelegt“ wurden. Monitore und Defibrillatoren gab es noch nicht, ebenso wenig die heute unverzichtbaren Medikamente. Inzwischen hat in allen Bereichen der Medizin das Wissen explosionsartig zugenommen. Die Zeit, in der sich das Wissen und die daraus gewonnenen Erkenntnisse grundlegend erneuern, wird immer kürzer. Die Ergebnisse aus medizinischen Studien, die durch nationale und internationale Fachgesellschaften zu Leitlinien formuliert werden, unterliegen der ständigen Kommentierung, Änderung und Neubewertung. Selbst Spezialisten ist es kaum mehr möglich, den Überblick über die große Zahl der jährlich überarbeiteten und neu erscheinenden diagnostischen und therapeutischen Empfehlungen zu behalten. Hilfe bieten hier Kitteltaschenbücher, die diesem kurzfristigen Überarbeitungszyklus zeitnah folgen. Das vorliegende Buch ist ein solches Kitteltaschenbuch über Herzrhythmusstörungen. Es ist auf dem Stand der jüngsten publizierten Leitlinien vom August 2016.

Ich bedanke mich bei dem Herausgeber, Herrn Prof. Dr. med Martin C. Heidt, der das Buch vom ersten Tag an mit seinen Ideen und Ratschlägen begleitet hat. Mein besonderer herzlicher Dank gilt Dr. Dietmar Schallwich für seine freundschaftliche und engagierte Mitarbeit bei der Erstellung und Herausgabe dieses Buches. Ihm verdanke ich eine kompetente Beratung bei der Abfassung des Manuskripts mit zahlreichen Korrekturen und Formulierungsideen und eine professionelle Gestaltung der Druckversion. Wir wünschen uns eine rasche Verbreitung dieses Buches und hoffen, dass es den Kollegen bei der Behandlung ihrer kardiologischen Patienten eine zuverlässige Hilfe sein wird. Korrekturen und Anregungen aus dem Leserkreis sind uns stets willkommen.

Darmstadt / Vila Franca do Campo / Heiligenhaus, April 2017 Lothar Krehan

Inhalt

Abbildungen

Quellenangaben

Lothar Krehan (eigene Abbildungen):

Abb. 1–3, 5–8, 10–13, 15, 17, 19–21, 23, 25–28, 30–33, 42, 44–47, 53, 54 (= 1), 62–69

Erik Sandøe und Bjarne Sigurd: Arrhythmia – Diagnosis and Management. A Clinical Electrocardiographic Guide. St. Gallen: Fachmed, 1984 – ISBN 3-905598-00-0:

Abb. 4, 9, 14, 18, 22, 24, 29, 34–41, 43, 48–52, 55–61

Erik Sandøe und Bjarne Sigurd: Arrhythmia – A Guide to Clinical Electrocardiology. Bingen am Rhein: Publishing Partners, 1991 – ISBN 3-927925-02-0 /
Erik Sandøe und Bjarne Sigurd, Martin Schlepper (Bearb.): Klinische Elektrokardiologie der Arrhythmien. Bingen am Rhein: Publishing Partners, 1991 – ISBN 3-927925-01-2:

Abb. 4, 9, 14, 16, 18, 22, 24, 29, 34–37, 39, 41, 43, 48–52, 55–58, 60, 61

Bjarne Mühldorff Sigurd, Steen Pehrson und Peter Steen Hansen: Klinisk elektrokardiologi. 3. Aufl. Kopenhagen: FADL's Forlag, 2014 – ISBN 87-7749-728-7:

Abb. 4, 9, 14, 16, 18, 22, 24, 29, 34–37, 39, 41, 43, 48–52, 55–58, 60, 61

H.-R. Arntz, D. Andresen und H.-J. Trappe: Pocket-Leitlinien Kardiopulmonale Reanimation. Hrsg. von der DGK. Grünwald/Kr München: Börm Buckmeier Verlag, 2006 /
H.-R. Arntz, H. H. Klein, H.-J. Trappe und D. Andresen: Pocket-Leitlinien Kardiopulmonale Reanimation (Update 2011). Hrsg. von der DGK. Grünwald/Kr München: Börm Buckmeier Verlag, 2013 – ISBN 3-89862-941-4:

Abb. 70

B. P. Grubb, T. Klingenheben: Syndrome der autonomen Dysfunktion mit orthostatischer Intoleranz. Klassifikation, Diagnostik und Therapie. Z. Kardiol. 88 (8), 541–549, 1999 – ISSN 0300-5860:

Abb. 71–73

Karl-Joachim Rostock: Herzrhythmusstörungen in Theorie und Praxis. 2. Aufl. Berlin: Akademie-Verlag, 1993 – ISBN 3-05-501514-2:

Schematische Skizzen auf den Seiten 6f., 11, 85f., 91ff.

Der Autor dankt den zitierten Kollegen für die freundliche Zustimmung zur Verwendung ihrer Abbildungen.

Abkürzungen

AB — Akzessorisches Bündel oder akzessorische Leitungsbahn
ACC — American College of Cardiology
ACE — Angiotensin Converting Enzyme
ACVB — Aortokoronarer Venenbypass
AED — Automatisierter externer Defibrillator
AHA — American Heart Association
AKS — Akutes Koronarsyndrom
aPTT — Aktivierte Partielle Thromboplastinzeit
ARC — Austrian Resuscitation Council
ARISTOTLE — Apixaban for Reduction In STroke and Other ThromboemboLic Events in Atrial Fibrillation
ARVC — Arrhythmogene rechtsventrikuläre Kardiomyopathie
ASD — Vorhofseptumdefekt
ATP — Antitachykardes Pacing (Stimulation)
AVERROES — Apixaban versus Acetylsalicylic Acid to Prevent Strokes in Atrial Fibrillation Patients Who Have Failed or Are Unsuitable for Vitamin K Antagonist Treatment
AVNRT — AV-Knoten-Reentry-Tachykardie
AVRT — Atrioventrikuläre Reentry-Tachykardie
BMS — Beschichteter Metall-Stent
BWA — Brustwandableitung (beim EKG)
CFAE — Komplexe fraktionierte atriale Elektrogramme
$CHADS_2$ — Score für thromboembolische Schlaganfälle aus 5 Risikofaktoren (chronische Herzinsuffizienz, Hypertonie, Alter > 75 Jahre, Diabetes mellitus und Schlaganfall)
CHA_2DS_2-VASc — Score für thromboembolische Schlaganfälle mit 3 weiteren Risikofaktoren (weibliches Geschlecht, Alter 65–75 Jahre und begleitende vaskuläre Erkrankungen, darunter KHK, pAVK, und aortale Plaques)
CMP — Kardiomyopathie
COLD — Chronisch obstruktive Lungenerkrankung
CPR — Kardiopulmonale Reanimation
CPVT — Katecholaminerge polymorphe ventrikuläre Tachykardie
CrCl — Kreatininclearance
CRT — Kardiale Resynchronisationstherapie
CRT-D — Kardiale Resynchronisationstherapie mit Defibrillator
CRT-P — Kardiale Resynchronisationstherapie mit Schrittmacher
CSH — Karotishypersensitivität
CSS — Karotissinussyndrom
CYP — Cytochrom P450
DAPT — Duale Antiplättchentherapie
DCM — Dilative Kardiomyopathie
DES — Medikamentenbeschichteter Stent
DGK — Deutsche Gesellschaft für Kardiologie
EAPCI — European Association of Percutaneous Cardiovascular Interventions
EAT — Ektope atriale Tachykardie
EHRA — European Heart Rhythm Association

EKG	Elektrokardiogramm
EMA	European Medicines Agency
EmG	Empfehlungsgrad
ENGAGE AF-TIMI	Effective aNticoaGulation with factor XA next GEneration in Atrial Fibrillation-Thrombolysis In Myocardial Infarction
EPU	Elektrophysiologische Untersuchung
ERC	European Resuscitation Council
ESC	European Society of Cardiology
EvG	Evidenzgrad
GFR	Glomeruläre Filtrationsrate
GP	Glykoprotein
GRC	German Resuscitation Council
HCM	Hypertrophische Kardiomyopathie
HDM	Herzdruckmassage
HOCM	Hypertrophische obstruktive Kardiomyopathie
HTx	Herztransplantation
HWI	Hinterwandmyokardinfarkt
ICD	Implantierbarer Kardioverter-Defibrillator
INR	International Normalized Ratio
KHK	Koronare Herzkrankheit
KV	Kardioversion
LA	Linker Vorhof (Linkes Atrium)
LAA	Linkes Herzohr (Linke auricula atrii)
LAF	Linksanteriorer Faszikel
LAH	Linksanteriorer Hemiblock
LPF	Linksposteriorer Faszikel
LPH	Linksposteriorer Hemiblock
LSB	Linksschenkelblock
LT	Linker Tawara-Schenkel
LV	Linke Herzkammer (Linker Ventrikel)
LVAD	Linksventrikuläres Unterstützungssystem (Left ventricular assist device)
LVEF	Linksventrikuläre Ejektionsfraktion
LVOT	Linksventrikulärer Ausflusstrakt (Left ventricular outflow tract)
MI	Myokardinfarkt
NBG-Code	NASPE/BPEG Generic Pacemaker Code (NASPE: North American Society of Pacing and Electrophysiology; BPEG: British Pacing and Electrophysiology Group)
NMH	Niedermolekulares Heparin
NOAK	Neue orale Antikoagulanzien, Nicht-VKA-orale Antikoagulanzien
NPJT	Nicht-paroxysmale automatiebedingte AV-junktionale Tachykardie
NSAR	Nicht-steroidale Antirheumatika
NSTEMI	Myokardinfarkt ohne ST-Strecken-Hebung (non-ST-elevation myocardial infarction)
NYHA	New York Heart Association
OAK	Orale Antikoagulation/Antikoagulanzien
OH	Orthostatische Hypotension
pAVK	Periphere arterielle Verschlusskrankheit
PCI	Perkutane Koronarintervention

PEA	Pulslose elektrische Aktivität
P-gp	P-Glykoprotein
PH	Plättchenhemmer
PHT	Plötzlicher Herztod
PJRT	Permanente junktionale Reentry-Tachykardie
PVI	Pulmonalvenenisolation
PVS	Programmierte Ventrikelstimulation
RA	Rechter Vorhof (Rechtes Atrium)
RCM	Restriktive Kardiomyopathie
RE-LY	Randomized Evaluation of Long-term anticoagulant therapY
ROCKET-AF	Rivaroxaban Once Daily Oral Direct Factor Xa Inhibition Compared with Vitamin K Antagonism for Prevention of Stroke and Embolism Trial in Atrial Fibrillation
ROSC	Wiederherstellung der spontanen Zirkulation (Return of spontaneous circulation)
RSB	Rechtsschenkelblock
RV	Rechte Herzkammer (Rechter Ventrikel)
RVAD	Rechtsventrikuläres Unterstützungssystem (Right ventricular assist device)
RVOT	Rechtsventrikulärer Ausflusstrakt (Right ventricular outflow tract)
SA	Sinuatrial
S-ICD	Subkutan implantierter ICD
STEMI	Myokardinfarkt mit ST-Strecken-Hebung (ST-elevation myocardial infarction)
SV	Supraventrikulär
SVES	Supraventrikuläre Extrasystole
SVT	Supraventrikuläre Tachykardie
TAVI	Transkatheter-Aortenklappenimplantation (Transcatheter aortic valve implantation)
TdP	Torsade de pointes
TEE	Transösophageale Echokardiographie
TIA	Transitorische ischämische Attacke
TTR	Time in therapeutic range
TZ	Thrombinzeit
UFH	Unfraktioniertes Heparin
VA	Ventrikuloatrial
VES	Ventrikuläre Extrasystole
VF	Kammerflimmern
VHF	Vorhofflimmern
VKA	Vitamin-K-Antagonisten
VT	Ventrikuläre Tachykardie
VWI	Vorderwandmyokardinfarkt
WCD	Defibrillatorweste (Wearable cardioverter defibrillator)
WPW	Wolff-Parkinson-White(-Syndrom)

Farbschema des Buches

Überschrift Teil A

0 Überschrift erster Ordnung

0.0 Überschrift zweiter Ordnung

0.0.0 Überschrift dritter Ordnung usw.

Überschrift (unnummeriert)

Dies ist normaler Text im laufenden Kapitel.

> Definitionen und Merksätze werden in einem solchen blauen Kasten vom normalen Text abgesetzt und hervorgehoben.

Tabellarische Darstellung	
Schlagwort / Thema	▶ **Frühere Episoden** (Häufigkeit und Dauer, Beginn und Ende plötzlich oder allmählich, Puls regelmäßig oder unregelmäßig, Auslösbarkeit, Beeinflussung durch Valsalva-Manöver) ▶ **Vorerkrankungen** (kardial, extrakardial), Familienanamnese ▶ **Medikamenteneinnahme**
Definition	Definition, Einleitung, Zusammenfassung
	Normaler Text
Liste	▶ Listen, unterschiedlich abgestuft ● Unterpunkt ● Unterpunkt - Unterpunkt ▶ nächster Hauptpunkt usw.
Hinweise	♦ *Kontraindikation: …* ♦ *Cave:* Einschränkung, Dosisredukton empfohlen ♦ Kontrolle erforderlich, keine Einschränkung ♦ Nebenwirkungen
EKG	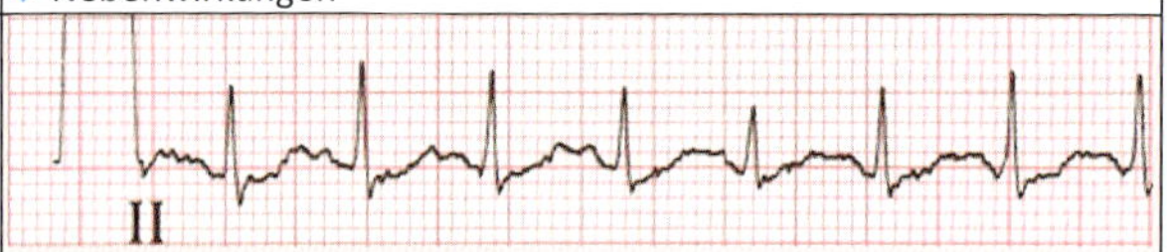 EKG-Abbildungen und Erläuterungen
	Normaler Text
Therapie	Überschrift
	Therapieempfehlung
	Therapieempfehlung

Notfallmaßnahmen und wichtige Übersichten			
	Kopfzeile	Parameter	Bewertung
A	Notfall	1	▶ Maßnahme
B	Zustand	1	▶ Maßnahme

TEIL A: SUPRAVENTRIKULÄRE TACHYARRHYTHMIEN

Herzrhythmusstörungen treten in der Bevölkerung häufig auf. 2011 wurden in Deutschland 350 000 Patienten mit dieser Hauptdiagnose stationär behandelt, sie sind die dritthäufigste Ursache für eine stationäre Aufnahme. Sie beruhen auf krankhaften Veränderungen von Erregungsbildung und Erregungsleitung im Herzen und führen zu einer langsamen, schnellen oder unregelmäßigen Abfolge des Herzschlages. Nach der Lokalisation der Schädigung unterscheidet man zwischen Vorhof- und Kammerarrhythmien, nach der Herzfrequenz zwischen tachykarden und bradykarden Formen. Eine Tachykardie ist definiert als regelmäßige oder unregelmäßige Sequenz von drei oder mehr aufeinander folgenden Herzschlägen mit einer Frequenz > 100/min, eine Bradykardie dagegen als eine Frequenz < 50/min.

Teil A des Buches befasst sich mit den supraventrikulären Tachyarrhythmien. Bei diesen liegt das anatomische Substrat oberhalb der Aufteilung des His-Bündels in die Tawara-Schenkel. Meist sind Herzrhythmusstörungen harmlos, das gilt auch für die meisten supraventrikulären Tachyarrhythmien. Sie können aber auch lebensbedrohlich sein oder den Verlauf anderer Erkrankungen negativ beeinflussen, wenn sie ventrikulären Ursprungs sind, also das anatomische Substrat sich als Folge einer strukturellen Erkrankung des Herzens im Bereich des Ventrikels bildet. Dazu zählen auch genetisch determinierte primäre Erkrankungen des Herzens wie die Ionenkanalerkrankungen.

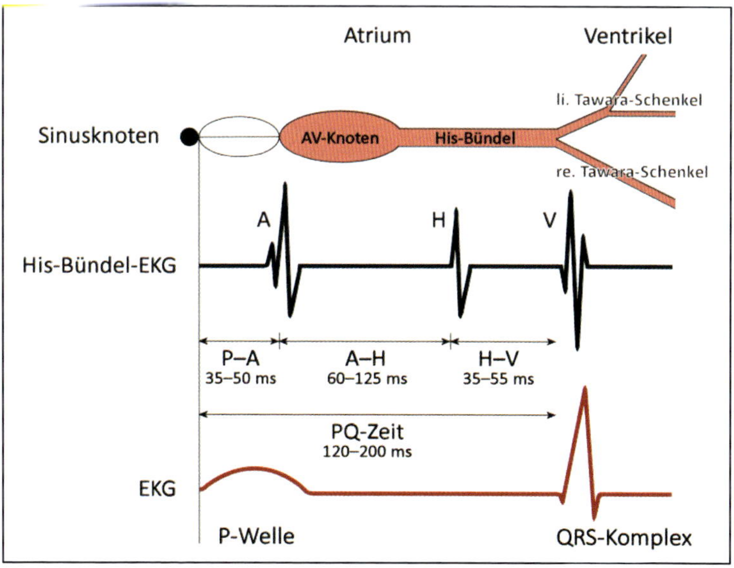

Abb. 1: Reizleitungssystem des Herzens
(A: Beginn der atrialen Erregung, H: Spike des His-Bündels, V: Ventrikelerregung. Intervalle: P–A: intraatriale Aktivierungszeit; A–H: suprahisäre AV-Leitungszeit; H–V: infrahisäre AV-Leitungszeit)

1 Übersicht der supraventrikulären Tachyarrhythmien

1.1 Klassifikation supraventrikulärer Tachyarrhythmien

Wichtige Voraussetzung für ein Verständnis der Entstehung einer tachykarden Herzrhythmusstörung ist die Kenntnis der morphologischen Strukturen des Herzens und der ionalen und elektrophysiologischen Mechanismen, die den elektrischen Phänomenen zugrunde liegen.

Anatomisch gehören dazu die kontraktilen Elemente des atrialen und ventrikulären Arbeitsmyokards und das Erregungsleitungssystem des Herzens mit seinen Besonderheiten. *Siehe dazu Abb. 1 Reizleitungssystem des Herzens.*

Morphologische Strukturen

Jede der dargestellten anatomischen Strukturen kann Tachykardien auslösen.

- Atriales und ventrikuläres Myokard
- Strukturen des Erregungsleitungssystems
  - Sinusknoten:
    Netzartiges Geflecht. Sympathisch und parasympathisch innerviert. Die nodalen Zellen sind die Schrittmacherzellen, die das angrenzende Vorhofmyokard depolarisieren.
  - AV-Knoten-Region:
    Die Vorhofdepolarisation erreicht den AV-Knoteneingang. Die nodalen Zellen haben ähnliche elektrophysiologische Eigenschaften wie die des Sinusknotens, sie sind ebenfalls sympathisch und parasympathisch innerviert. Im Oberflächen-EKG ist diese Phase als isoelektrische Linie zwischen dem Ende der P-Wellen und dem Beginn der QRS-Komplexe dargestellt.
  - His-Bündel:
    Die distalen Strukturen des AV-Knotens verlaufen durch das membranöse Septum. Sie haben keine sympathische/parasympathische Innervation.
  - Linker und rechter Tawara-Schenkel:
    Nach Abgabe des linken Tawara-Schenkels geht das His-Bündel in den rechten Tawara-Schenkel über.
  - Distales Purkinje-System:
    Überträgt die Erregung auf das ventrikuläre Arbeitsmyokard.

Pathogenese von Herzrhythmusstörungen

Herzrhythmusstörungen können aufgrund folgender Störungen entstehen:

- Störung der Erregungsbildung (Automatie)
  Zugrunde liegt eine erhöhte Automatieneigung bei einer pathologischen Verminderung des Ruhemembranpotentials in ansonsten nicht reizbildenden Zellen *(s. Teil B: Kap. 6.1, Seite 99)*.
- Störung der Erregungsleitung (kreisende Erregung, Leitungsblockierung)
  Voraussetzung sind zwei Leitungsbahnen mit unterschiedlichen Leitungseigenschaften, z. B. bei atrialen Reentry-Tachykardien, AV-Knoten-Reentry-Tachykardien, typischem Vorhofflattern, AV-Reentry-Tachykardien bei WPW-Syndrom oder bei einer verzögerten Leitung in den Randbezirken eines Myokardinfarkts. In *Abb. 12 und Abb. 13 in Kap. 4.1 (Seite 83)* wird am Beispiel der AV-Knoten-Reentry-Tachy-

kardie gezeigt, dass eine früh einfallende atriale Extrasystole in die normale AV-Leitungsbahn (mit langsamer Leitungsgeschwindigkeit und kurzer Refraktärzeit) zu einer Zeit eintreten kann, in der die schnell leitende Bahn nach einer Sinusknotenerregung wegen ihrer langen Refraktärzeit noch blockiert ist. Peripher kann sie in die inzwischen wieder erregbare schnelle Bahn retrograd eintreten und eine Kreiserregung auslösen.

- **Störung der Erregungsrückbildung (getriggerte Aktivität)**
  In der (frühen und späten) Repolarisationsphase kommt es zu Nachschwankungen des Aktionspotentials. Erreicht die Depolarisation die Erregbarkeitsschwelle (Schwellenpotential), kommt es zu einer repetitiven Impulsbildung. Beispiele sind die akzelerierten junktionalen Rhythmen, Torsade-de-pointes-Tachykardien und digitalisinduzierte ventrikuläre Tachyarrhythmien *(s. Teil B: Kap. 6.1, Seite 99)*.

Die nachfolgende Einteilung der supraventrikulären Tachyarrhythmien beruht auf den morphologischen und den pathophysiologischen Grundlagen ihrer Entstehung.

Klassifizierung supraventrikulärer Tachyarrhythmien

Atriale Tachyarrhythmien		
Störungen der nomotopen Automatie im Sinusknoten	**Heterotope atriale Automatiestörungen**	**Atriale Reentry-Tachykardien**
Physiologische Sinustachykardie Inadäquate Sinustachykardie	Fokale Tachykardie in beiden Vorhöfen Multifokale atriale Tachykardie Nicht-paroxysmale automatiebedingte AV-junktionale Tachykardie (NPJT)	**Atriale Mikro-Reentry-Tachykardien** ▶ Sinusknoten-Reentry-Tachykardien **Atriale Makro-Reentry-Tachykardien** ▶ Typisches isthmusabhängiges Vorhofflattern ▶ Nicht isthmusabhängiges Vorhofflattern ▶ Andere nicht isthmusabhängige atriale Makro-Reentry-Tachykardien
	Vorhofflimmern	
	Multiple atriale Reentry-Tachykardien. Meist Induktion durch fokale Salven aus atrialem Gewebe in den Pulmonalvenen oder von multiplen Foci eines arrhythmogenen Substrats in beiden Vorhöfen oder in den angrenzenden großen thorakalen Venen	

Atrioventrikuläre Tachykardien	
AV-Knoten-Reentry-Tachykardien (AVNRT)	**Atrioventrikuläre Reentry-Tachykardien (WPW-Syndrom)**
Gewöhnliche Form der AVNRT („Slow-fast-Typ“) Ungewöhnliche Form der AVNRT („Fast-slow-Typ“)	Tachyarrhythmien bei akzessorischen Leitungsbahnen ▶ Orthodrome WPW-Tachykardie ▶ Antidrome WPW-Tachykardie ▶ Seltene Formen: • LGL-Syndrom • Mahaim-Syndrom • Permanente junktionale Reentry-Tachykardie (PJRT) ▶ Vorhofflimmern/Vorhofflattern bei WPW-Syndrom

1.2 Diagnostik supraventrikulärer Tachyarrhythmien

Anamnese	▶ **Frühere Episoden** (Häufigkeit und Dauer, Beginn und Ende plötzlich oder allmählich, Puls regelmäßig oder unregelmäßig, Auslösbarkeit, Beeinflussung durch Valsalva-Manöver) ▶ **Vorerkrankungen** (kardial, extrakardial), Familienanamnese ▶ **Medikamenteneinnahme**
Symptomatik	▶ Palpitationen, „Herzrasen", Angstgefühl, Leistungsminderung ▶ Bei bedrohlichen Formen Schwäche, selten Bewusstseinsverlust/Synkope sowie klinische Zeichen von Herzinsuffizienz und Schock (Dyspnoe, Blässe, Hypotonie, kalter Schweiß)
Diagnostik	▶ **Die Diagnose wird aus dem 12-Kanal Anfalls-EKG gestellt** ▶ **Liegt kein Anfalls-EKG vor, ist eine Dokumentation zu versuchen** • **Standard:** EKG, Langzeit-EKG, Ereignisrekorder (extern oder implantierbar), Ergometrie • **Ergänzung:** Vagale Manöver, Valsalva-Pressversuch, Karotissinus-Druckversuch ♦ *Anmerkung:* Ein **Karotissinus-Druckversuch** sollte wegen seines Schlaganfallrisikos nur nach Auskultation der A. karotis durchgeführt werden, bei Strömungsgeräuschen und im höheren Alter erst nach einer Doppleruntersuchung. Er ist kontraindiziert bei bekannter Karotisstenose. • **Pharmakologische Tests:** z. B. Adenosin-Test • **Intrakardiales EKG** (elektrophysiologische Untersuchung)

Analyse der supraventrikulären Tachyarrhythmien im 12-Kanal-Oberflächen-EKG

- QRS-Breite < 120 ms
  Ausnahmen: QRS-Breite ≥ 120 ms bei
  - permanentem oder funktionellem (frequenzabhängigem) Schenkelblock bei atrialer Tachykardie
  - Tachykardie bei WPW-Syndrom mit antidromer Leitung
- P-Wellen sichtbar oder nicht sichtbar
- P-Wellen-Morphologie (Polarität)
- PQ-Zeit
- QT-Zeit
- ST-Strecke
- Vorhoffrequenz (Frequenz der atrialen Tachykardie)
- Vorhoffrequenz größer oder kleiner als Kammerfrequenz
- Vorhoffrequenz unregelmäßig oder regelmäßig
- Relation der P-Welle zum QRS-Komplex mit Bestimmung der RP- und PR-Intervalle (RP-Intervall kürzer oder länger als PR-Intervall)
- Reaktion der Tachykardie auf Valsalva-Versuch oder Adenosin
- Suche nach einem AV-Block II°
  Bei Nachweis eines AV-Block II° gestattet die Vorhoffrequenz eine Unterscheidung zwischen
  - Ektoper atrialer Tachykardie (Vorhoffrequenz < 250/min) und
  - Vorhofflattern (Vorhoffrequenz > 250/min)

Vor einer systematischen Analyse empfiehlt sich eine vereinfachte Prüfung nach einem Leitweg, der nur die folgenden 4 EKG-Kriterien verwendet:

- **Tachykardie** regelmäßig oder unregelmäßig
- **P-Wellen** sichtbar oder nicht sichtbar
- **Atriale Frequenz** größer oder kleiner als die ventrikuläre Frequenz
- **RP-Intervall** kürzer oder länger als das PR-Intervall

Leitweg zur Differenzierung supraventrikulärer Tachyarrhythmien

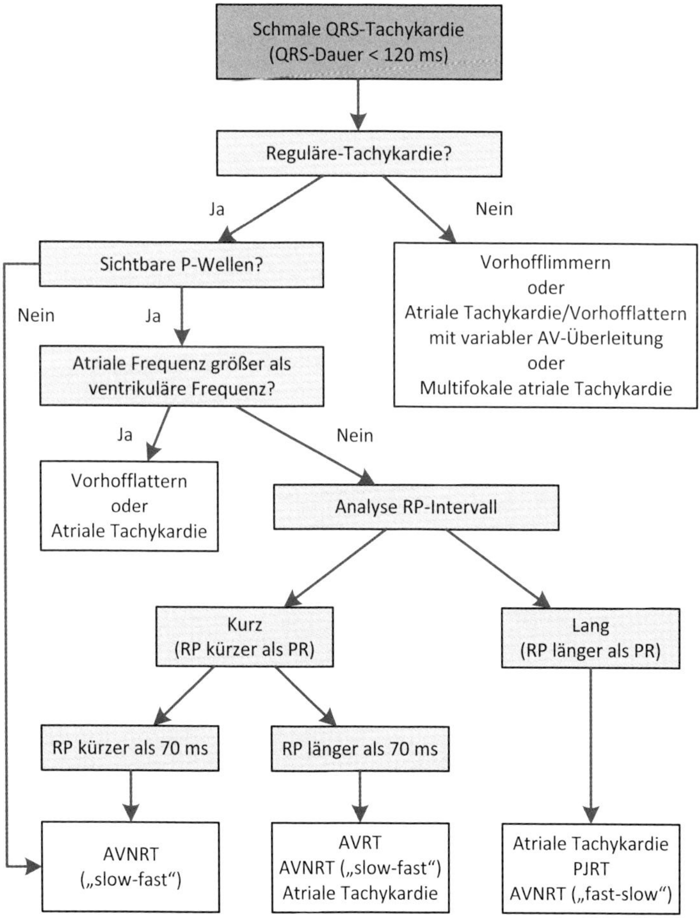

*Algorithmus zur Differentialdiagnose bei Tachykardie mit schmalem QRS (nach: Blomström-Lundqvist et al., 2003). (**AVNRT**: AV-Knoten-Reentry-Tachykardie – **AVRT**: atrioventrikuläre Reentry-Tachykardie – **PJRT**: permanente junktionale Reentry-Tachykardie)*

Ist mit diesem Leitweg keine Klassifizierung möglich, empfiehlt sich eine systematische Analyse des EKG unter Verwendung der oben genannten Kriterien *(siehe „Systematische Analyse der atrialen Tachykardien" auf Seite 4).* Damit lassen sich > 90 % der supraventrikulären Tachyarrhythmien klassifizieren. Eine Zusammenstellung findet sich in der folgenden Tabelle.

Erweiterte Differentialdiagnose supraventrikulärer Tachyarrhythmien			
	Erscheinungsform	**Grunderkrankung**	
Anamnese	▶ AVNRT ▶ WPW-Tachykardie	„Herzgesunde"	
	▶ Vorhofflimmern ▶ Vorhofflattern ▶ Atriale Reentry-Tachykardie	„Herzkranke"	
	▶ Multifokal atriale Tachykardie	COPD-Patienten	
	Erscheinungsform	**Vorhoffrequenz**	**Kammerfrequenz**
Frequenz		r = regelmäßig · u = unregelmäßig avb = intermittierender/wechselnder AV-Block	
	▶ Sinustachykardie	100–180/min (r)	100–180/min (r)
	▶ Atriale Tachykardie	100–250/min (r)	75–200/min (u + avb)
	▶ Vorhofflimmern	300–600/min (u)	50–170/min (u + avb)
	▶ Typisches Vorhofflattern	220–330/min (r)	60–150 bis > 200/min (u + avb) (gelegentlich 1:1-Überleitung)
	▶ Atypisches Vorhofflattern	250–380/min (u)	Höher als bei typischem Vorhofflattern
	▶ AVNRT (slow-fast und fast-slow)	130–220/min (r)	180–250/min (meist 1:1-Überleitung) (selten u + avb)
	▶ Multifokale atriale Tachykardie	100–160/min (u)	100–160/min (u)
	▶ WPW-Tachykardie (ortho- u. antidrom)	150–220/min (r)	150–220/min (r)
	▶ WPW-Tachykardie bei Vorhofflimmern	220–360/min (u)	bis 360/min (u)
	Erscheinungsform	**Lage der P-Wellen**	**Morphologie der P-Wellen**
Lage der P-Wellen zu den QRS-Komplexen	▶ AVNRT slow-fast (RP < 140 ms)	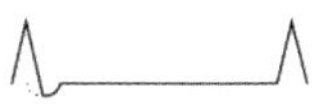 RP << PR	● P in QRS verborgen *oder* ● retrogrades P unmittelbar nach QRS ● P negativ in II, III, aVF
	▶ Orthodrome WPW-Tachykardie (Kent) (RP > 140 ms)	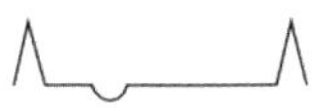 RP < PR	P in ST-Strecke negativ in II, III, aVF, positiv in V1
	▶ Antidrome WPW-Tachykardie (Kent)	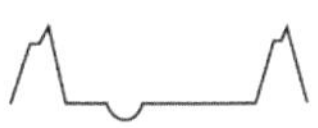 RP < PR	P in ST-Strecke negativ in II, III, aVF, positiv in V1, QRS verbreitert > 120 ms

	▶ Sinuatriale Reentry-Tachykardie mit langer PQ-Zeit	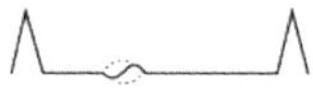 RP < PR	P zwischen den QRS-Komplexen; positiv, wechselsinnig oder negativ
	▶ Sinusknoten-Reentry-Tachykardie ▶ Atriale Tachykardien (fokal und Reentry) aus dem oberen Vorhof	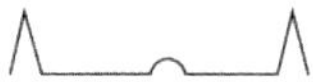 RP > PR	Antegrade P-Welle vor QRS
	▶ Atriale Tachykardien aus dem unterem Vorhof ▶ AVNRT fast-slow ▶ PJRT	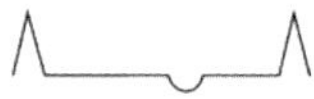 RP >> PR (P vor QRS)	Retrogrades negatives P in II, III vor QRS
	Erscheinungsform		**Morphologie der P-Wellen**
P-Wellen-Morphologie	▶ Multifokale atriale Tachykardie		Mehrere (≥ 3) Formen der P-Wellen mit unterschiedlichen PP-Intervallen
	▶ Vorhofflimmern	Fehlende P-Wellen bei unruhiger Grundlinie und wechselnden RR-Abständen	VHF-Flimmerwellen am ehesten in II, III, V1 zu erkennen
	▶ Vorhofflattern (gewöhnliche Form)		Sägezahnähnliche P-Wellen in II, III und V1
	▶ AVNRT slow-fast	*(s. o.)*	Fehlende P-Wellen (in QRS) oder R' in V1 oder Pseudo-S inferior
	▶ Atriale Tachykardie aus unterem Vorhof	Karotisdruck demaskiert P-Wellen, terminiert nicht	Neg. P-Wellen vor QRS in II, III und aVF
	Erscheinungsform	**Initiierung**	
Mechanismus der Initiierung	▶ AVNRT slow-fast	Initiierung durch eine atriale ES	PQ der atrialen ES ist verlängert
	▶ AVNRT fast-slow	Initiierung meist durch eine VES, RP >> PR	Negative P-Wellen in II, III und aVF etwa in Mitte zwischen zwei QRS-Komplexen
	Erscheinungsform	**QRS-Besonderheiten**	
Spezielle Morphologie des QRS	▶ Orthodrome WPW-Tachykardie	QRS-Alternans (nicht immer)	*(s. o.)*
	▶ Orthodrome WPW-Tachykardie bei ipsilateraler akzessorischer Bahn	Abnahme der Herzfrequenz	Kommentar: Ein Schenkelblock im Ventrikel bei einer akzessorischen Bahn verlängert den Reentrykreis, da die Erregung das Septum passieren muss.

	Erscheinungsform	EKG-Veränderung
Auswirkung von Karotissinus-Massage und Adenosin	▶ Sinustachykardie	• Vorübergehende Verlangsamung der Tachykardie • Vorübergehende Verlangsamung der Kammerfrequenz durch AV-Blockierung
	▶ Vorhofflimmern	• Vorübergehende Verlangsamung der Kammerfrequenz durch AV-Blockierung
	▶ Vorhofflattern	• Vorübergehende Verlangsamung der Kammerfrequenz durch AV-Blockierung
	▶ Atriale Tachykardie	• Vorübergehende Verlangsamung der Tachykardie durch AV-Blockierung • Terminierung (z. B. bei sinuatrialer) Reentry-Tachykardie
	▶ AVNRT	• Terminierung der Tachykardie • Vorübergehende Verlangsamung der Tachykardie durch AV-Blockierung
	▶ AVRT bei WPW	• Terminierung der Tachykardie *oder* • kein Effekt
	▶ PJRT	• Vorübergehende Unterbrechung der Tachykardie

1.3 Therapie der supraventrikulären Tachyarrhythmien

Bei der Therapie der supraventrikulären Tachyarrhythmien muss unterschieden werden zwischen Akutbehandlung und Langzeitbehandlung mit Rezidivprophylaxe.

1.3.1 Akuttherapie supraventrikulärer Tachyarrhythmien

Die Akuttherapie soll möglichst einfach, sicher, effektiv und ohne proarrhythmische Nebenwirkungen sein.

- ▶ Ziel ist in der Regel eine Terminierung der Rhythmusstörung.
  Gelegentlich genügt – vorübergehend oder dauerhaft – eine ausreichende Beeinflussung der klinischen Symptomatik durch eine **Frequenzverlangsamung** (z. B. bei bestimmten Formen des tachyarrhythmischen Vorhofflimmerns).
- ▶ Entscheidend für die Akutbehandlung ist eine Differenzierung zwischen einer
  - Hämodynamisch stabilen und einer
  - Hämodynamisch instabilen Form

	Akuttherapie der hämodynamisch instabilen Formen
Soforttherapie	▶ Elektrische Kardioversion • bei tachykardem Vorhofflimmern, atrialer Tachykardie oder AV-Knoten-Reentry-Tachykardie (150–200 Joule, biphasischer Schock, Elektrodenposition anterior/posterior; *s. Kap. 3.4.2.3, Seite 65*) • bei Vorhofflattern mit tachykarder Überleitung (50–200 Joule) • bei tachykardem Vorhofflimmern bei WPW-Syndrom

	Akuttherapie der hämodynamisch stabilen Formen
Antiarrhythmika	Grundsätzlich kann die Auswahl für die meisten atrialen Tachykardien auf wenige Substanzen beschränkt werden.
	▶ Häufig: Adenosin, Ajmalin ▶ Selten: Betablocker, Digitalis, Verapamil
	Bei den paroxysmalen atrialen Tachykardien ist der AV-Knoten essenzieller Bestandteil der Herzrhythmusstörung. Alle Tachykardien dieser Gruppe sprechen auf die gleiche Therapie an.
	▶ **Vagale Manöver** (Karotissinus-Druckversuch, Valsalva-Pressversuch) führen zu einer Blockierung oder Leitungsverzögerung im AV-Knoten ▶ **Adenosin** ● Extrem kurze Halbwertszeit, führt über einen passageren AV-Block III° zur Terminierung ● 6 mg als Bolus, ggf. weiter mit 9 mg und 12 mg nach je 5 min ● Erfolgsrate 90 % ♦ *Cave: kann zu Vorhofflimmern mit schneller Überleitung führen, bei einer koronaren Herzerkrankung außerdem zu einem Coronary-steal-Phänomen* ♦ *Kontraindiziert: bei obstruktiver Lungenerkrankung, v. a. bei Asthma bronchiale* ▶ **Alternativen** ● **Ajmalin** 25–50 mg (max. 1–1,5 mg/kg), langsam i.v. (maximal 10 mg/min). (Als Dauerinfusion 0,5–1 mg/kg/Stunde, maximal 2000 mg/Tag) - Ajmalin ist auch gut wirksam bei hämodynamisch stabilen ventrikulären Tachyarrhythmien bei fehlenden Hinweisen auf eine relevante strukturelle Erkrankung des Herzens und - bei Vorhofflimmern und Vorhofflattern mit schneller antidromer Leitung bei WPW-Syndrom *Damit wird Ajmalin als „universelles Antiarrhythmikum" bei Tachykardien mit breitem QRS-Komplex > 120 ms empfohlen, wenn vom EKG her keine Differenzierung zwischen atrialer und ventrikulärer Tachykardie möglich ist und eine Akut-Kardioversion nicht indiziert ist.* ● **Kalziumantagonisten vom Dihydropyridin-Typ:** Verapamil (5–10 mg i.v. oder 0,0375–0,15 mg/kg i.v. über 2 min) ♦ Verapamil und Digitalis sind bei einer akzessorischen Leitungsbahn kontraindiziert, da es bei Vorhofflimmern zu einer schnellen antidromen Leitung mit der Gefahr von Kammerflimmern und PHT kommen kann *(s. Kap. 5.4.1, Seite 95)*
Überstimulation oder Kardioversion	Bei einer therapierefraktären supraventrikulären Tachyarrhythmie unter Antiarrhythmikagabe sollten folgende Therapien erwogen werden.
	▶ Überstimulation mit einem Elektrodenkatheter oder ▶ elektrische Kardioversion

1.3.2 Langzeittherapie und Rezidivprophylaxe supraventrikulärer Tachyarrhythmien

Rezidive supraventrikulärer Tachyarrhythmien sind häufig.

- Grundsätzlich lassen sie sich mit den zu ihrer Terminierung verwendeten Antiarrhythmika behandeln.
- Gelegentlich genügen Substanzen mit geringerer Rate an Nebenwirkungen wie Betarezeptorenblocker oder Kalziumantagonisten vom Dihydropyridin-Typ (Verapamil)
- Dennoch wird die Empfehlung zu einer Langzeiteinnahme von Antiarrhythmika außer bei rezidivierendem Vorhofflimmern nur noch selten ausgesprochen. Ursache ist die potenziell hohe Nebenwirkungsrate nahezu aller Antiarrhythmika mit z. T. gefährdenden proarrhythmischen Effekten.

Supraventrikuläre Tachyarrhythmien lassen sich durch eine kurative Katheterablation beheben.

Die Erfolgsrate liegt für alle supraventrikulären Tachykardien einschließlich AV-Knoten-Reentry-Tachykardien und Tachykardien mit akzessorischen Leitungsbahnen bei > 90 %, für Formen des Vorhofflimmerns zwischen 40 % und 90 %. Detaillierte Angaben zur Katheterablation finden sich im speziellen Teil.

2 Atriale Tachyarrhythmien

2.1 Störung der nomotopen Automatie im Sinusknoten

Pathophysiologie	Gesteigerte Automatie im Sinusknoten (Sinustachykardie)
EKG	▶ Tachykardie mit einer Herzfrequenz von 100–180/min ▶ P-Wellen positiv in den Ableitungen I, II, III und aVF (Sinusknoten) ▶ Die PQ-Zeit kann < 0.12 s verkürzt sein, die ST-Strecke verläuft aszendierend gesenkt ▶ QRS-Komplexe schmal

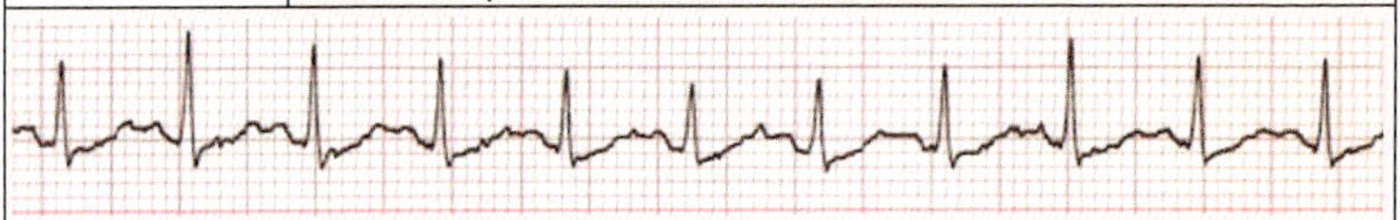

Abb. 2: EKG bei regelmäßiger Sinustachykardie

Ursachen	▶ **Physiologisch** (bei körperlicher oder psychischer Belastung) ▶ **Infolge eines erhöhten Sympathikustonus** (z. B. bei Hyperthyreose, Phäochromozytom, Anämie, Fieber, Hypovolämie) ▶ **Pharmakologisch** (medikamentös z. B. Sympathikomimetika, Genussgifte wie z. B. Alkohol) ▶ Bei einer **gestörten Innervation** (Inadäquate Sinustachykardie) ▶ **Pathologisch** (z. B. bei strukt. Herzerkrankung, Herzinsuffizienz)
Diagnostik	Ausschluss einer zugrunde liegenden kardialen oder extrakardialen Erkrankung
Differentialdiagnose	▶ Sinusknoten-Reentry-Tachykardie *(s. Kap. 2.3, Seite 14)* ▶ Ektope atriale Tachykardie mit Ursprung im Bereich des Sinusknotens

Symptomatik	Palpitationen, Leistungsminderung, selten Präsynkopen, permanent erhöhte Ruhefrequenz oder überschießender Frequenzanstieg bei leichter Aktivität
Therapie	▶ **Betablocker**; bei der inadäquaten Sinustachykardie auch **Ivabradin** ▶ **Kalziumantagonisten** vom Nicht-Dihydropyridin-Typ ▶ **Behandlung der Grunderkrankung**

2.2 Heterotope atriale Automatiestörungen

2.2.1 Fokale atriale Tachykardie in beiden Vorhöfen

Definition	Zu dieser Gruppe gehören seltene atriale Tachykardien mit ektoper Aktivierung (gesteigerte „abnorme" Automatie, getriggerte Aktivität) eines Zentrums im rechten oder linken Vorhof und konstanter oder wechselnder AV-Überleitung. Weder das Sinusknotenareal noch der AV-Knoten sind Bestandteil der Tachykardie.
Ursachen	Betroffen sind überwiegend Patienten mit einer strukturellen Herzerkrankung ▶ Dilatierte Vorhöfe (Klappenschädigung, pulmonale Hypertonie, Herzinsuffizienz) ▶ Nach Herzoperationen (Narben) ▶ Hyperthyreose ▶ Bei Digitalisintoxikation (eher als „multifokale Form", *s. Kap. 2.2.2, Seite 12*)
Klinik	▶ Meist paroxysmal, subjektiv werden Beginn und Ende nicht plötzlich empfunden ▶ Valsalva-Manöver terminieren nicht ▶ Symptomatik durch die erhöhte Herzfrequenz (von Palpitationen über Schwindel bis zur tachykardieinduzierten Kardiomyopathie, insb. bei den seltenen repetitiven und incessanten Formen)
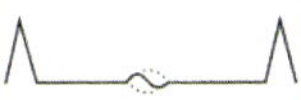 RP > PR	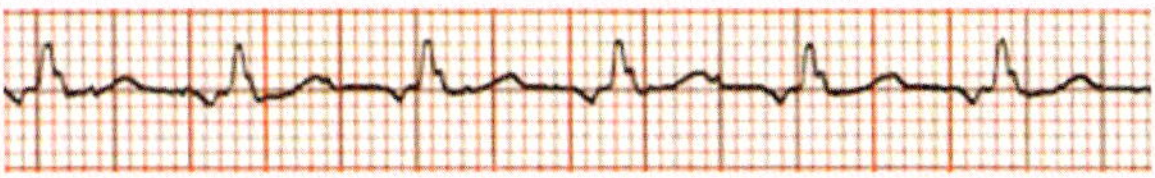 *Abb. 3: EKG (Ableitung II) bei regelmäßiger Sinustachykardie*
EKG	▶ Meist paroxysmal, Vorhoffrequenz 100–250/min, häufig mit AV-Blockierung ▶ Typische P-Wellen vor QRS erkennbar (monomorph und anders als bei Sinusrhythmus) ▶ Die Morphologie und Polarität der P-Wellen sowie die Relation von P-Welle zum QRS-Komplex ist abhängig vom Ursprungsort: • Rechts atrialer Fokus: P-Welle in Abl. I positiv • Links atrialer Fokus: P-Welle in Abl. I negativ • Fokus im oberen linken und rechten Vorhof: P-Welle in Abl. II und III positiv • Fokus im inferioren linken oder rechten Vorhof: P-Welle in Abl. II und III negativ ▶ Gelegentlich wechselt das Tachykardiezentrum

	▶ Typisch ist wie für alle Automatien eine Zunahme der Frequenz bei Beginn („warming up“) und eine Abnahme bei der Terminierung („cooling down“). ▶ QRS-Komplexe schmal
EPU	Meist erforderlich zur Diagnose, indiziert bei entsprechender Klinik (z. B. incessante Form)

Therapie	
Frequenzsenkung	▶ Betablocker • Metoprolol (2,5–5,0 mg i.v. als Bolus über 2 min, bis zu 3x) ▶ Kalziumantagonisten vom Nicht-Dihydropyridin-Typ • Verapamil (5–10 mg i.v. oder 0,0375–0,15 mg/kg i.v. über 2 min) ▶ Digitalisglykoside • Digoxin (0,5–1,0 mg i.v.) oder Digitoxin (0,4–0,6 mg i.v.)
Terminierung	▶ Klasse-IA- und -IC-Antiarrhythmika • Ajmalin 25–50 mg (maximal 1–1,5 mg/kg), langsam i.v. (maximal 10 mg/min) • Propafenon 0,5–1 mg/kg (in 10–20 min) *oder* • Flecainid 1–2 (1,5–3,0) mg/kg (in 10–30 min)
Rezidivprophylaxe	▶ Metoprolol 100–200 mg 1x tgl. ▶ Bisoprolol 2,5–10 mg 1x tgl. ▶ Verapamil 40–120 mg 3x tgl. *oder* 120–240 mg ret 1–2x tgl. ▶ Diltiazem 60 mg 3x tgl. *oder* 90–180 mg ret 2x tgl. ▶ Digoxin 0,125–0,5 mg 1x tgl. *oder* Digitoxin 0,05–0,1 mg 1x tgl. ▶ Ajmalin (zur Einnahme p. o. nicht mehr verfügbar) ▶ Propafenon 150–300 mg 3x tgl. *oder* Propafenon SR 225–425 mg 2x tgl. ▶ Flecainid 50–200 mg 2x tgl. *oder* Flecainid XL 200 mg 1x tgl.
Katheterablation	Indiziert bei entsprechender klinischer Symptomatik, insbesondere bei der incessanten Form mit der Gefahr einer Tachykardiomyopathie (die durch Antiarrhythmika, Überstimulation oder Kardioversion nicht terminiert werden kann). Zuvor ist meist ein aufwendiges 3D-Mapping zur Diagnosestellung erforderlich. Die Erfolgsrate liegt bei 80–90 %.

2.2.2 Multifokale atriale Tachykardie

Definition	Niederfrequente atriale Tachykardien aus mehreren, mindestens 3 atrialen Ektopiezentren (getriggerte Aktivität). Sie beruhen meist auf einer fortgeschrittenen organischen Herzerkrankung oder einer obstruktiven Lungenerkrankung.
EKG	▶ Schneller unregelmäßiger Rhythmus, Frequenz > 100–160/min ▶ Mindestens 3 unterschiedlich konfigurierte P-Wellen mit wechselnden Abständen von PP und PR ▶ Meist 1:1-Überleitung, häufig Übergang in Vorhofflimmern

	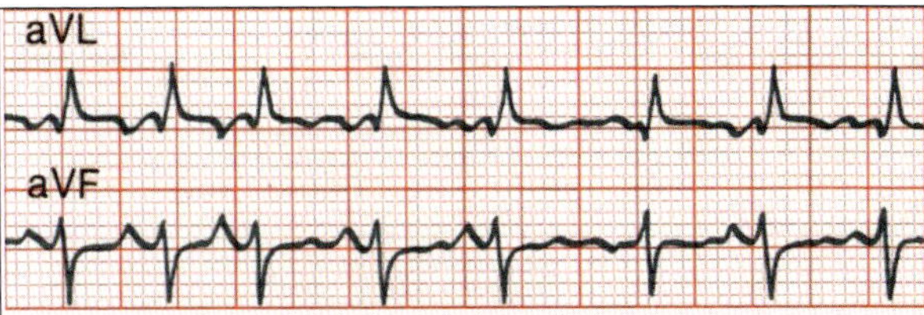 *Abb. 4: EKG bei multifokaler atrialer Tachykardie* *Unregelmäßige Tachykardie, QRS-Komplexe schmal. Mehrere unterschiedlich konfigurierte P-Wellen mit wechselnden PP-Abständen und unterschiedlicher PQ-Zeit (aus: Sandøe und Sigurd, 1984, 1991, Sigurd et al., 2014)*
Formen	▶ Multifokale atriale Tachykardie als **getriggerte Aktivität** bei Digitalisintoxikation (meist mit AV-Block II°) ▶ Multifokale atriale Tachykardie aus mehreren kleinen **Reentry-Kreisen** bei Narben nach Herz-OP (z. B. ASD-Verschluss oder ACVB-Operation)
Therapie	▶ Vorrangig ist die Behandlung der **Grunderkrankung**. ▶ **Keine Antiarrhythmika**, Vorsicht mit Digitalis. Eine externe Kardioversion ist meist nur kurzfristig wirksam. ▶ Therapieversuch mit **Magnesium i.v.**, ggf. Theophyllin absetzen. ▶ Mit den 3D-Mappingverfahren hat die Erfolgsrate der **Katheterablation** zugenommen.

2.2.3 Nicht-paroxysmale automatiebedingte AV-junktionale Tachykardie

Definition	Eine nicht-paroxysmale automatiebedingte AV-junktionale Tachykardie (NPJT) ist eine seltene automatiebedingte Tachykardie mit Ursprung in der AV-Region. Vorhof- und Ventrikelmyokard sind nicht beteiligt. Meist liegt eine kardiale Erkrankung oder eine Digitalisintoxikation vor.
Incessante Form	Kommt vor bei ▶ Digitalisintoxikation ▶ Kindern mit fortgeschrittener Herzerkrankung ▶ nicht selten auch nach AV-Knoten-Ablation
EKG	▶ Frequenz niedrig um 70–130/min ▶ Typisch wie bei allen automatiebedingten Tachykardien ist eine Zunahme der Frequenz im Beginn („warming up") und eine Abnahme bei der Terminierung („cooling down") ▶ Oft besteht keine retrograde Leitung zu den Vorhöfen (AV-Dissoziation) ▶ Bei Rückleitung sind die P-Wellen meist unmittelbar nach dem QRS-Komplex zu erkennen (negativ in Abl. II, III und aVF, als „Pseudo-r'-Zacke" in V1 oder als „Pseudo-s-Zacke" in den inferioren Ableitungen). Häufig sind sie im QRS-Komplex verborgen (Intervall zwischen QRS-Beginn und Ende der P-Welle max. 140 ms)
Therapie	▶ **Verapamil, Betablocker** *(Dosierung s. Kap. 2.2.1, Seite 11)* ▶ **Adenosin** *(Dosierung s. Kap. 2.3, Seite 14)* ▶ Bei Bedarf **Glykosidpause** ▶ Bei der unaufhörlichen Form mit Gefahr einer Tachykardiomyopathie kann eine **Katheterablation** erforderlich werden

2.3 Atriale Mikro-Reentry-Tachykardien (Sinusknoten)

Definition	Seltene Mikro-Reentry-Tachykardie, die das Sinusknotenareal und die Perinodalregion einschließt
EKG	▶ P-Wellenmorphologie und AV-Leitungszeit sind bei Sinusknoten-Reentry-Tachykardien und sinusknotennahen atrialen Tachykardien identisch. ▶ Beginn und Ende sind abrupt, die Frequenz steigt auf Werte bis 200/min.
Therapie	▶ **Vagale Manöver** (z. B. Karotissinus-Druckversuch) ▶ Medikamentös **Adenosin** 6 mg i.v. als Bolus Bei Ineffizienz ggf. weiter mit 9 mg und 12 mg nach je 5 min (Wirkung innerhalb 20 s durch transienten AV-Block III°) ♦ *Cave: kann Vorhofflimmern mit schneller Überleitung provozieren, bei koronarer Herzkrankheit kann es außerdem zu einem Coronary-steal-Phänomen kommen.* ♦ *Kontraindiziert: Bei obstruktiver Lungenerkrankung (v. a. Asthma bronchiale)* ▶ **Betablocker, Kalziumantagonisten** vom Nicht-Dihydropyridin-Typ ▶ **Modulation des Sinusknotens** bei unzureichender Medikamentenwirkung

2.4 Atriale Makro-Reentry-Tachykardien

2.4.1 Nicht isthmusabhängige atriale Makro-Reentry-Tachykardie

Definition	Sehr seltene Makro-Reentry-Tachykardie, die den Sinusknoten einbeziehen kann (sinuatriale Reentry-Tachykardie). Sie tritt abrupt mit häufigen kurz anhaltenden Rezidiven auf. Die P-Welle ist zwischen den QRS-Komplexen positiv, wechselsinnig oder negativ bei RP < PR.
Ursachen	Die Erregung kreist um pathologisches Myokardgewebe (z. B. bei atrialen Narben nach Operation oder nach Katheterablation).
Therapie	Medikation wie bei der Sinusknoten-Reentry-Tachykardie. Bei der rezidivierenden Form ggf. Katheterablation.

2.4.2 Vorhofflattern

Definition	Durch anatomische und/oder funktionelle Barrieren fixierte Makro-Reentry-Tachykardien im Vorhof. Frequenz 220–380/min mit regelmäßiger oder unregelmäßiger Überleitung auf die Kammer
Ursachen	▶ **Erkrankung des rechten Vorhofs**, fast immer im Rahmen einer strukturellen Herzerkrankung mit Rechtsbelastung (z. B. chronisch obstruktive Lungenerkrankung (COLD), Mitral- und Trikuspidalklappeninsuffizienz) ▶ Nicht selten Induktion durch **Medikamente** (meist durch Klasse-IC-Substanzen bei Behandlung von Vorhofflimmern) ▶ **Atypisches Vorhofflattern** (meist links atrial) tritt gehäuft bei **atrialen Narben** auf (z. B. nach Myokarditis, nach Ablationsbehandlung oder nach Herzoperationen)
Klinik	Palpitationen, Schwindel, Synkopen, Leistungsminderung, Herzinsuffizienz

Frequenz	▶ Atriale Frequenz variabel, 220–330/min (atypische Form bis 380/min) ▶ Meist funktionelle AV-Überleitungsstörung wechselnden Ausmaßes, selten Wenckebach-Periodik ▶ Bei typischem Vorhofflattern mit hohem Sympathikustonus oder unter Antiarrhythmika (z. B. Chinidin) ist eine 1:1-AV-Überleitung möglich. ▶ Selten Auftreten eines AV-Blocks III°, dann Schrittmacherindikation

2.4.2.1 Typisches isthmusabhängiges Vorhofflattern

Häufigste atriale Makro-Reentry-Tachykardie. Regelmäßige stabile Tachykardie mit Erregungsausbreitung im rechten Vorhof entlang dem Trikuspidalklappenring unter Einbeziehung des inferioren Isthmus („isthmusabhängiges" Vorhofflattern)

- Bei der **gewöhnlichen Form** läuft die Erregung entlang dem Trikuspidalklappenring gegen den Uhrzeigersinn unter Einbeziehung des Isthmus („isthmusabhängiges Vorhofflattern"); die P-Wellen in den inferioren Ableitungen sind negativ.
- Bei der seltenen **ungewöhnlichen Form** (3 %) wird der gleiche Reentry-Kreis im Uhrzeigersinn durchlaufen; die P-Wellen sind in den inferioren Ableitungen positiv.

Gewöhnliche Form (Typ 1)

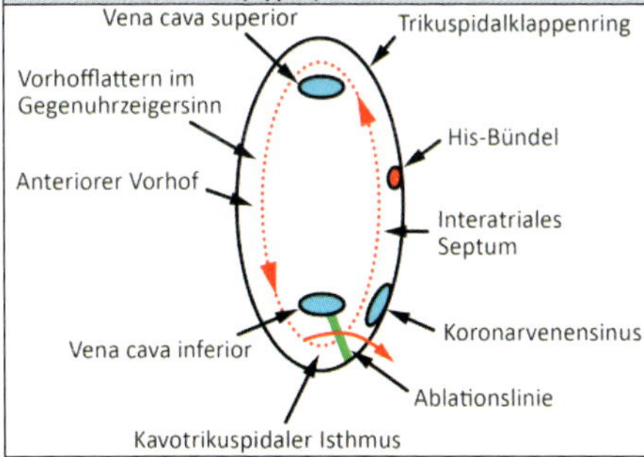

Abb. 5: Regelmäßige atriale Kreiserregung im rechten Vorhof mit Ausbreitung entlang dem Trikuspidalklappenring im Gegenuhrzeigersinn

- Frequenz im Vorhof 220–330/min
- Negative sägezahnartige P-Wellen in Ableitung II und III (schneller Anstieg, langsamer Abfall)
- Fehlende isoelektrische Linie in Ableitung II und III
- Positive P-Wellen und isoelektrische Linie in Ableitung V1
- Wechselnde Überleitung im AV-Knoten von 2:1 bis 4:1, selten 5:1 oder 1:1
- Bei der häufigen 2:1-AV-Überleitung ist im Oberflächen-EKG nur jede 2. Flatterwelle sichtbar. Es imponiert eine regelmäßige „1:1-Vorhof-/Kammerfrequenz" um 120–140/min bei schmalem QRS. Erst bei Zunahme der AV-Überleitungszeit, z. B. durch Karotissinus-Druckversuch lässt sich die hohe Flatterfrequenz demaskieren.

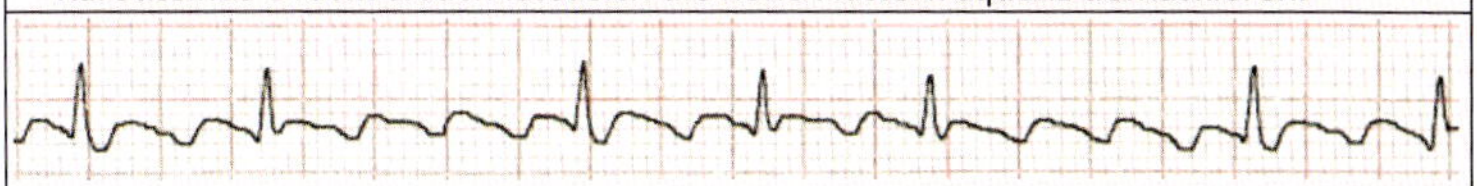

Abb. 6: EKG (Abl. II) bei Vorhofflattern vom gewöhnlichen Typ
Vorhoffrequenz 330/min mit wechselnder 2:1- bis 4:1-AV-Überleitung. Sägezahnähnlich konfigurierte negative P-Wellen, keine isoelektrische Linie zwischen den P-Wellen. Kammerkomplexe schmal

Ungewöhnliche Form (Typ 2)

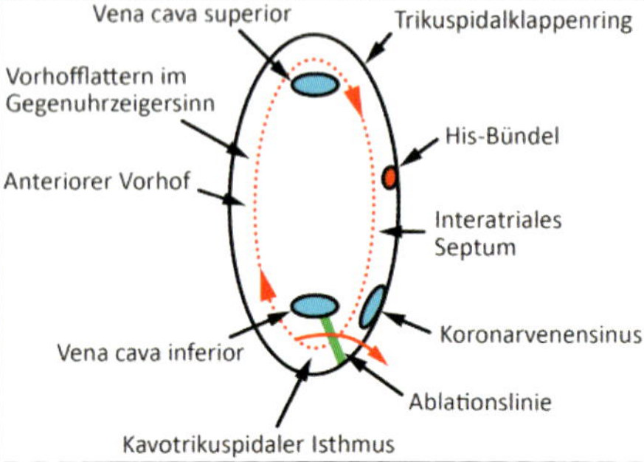

Abb. 7: Regelmäßige atriale Kreiserregung im rechten Vorhof mit Ausbreitung entlang dem Trikuspidalklappenring im Uhrzeigersinn („reverse Form")

- Frequenz im Vorhof zwischen 250–320/min
- Positive nicht sägezahnförmige, gut abgegrenzte P-Wellen in Abl. II, III und V1
- Isoelektrische Linie in Abl. II, III und V1 erhalten
- Wechselnde Überleitung im AV-Knoten zwischen 2:1 und 4:1

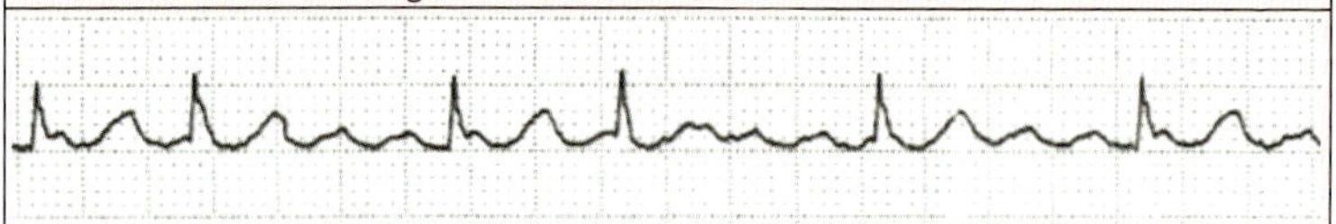

Abb. 8: EKG (Abl. V2) bei Vorhofflattern vom ungewöhnlichen Typ
Vorhoffrequenz 235/min mit Wechsel von 2:1- zu 3:1- oder 4:1-AV-Überleitung. P-Wellen positiv bei erhaltener isoelektrischer Linie. QRS-Komplexe schmal, mittlere Kammerfrequenz um 130/min

2.4.2.2 Atypisches Vorhofflattern

Meist linksatriale Form bei struktureller Herzerkrankung (Narben, fibrotische Bezirke) mit wechselnden Reentry-Kreisen (Mikro- und Makro-Reentry)	
Insgesamt selten (< 3 %). Kammerfrequenz 280–380/min (schnellste regelmäßige atriale Tachykardie). Katheterablation aufwendig	
EKG	▶ Flatterwellen nicht sägezahnähnlich, positiv in Ableitung II, III und V1 ▶ Oft unterschiedliche P-Wellenmorphologie ▶ Isoelektrische Linie erhalten

2.4.2.3 Therapie von Vorhofflattern

		EmG	EvG
Erstmaliges gut toleriertes Vorhofflattern	▶ Elektrokonversion	I	B
	▶ Katheterablation beim 1. Rezidiv	IIa	B

Erstmaliges schlecht toleriertes Vorhofflattern	▶ **Katheterablation** (Therapie der 1. Wahl) ▶ Akut/vorübergehend bis zur Ablation: **Elektrokonversion** *oder* Terminierung mit **Antiarrhythmika** der Klasse IC oder III (Auswahl nach der zugrunde liegenden kardialen Erkrankung wie bei Vorhofflimmern; *s. Kap. 3.4.2.1, Seite 60*) • Amiodaron: Bolus 300 mg über 10–20 min, ggf. 1x Wiederholung mit 150 mg, danach Infusion 900 mg/24 Std (50 mg/Std) • Sotalol: 80–160 mg 2x tgl. (nur oral verfügbar) ♦ *Cave: Verlängerung der QT-Zeit* • Flecainid: 1–2 (1,5–3) mg/kg i.v. über 10–30 min • Propafenon: 2 mg/kg i.v. über 10–20 min ♦ *Cave: Bei Flecainid/Propafenon Gefahr der 1:1-Überleitung, daher Kombination mit Betablocker* ▶ **Frequenzsenkung (Kalziumantagonisten oder Betablocker)** • Verapamil: 5–10 mg oder 0,0375–0,15 mg/kg i.v. über 2 min • Metoprolol: 2,5–5,0 mg (über 2 min bis zu 3x)	I	B
Rekurrierendes gut toleriertes Vorhofflattern	▶ **Katheterablation** ▶ **Alternativ Antiarrhythmika Klasse IC oder III** • Amiodaron: nach Aufsättigung 200 mg 1x tgl. • Sotalol: 80–160 mg 2x tgl. • Flecainid: 50–100 mg 2x tgl. • Propafenon: 150–300 mg 3x tgl. (*oder* 225–425 mg SR 2x tgl.)	I IIb	B C
Schlecht toleriertes Vorhofflattern	▶ **Katheterablation**	I	B
Vorhofflattern unter antiarrhythmischer Behandlung von Vorhofflimmern	▶ **Katheterablation** ▶ Sofern keine Ablation möglich ist, käme alternativ ein **Austausch der Klasse-IC-Substanz durch Amiodaron** in Frage.	I	B
Symptomatisches atypisches Vorhofflattern	▶ **Katheterablation** (mit 3D-Mapping-System) (spricht nur schwer auf Antiarrhythmika an)	IIa	B
Antikoagulation bei Vorhofflattern	▶ **Antikoagulation bei Vorhofflattern wie bei Vorhofflimmern** *(s. Kap. 3.2, Seite 23)*		

3 Vorhofflimmern

3.1 Einführung

Vorhofflimmern (VHF) ist eine chronisch progrediente Erkrankung und die häufigste Herzrhythmusstörung. Betroffen sind circa 2 % der Bevölkerung (circa 1,6 Mio. Fälle in Deutschland), mit einer deutlichen Zunahme im Alter (> 40 Jahre 0,1–2,3 %, > 70 Jahre 3–6 % und bei 90-jährigen 15 %). Die Zahl wird sich mit der wachsenden Lebenserwartung in den nächsten 50 Jahren mehr als verdoppeln. Bis zum Jahr 2050 dürfte mehr als die Hälfte aller Patienten mit Vorhofflimmern > 75 Jahre alt sein. Ein Drittel aller durch Herzrhythmusstörungen verursachten Krankenhausaufnahmen gehen auf VHF zurück. Unter Vorhofflimmern ist die Kontraktilität im linken Vorhof/Herzohr deutlich eingeschränkt, der verlangsamte Blutfluss begünstigt eine Thrombusbildung mit gehäuften thromboembolischen Schlaganfällen. Der Verlust des atrialen Beitrags zur Füllung des linken Ventrikels bei unregelmäßigem und schnellem Puls führt des Öfteren zu einer Herzinsuffizienz. Insgesamt ist Vorhofflimmern mit einer deutlich erhöhten Todesrate assoziiert (1,5–2-fach), am häufigsten durch einen plötzlichen Herztod, durch Herzinsuffizienz oder Hirnembolien. 20–30 % aller Schlaganfälle gehen auf eine Hirnembolie infolge VHF zurück.

Vorhofflimmern	
Definition	Atriale Arrhythmie aufgrund multipler atrialer Mikro-Reentry-Kreise mit hochfrequenten „chaotischen" Flimmerwellen im EKG (350–600 /min) und unregelmäßiger atrioventrikulärer Überleitung („absolute" Arrhythmie) nach einer meist extrasystolischen Induktion
EKG	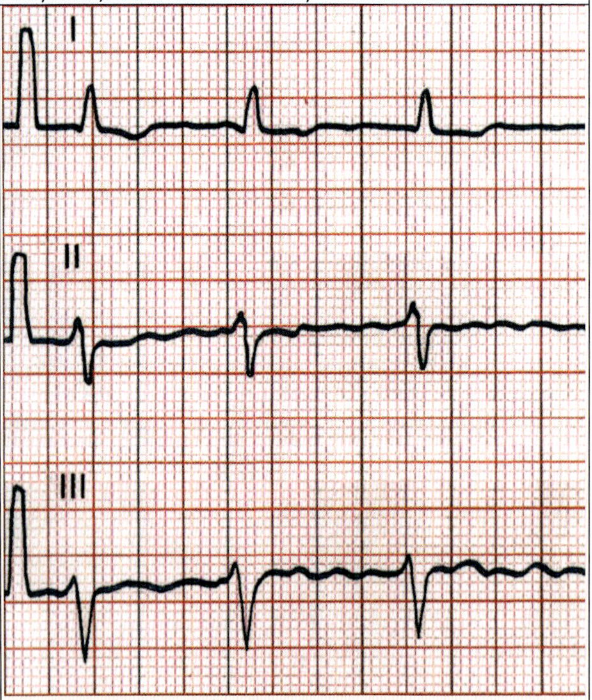 *Abb. 9: EKG bei Vorhofflimmern* *(aus: Sandøe und Sigurd, 1984, 1991, Sigurd et al., 2014)*

	▶ Im EKG fehlen die P-Wellen. ▶ Sie sind ersetzt durch eine unruhige Grundlinie, in der sich (meist in Ableitung II und V1) hochfrequente, feine bis grobe Vorhofflimmerwellen (Frequenz 350–600/min) erkennen lassen. ▶ Durch Blockierung im AV-Knoten werden die Vorhofflimmerwellen nur zum kleinen Teil mit wechselndem Abstand auf die Kammern übergeleitet. Daraus resultiert eine unregelmäßige Kammerfrequenz um 80–150/min (absolute Arrhythmie).
DD von Vorhofflattern	Das Intervall der „Flimmer-/Flatterwellen“ liegt bei Vorhofflimmern meist unter 200 ms (Frequenz > 300/min).

Klassifikation nach der Dauer der Rhythmusstörung			
Erstmalig diagnostiziertes Vorhofflimmern (Nach: Camm et al., 2010)			
Initial tritt meist paroxysmales VHF auf, das mit einer Häufigkeit von 5–10 % jährlich in persistierendes VHF übergeht. Im Ablauf werden folgende Formen beschrieben:			
Paroxysmal (meist < 48 Stunden, max. 7 Tage), selbstterminierend (nach 48 Stunden kaum mehr Spontankonversion, Beginn der Antikoagulation)			
	Persistierend > 7 Tage, nicht selbstterminierend. Dazu gehören auch die nach 7 oder mehr Tagen durch Kardioversion terminierten Episoden.		
		Lange anhaltend persistierendes VHF > 1 Jahr, wenn die Strategie einer Rhythmuskontrolle weiter verfolgt wird.	
			Permanentes VHF: Arzt und Patient akzeptieren VHF. Interventionen zur Rhythmuskontrolle sollen nicht fortgesetzt werden.
Klassifikation nach dem arrhythmogenen Substrat			
▶ Paroxysmales Vorhofflimmern wird ausgelöst durch hochfrequente elektrische Aktivitäten, von Muskelbündeln ausgehend, die vom linken Vorhof bis zu 3 cm in die Lungenvenen hineinziehen. Die Episoden halten weniger als 24 Std lang an und terminieren spontan. Es handelt sich somit um Pulmonalvenen-Tachykardien, die sich durch eine Pulmonalvenenisolation (PVI) beheben lassen *(s. Kap. 3.6, Seite 74)*. ▶ Bei Patienten mit lange anhaltendem persistierendem oder permanentem Vorhofflimmern geht dieses von multiplen und multilokulären arrhythmogenen Substraten aus, die in beiden Vorhöfen und in den angrenzenden großen thorakalen Venen (insb. Koronarvenensinus) lokalisiert sein können. Diese Form des Vorhofflimmerns lässt sich nur selten durch eine Kardioversion zu einem bleibenden Sinusrhythmus konvertieren. Eine Ablation muss in mehreren Schritten dieses multilokuläre Substrat beheben, beginnend mit einer PVI, gefolgt von einer Substratmodifikation im linken Vorhof, im Koronarvenensinus und häufig auch im rechten Vorhof.			
Klinische Formen			
▶ VHF infolge einer strukturellen Herzerkrankung ▶ Fokales VHF ▶ Polygenes VHF (genetisch bedingt) ▶ Postoperatives VHF (meist nach herzchirurgischen Eingriffen) ▶ VHF bei Patienten mit Mitralklappenstenose oder mit Herzklappenprothesen			

▶ VHF bei Athleten bei intensivem Training (erhöhter Vagustonus oder vergrößerter Vorhof) ▶ Monogenes VHF (Ionenkanalerkrankung, angeborene Kardiomyopathien)
Klassifikation nach dem Schweregrad der Symptomatik (EHRA-Score)
Im **EHRA-Score** erfolgt eine Klassifizierung von Vorhofflimmern nach den mit der Rhythmusstörung verbundenen Symptomen. Er orientiert sich an der bekannten NYHA-Klassifizierung der Symptome bei Herzinsuffizienz.
EHRA-Klassifizierung von Symptomen bei Vorhofflimmern (Nach: Kirchhof et al., 2016)

EHRA I	Keine Symptome
EHRA IIa	Leichte Symptome, die normale Alltagstätigkeit ist nicht beeinflusst.
EHRA IIb	Leichte Symptome, aber der Patient ist beunruhigt.
EHRA III	Schwere Symptome, die Alltagstätigkeit ist beeinträchtigt.
EHRA IV	Massiv behindernde Symptome, die Alltagstätigkeit kann nicht mehr wahrgenommen werden.

Ursachen und begünstigende Faktoren	▶ Nur selten findet sich kein Hinweis auf eine physiologische oder krankhafte Ursache für Vorhofflimmern. Die Bezeichnung „idiopathisches VHF" *(lone atrial fibrillation)* sollte daher nicht mehr benutzt werden. ▶ **Komorbiditäten und vermutliche Ursachen von VHF** sind • Genetische Prädisposition • Häufig hohes Alter, Hypertonie, Herzinsuffizienz, koronare Herzkrankheit, Myokardinfarkt • Seltener valvuläre Herzerkrankung (Vitien z. B. Mitralklappenstenose, Vorhofseptumdefekt, Störung der Schilddrüsenfunktion, Adipositas, Alkoholabusus, Diabetes mellitus, chronisch obstruktive Lungenerkrankung, obstruktives Schlafapnoesyndrom, chronische Nierenerkrankung, Nikotinabusus, intensives sportliches Training)
Auslösende Trigger	▶ **Paroxysmales VHF**: Ektope Foci, meist in den Mündungen der Pulmonalvenen *(s. Kap. 3.6, Seite 74)* ▶ **Persistierendes und permanentes VHF**: Arrhythmogenes Substrat in den Vorhöfen und in den angrenzenden großen thorakalen Venen
	▶ Die Entwicklung von chronischem VHF geht mit Umbauprozessen (Remodeling) insbesondere des linken Vorhofs einher. • **Elektrisches Remodeling:** besonders betroffen sind die Kalzium-Ionenkanäle. Folge ist eine Verkürzung der atrialen Aktionspotentiale und damit auch der atrialen Refraktärzeit mit einer Störung der Erregungsbildung und Erregungsausbreitung. Dadurch treten vermehrt kleine Reentry-Kreise auf. • **Strukturelles Remodeling:** gleichzeitig kommt es auf zellulärer Ebene zu einer zunehmenden Gewebsfibrose. Das neu entstandene arrhythmogene Substrat ist zusammen mit den veränderten elektrophysiologischen Eigenschaften Ursache einer zunehmenden Rezidivrate von Vorhofflimmern.
	▶ Begünstigende Faktoren sind • Einflüsse des autonomen Nervensystems

	(parasympathische und sympathische Stimulation) • Atriale Extrasystolen u. atriale Tachykardien (u. a. Vorhofflattern) • Akute atriale Dehnung • Akzessorische Bahnen • Genetische Prädisposition
Weiterer Verlauf von Vorhofflimmern	
Nach der Erstdiagnose kommt es im folgenden Jahr bei > 10 % der Patienten zu Rezidiven. > 90 % weisen nach 20 Jahren permanentes Vorhofflimmern (VHF) auf. Nur wenige meist junge Patienten ohne kardiovaskuläre Erkrankungen behalten über Jahre paroxysmales VHF. Wichtig ist, dass Patienten mit paroxysmalem VHF ein ähnliches Schlaganfallrisiko wie Patienten mit persistierendem oder permanentem VHF haben. Bereits wenige hochfrequente kurze VHF-Episoden (5–6 min) können eine Thromboembolie auslösen. Häufig werden VHF-Rezidive nicht verspürt. Es gibt Hinweise darauf, dass 40 % der Patienten bei der Erstdiagnose bereits persistierendes VHF haben.	
Beschwerden	Breites Spektrum von Symptomen. Im Beginn fallen Palpitationen, Müdigkeit und Schwindel auf. Es folgen Atemnot, Brustschmerz, Angstgefühl, Polyurie und Leistungsminderung und schließlich klinische Zeichen der Herzinsuffizienz und kardialen Dekompensation. Die Symptomatik zeigt eine deutliche Abhängigkeit von der Kammerfrequenz und von der Einschränkung der LV-Funktion. Nicht selten tritt als erstes Symptom ein Schlaganfall auf. Im Langzeitverlauf kann sich eine vaskuläre Demenz entwickeln.
	Einteilungskriterien: ▶ **Schwere** der Symptomatik (EHRA-Score, *s. o.*) ▶ **Häufigkeit**: selten (weniger als 1x pro Monat), intermediär (einmal monatlich bis beinahe täglich), oft (mindestens täglich)
Diagnostik	▶ **Anamnese und körperliche Untersuchung** Erstes Auftreten, Dauer, frühere Episoden, Medikamente, Hinweise auf kardiale/extrakardiale Erkrankungen, Trigger bei der Auslösung, VHF-assoziierte Symptome ▶ **Palpatorische Pulskontrollen und EKG-Screening** • Zur Diagnose von VHF ist eine Dokumentation der Rhythmusstörung im EKG erforderlich. Die Episode muss mindestens 30 s anhalten, häufig ist sie asymptomatisch. • Asymptomatisches und bislang nicht dokumentiertes VHF nimmt mit dem Alter an Häufigkeit zu und kann zu schwerwiegenden Komplikationen wie Schlaganfall und Tod führen. In den Leitlinien der ESC 2012 wird bei Risikopatienten und Patienten > 65 Jahren mit Palpitationen erstmals zu Pulskontrollen geraten. Diese Screeningmethode sollte den Patienten auch zur Eigenkontrolle erklärt und empfohlen werden. Auffälligkeiten geben Anlass zu einer EKG-Diagnostik. • Bei Patienten > 75 Jahren wird zu einem systematischen EKG-Screening geraten, insbesondere bei hohem Schlaganfallrisiko. • Bei Patienten nach TIA oder ischämischem Schlaganfall genügt bei chronischem VHF ein Ruhe-EKG. Bei den Formen des paroxysmalen VHF ist ein längeres EKG-Monitoring erforderlich (Beginn

	mit einem LZ-EKG (mindestens 72 Stunden) oder mit einem externen oder implantierten Ereignisrekorder). • -Implantierte Herzschrittmacher oder ICD sollten ausgelesen werden. Bei Nachweis von atrialen Hochfrequenzepisoden (> 180 /min über > 6 min [„AHRE"]) empfiehlt sich eine Überprüfung der Schlaganfall-Risikofaktoren und ggf. auch ein EKG-Monitoring. • Bei Schlaganfallpatienten empfiehlt sich ein kontinuierliches Langzeit-Monitoring (mindestens 72 Stunden, zunehmend häufig mit einem implantierbaren Ereignisrekorder). ▶ EKG: Neben der Dokumentation von VHF sollten Hinweise auf eine zugrunde liegende strukturelle Herzerkrankung beachtet werden (z. B. Hypertrophiezeichen, Infarktresiduen, akuter Ischämie, Schenkelblockbild), daneben eine Verlängerung der QT-Zeit und Zeichen einer Präexzitation. ▶ Ergometrie: Adäquate Frequenzkontrolle ▶ LZ-EKG/Ereignisrekorder: Nachweis von VHF, Frequenzprofil ▶ Echo: Zeichen einer strukturellen Herzerkrankung, Größe und Funktion der Ventrikel und der Vorhöfe, PA-Druck ▶ Transösophageales Echo: Linksatrialer Thrombus/Spontanechos, Arteriosklerose der Aorta ▶ Röntgen-Thorax: Pulmonale Erkrankung, Herzgröße/-konfiguration, Stauungszeichen ▶ Labor: Nierenfunktion, Lebererkrankungen, SD-Funktion, Elektrolyte, Gerinnung, Ischämie, Entzündungszeichen, Biomarker
Therapieziele bei der Behandlung von Vorhofflimmern	
Therapieziele im Akutverlauf	▶ **Hauptziel der Behandlung im Akutstadium ist eine Vermeidung von Komplikationen** • Sofortige Einleitung der antithrombotischen Therapie • Verbesserung der Herzfunktion - bei Tachyarrhythmia absoluta: ▪ Sofortige akute Frequenzkontrolle *oder* ▪ Akute Rhythmuskontrolle (Kardioversion zum Sinusrhythmus). Eine Rhythmuskontrolle wird empfohlen, wenn die Patienten unter Frequenzkontrolle symptomatisch bleiben oder kritisch hämodynamisch beeinträchtigt sind. - bei Bradyarrhythmia absoluta: *s. Kap. 3.4.1, Seite 57*
Therapieziele im Langzeitverlauf	▶ **Beeinflussung der klinischen Symptomatik** ▶ **Verbesserung der Langzeitprognose** Bislang gibt es keine Evidenz, dass durch eine antiarrhythmische Therapie zum Erhalt des Sinusrhythmus die Prognose von VHF verbessert wird. Es ist auch nicht gesichert, ob die Rhythmusstörung nur Symptom einer fortgeschrittenen Grunderkrankung ist, die mit einer erhöhten Morbidität und Mortalität einhergeht oder eine eigenständige Erkrankung. ▶ Da VHF die strukturellen und elektrischen Veränderungen (Remodeling), die zu einer Progression in permanentes VHF führen, selbst verursacht und dieses Remodeling in einer frühen Phase noch reversibel ist, sollte eine rhythmuserhaltende Therapie

	möglichst früh beginnen – verbunden mit einer Behandlung der zugrunde liegenden kardiovaskulären Erkrankung, die zum Auftreten von VHF geführt hat.

3.2 Antithrombotisches Management des Vorhofflimmerns

3.2.1 Risikostratifizierung

Patienten mit Vorhofflimmern haben ein 5-fach erhöhtes Schlaganfallrisiko.

Die Ursache liegt in dem Wegfall der regelmäßigen Vorhofkontraktion mit der Folge einer thrombogenen Flussverlangsamung im linken Vorhof (LA), überwiegend im linken Herzohr (LAA). Es kommt zu einer Aktivierung der Gerinnungskaskade und zu einer endothelialen Dysfunktion mit Bildung eines Thrombus bevorzugt im linken Herzohr, der thromboembolisch den ischämischen Schlaganfall auslöst.

- Die **orale Antikoagulation (OAK) mit Vitamin-K-Antagonisten (VKA)** kann ⅔ dieser ischämischen Schlaganfälle verhindern.
- **Schwere Blutungen infolge der oralen Antikoagulation** sind um den Faktor 5–8 seltener als ischämische Schlaganfälle.
- Das **Risiko für thromboembolische Schlaganfälle** liegt bei idiopathischem VHF (ohne klinische oder echokardiographische Hinweise auf eine kardiovaskuläre Erkrankung) bei 0,8 %/a und steigt beim Vorliegen von Risikofaktoren auf 24 %/a an.
- Zur **Abschätzung des individuellen Schlaganfallrisikos** wurden einfach anwendbare Punktsysteme entwickelt, in die verschiedene, leicht fassbare klinische Risikofaktoren für einen Schlaganfall aufgenommen wurden.
  - Der bislang verwendete $CHADS_2$-Score beinhaltet 5 Risikofaktoren (chronische Herzinsuffizienz, Hypertonie, Alter ≥ 75 Jahre, Diabetes mellitus und Schlaganfall).
  - Er wurde in den ESC-Leitlinien „Vorhofflimmern 2012“ durch den CHA_2DS_2-VASc-Score abgelöst, in dem 3 weitere Risikofaktoren aufgenommen sind: weibliches Geschlecht, Alter 65–74 Jahre und begleitende vaskuläre Vorerkrankungen. Die dem Score zugrunde liegenden klinischen Daten ermöglichen eine Berechnung des individuellen Schlaganfallrisikos eines Patienten mit klaren Empfehlungen zur Antikoagulanzienbehandlung.

Thromboembolierisiko bei Patienten mit nicht-valvulärem VHF in Abhängigkeit von der Summe bedeutsamer Risikofaktoren nach dem CHA_2DS_2-VASc-Score

CHA_2DS_2-VASc-Score (Camm et al., 2012)		Jährliche Schlaganfallrate (Olesen et al., 2011)	
Risikofaktoren	Punkte	Score (kumuliert)	Embolierisiko (pro Jahr)
Ohne Risiko		0	0,78 %
Kongestive Herzinsuffizienz	1	1	2,01 %
Arterielle Hypertonie	1	2	3,71 %
Alter > 75 Jahre	2	3	5,92 %
Diabetes mellitus	1	4	9,27 %
Stattgehabter Insult/TIA	2	5	15,26 %

Vaskuläre Vorerkrankung (KHK, pAVK, aortale Plaques)	1		6	19,78 %
Alter 65–74 Jahre	1		7	21,50 %
Weibliches Geschlecht	1		8	22,38 %
Maximaler Wert	9		9	23,64 %

Um das Blutungsrisiko eines Patienten mit Vorhofflimmern unter der geplanten Antikoagulanzienbehandlung abzuschätzen, muss das individuelle Blutungsrisiko bekannt sein. Es lässt sich mit dem HAS-BLED-Score abschätzen.

HAS-BLED-Score (Camm et al., 2010)

	Klinische Charakteristik	Punkte	Bewertung
H	Arterielle Hypertonie > 160 mm Hg syst.	1	▶ Niedriges Blutungsrisiko: **HAS-BLED Score 0–2**
A	Eingeschränkte Leberfunktion (Bilirubin > 2x oberer Normwert, AP > 3x oberer Normwert) Eingeschränkte Nierenfunktion (Dialyse, NTX oder Serum-Kreatinin ≥ 200 µmol/l)	1 1	
S	Früherer Schlaganfall	1	
B	Anamnestisch große Blutung (auch intrakranielle Blutung, Blutungsanämie)	1	▶ Hohes Blutungsrisiko: **HAS-BLED Score ≥ 3**
L	Labile INR-Werte (weniger als 60 % im therapeutischen Bereich)	1	
E	Ältere Patienten (> 65 Jahre / > 75 Jahre)	1	
D	Medikamente (z. B. Plättchenhemmer, nichtsteroidale Antirheumatika), Drogen, Alkohol	je 1 Punkt	

Bei **Patienten mit einem HAS-BLED-Score ≥ 3** ist ohne eine orale Antikoagulation das Schlaganfallrisiko größer als das Blutungsrisiko unter Einnahme eines OAK. Die Leitlinien empfehlen:

- ▶ eine Korrektur beeinflussbarer Risikofaktoren für eine Blutung (z. B. Hypertonie),
- ▶ dieAuswahl eines Antikoagulans mit nur geringem Blutungsrisiko,
- ▶ bei einem hohen Blutungs- und Schlaganfallrisiko ggf. einen Verschluß des linken Herzohres mit einem Okkluder.

Biomarkerbasierte ABC-Risiko-Scores (Hijazi et al., 2016a/b)

Ziel der OAK-Therapie von VHF ist eine Verminderung einer Thromboembolie bei möglichst wenigen Komplikationen einer großen (in erster Linie zerebralen) Blutung. 2016 wurden unter Einbeziehung ausgewählter Biomarker zwei ABC-Risiko-Scores „zur besseren Vorhersage" für thromboembolische Ereignisse bzw. Blutungskomplikationen veröffentlicht:

ABC-Score zur Abschätzung des Risikos eines thromboembolischen Ereignisses (ischämischer Schlaganfall, systemische Embolie)

A	Alter
B	Biomarker: NT-proBNP, hochsensitives kardiales Troponin
C	Klinische Angabe eines früheren Schlaganfalls

Bei einem ersten Vergleich erscheint der ABC-Schlaganfall-Score dem CHA_2DS_2-VASc-Score überlegen.

ABC-Risiko-Score zur Vorhersage einer großen Blutung	
A	Alter
B	3 Biomarker: Hämoglobin (Hämatokrit), hochsensitives kardiales Troponin T, GDF-15 (Wachstumsdifferenzierungsfaktor 15)
C	Klinische Angabe einer früheren Blutung
Der ABC-Blutungsrisiko-Score erweist sich dem HAS-BLED-Score als überlegen.	
Wie bei den bisherigen Risiko-Scores (CHA_2DS_2-VASc, HAS-BLED) fällt in den ABC-Scores auf, dass viele Risikofaktoren überlappend vorkommen. Hier scheinen weitere Untersuchungen erforderlich. Besonders wichtig ist die Frage nach dem Mechanismus, mit dem die einzelnen Risikofaktoren (auch Biomarker) zu einem thromboembolischen Ereignis oder zu einer Blutung führen und wie sich eine Kombination mehrerer Risikofaktoren auswirkt. Denkbar erscheint eine Zusammenführung in einen gemeinsamen Risikoscore für Thromboembolie und Blutung, nach dem die verschiedenen Risikokonstellationen zu unterschiedlichen Formen einer individuellen Behandlung führen.	

3.2.2 Antithrombotische Therapie

Von den 200 000 zerebralen Insulten pro Jahr in Deutschland gehen 60 000 auf eine Thromboembolie bei VHF zurück.

Die durchschnittliche jährliche Rate an Insulten liegt bei Patienten mit Vorhofflimmern im Mittel bei 5 %, das Risiko für eine Transitorisch-Ischämische Attacke (TIA) bei 2 %. Das individuelle Risiko steigt mit dem CHA_2DS_2-VASc-Score von 2 % bei einem Risikopunkt bis auf 24 % bei neun Risikopunkten an. Insulte infolge VHF verlaufen schwerer als bei Patienten im Sinusrhythmus und haben eine höhere Mortalität.

- ▶ Bei Patienten mit Vorhofflimmern wird daher eine **präventive antithrombotische Therapie mit oralen Antikoagulanzien (OAK)** empfohlen. Diese Substanzen wirken durch eine Inhibition einer oder mehrerer Faktoren der plasmatischen Gerinnung.
- ▶ Bei VHF und einem Akuten Koronar-Syndrom (AKS) mit und ohne PCI wurde bisher für alle Patienten eine **Triple-Therapie** empfohlen mit einer Kombination einer plasmatischen oralen Antikoagulation (OAK) und einer dualen Plättchenhemmung (PH). Die Triple-Therapie ist mit einem deutlich erhöhten Blutungsrisiko verbunden. Um dieses Risiko zu mindern, wurden die gerinnungshemmenden Substanzen und ihre Kombinationen ausführlich untersucht und verglichen. Auch wenn noch nicht alle Studien abgeschlossen sind, wurden von der ESC in einem Konsensusdokument 08/2014 neue Therapieempfehlungen veröffentlicht *(s. Kap. 3.2.7.3, Seite 44)*.

3.2.2.1 Thrombozytenaggregationshemmer (Plättchenhemmer)

ASS 100	Der Nutzen einer Therapie mit Acetylsalicylsäure (ASS) zur Verminderung der Schlaganfallrate bei VHF ist gering.
	Einer Reduktion um 18 % (bei Patienten > 75 Jahre noch wesentlich geringer) steht ein deutlich höheres Blutungsrisiko gegenüber, das sich bei älteren Patienten nicht signifikant vom Blutungsrisiko der oralen Antikoagulanzien (OAK) unterscheidet.
Kombination ASS-Clopidogrel	Auch in Kombination mit Clopidogrel zeigt ASS keine mit den oralen Antikoagulanzien vergleichbare antithrombotische Wirkung.
	▶ Eine Anwendung von ASS bei der Thromboembolieprophylaxe

	von VHF ist nicht mehr indiziert. ▶ Die Kombination mit Clopidogrel sollte allenfalls bei Patienten erwogen werden, die eine orale Antikoagulation ablehnen oder wegen eines sehr hohen Blutungsrisikos und eines hohen Schlaganfallrisikos nicht erhalten sollten *(siehe auch Kap. 3.3, Seite 56)*.

3.2.2.2 Antikoagulanzien

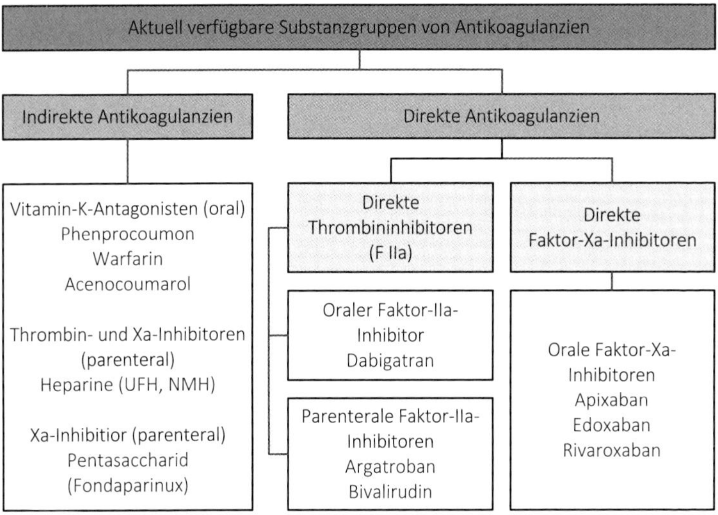

Nach: Hart und Spannagl, 2013

Wirkmechanismus der Antikoagulanzien	
Indirekte Antikoagulanzien	▶ Die in der Akuttherapie eingesetzten parenteralen Substanzen (UFH, NMH, Fondaparinux) üben ihre Wirkung indirekt über eine Aktivitätssteigerung des physiologischen Kofaktors Antithrombin aus. ▶ Die oralen Vitamin-K-Antagonisten (VKA) hemmen die Synthese der Gerinnungsfaktoren II, VII, IX und X in der Leber.
Direkte Antikoagulanzien	▶ Die neuen oralen Antikoagulanzien (NOAKs) üben eine direkte inhibitorische Wirkung auf einen einzelnen Gerinnungsfaktor (IIa oder Xa) aus. (Die Substanzen werden auch „Nicht-Vitamin-K-antagonistische orale Antikoagulanzien" genannt.) ▶ Parenteral applizierbare Substanzen (Argatroban, Bivalirudin, Hirudin) sind bereits länger verfügbar.

3.2.2.2.1 Vitamin-K-Antagonisten

Die Vitamin-K-Antagonisten (VKA) waren bislang Goldstandard der langfristigen prophylaktischen Antikoagulanzienbehandlung bei VHF. Sie vermindern das Risiko eines thromboembolischen Infarkts um ⅔ und der Mortalität um ¼.

Wichtig für die Klinik sind folgende Kriterien:

- VKA haben ein **enges therapeutisches Fenster.** Eine stabile Einstellung des INR-Zielwertes 2–3 wird erschwert durch eine interindividuell sehr unterschiedliche Pharmakokinetik und durch multiple Interaktionen mit Nahrungsmitteln und Medikamenten. Trotz regelmäßiger Kontrollen der Gerinnungsparameter kommt es häufig zu einer Über- oder Unterdosierung. In vielen Studien wird der wirksame INR-Bereich von weniger als 60 % der Patienten erreicht. Nur Patienten mit einer TTR („time in therapeutic range") ≥ 70 % profitieren signifikant von einem VKA.
- VKA haben eine **lange Halbwertszeit** (Phenprocoumon um 5 Tage). Deswegen wirken sich Änderungen der Dosis nur träge auf den INR-Wert aus. Der wirksame Bereich wird erst nach mehreren Tagen erreicht und klingt nach dem Absetzen ebenso langsam ab. Die Einnahme muss daher mehrere Tage vor invasiven Eingriffen und Operationen unterbrochen und stattdessen periinterventionell ein Heparin verabreicht werden („Bridging"-Therapie; *s. Kap. 3.2.7.1, Seite 42*).
- Es treten häufig auch bei guter Einstellung (INR-Wert zwischen 2 und 3) **Blutungskomplikationen** auf; die Sterblichkeit liegt bei schweren Blutungen bei 13 %, bei intrazerebralen Blutungen bei 60 %.
- Wegen der **Schwierigkeiten bei der Einstellung** der Einnahme und der **Angst vor Blutungskomplikationen** wurden vor Verfügbarkeit der NOAK nur 50–60 % der Patienten mit eindeutiger Indikation mit einem VKA behandelt oder beendeten die Einnahme nach kurzer Zeit. So beendeten in einer Verlaufsstudie 30–35 % der Patienten innerhalb eines Jahres die Einnahme, 5 Jahre nach Therapiebeginn waren nur noch 40 % der Patienten antikoaguliert. Die Erklärung dafür liegt in der zwischenzeitlich widerlegten Annahme, dass eine orale Antikoagulation bei älteren Patienten mit einem hohen Risiko für größere Blutungsereignisse verbunden wäre.

3.2.2.2.2 Neue (nicht-Vitamin-K-antagonistische) orale Antikoagulanzien

Die Nachteile der Behandlung mit Vitamin-K-Antagonisten führten zur Entwicklung der neuen oralen Antikoagulanzien (NOAKs).

- Diese Substanzen inhibieren spezifisch und direkt entweder den aktivierten Gerinnungsfaktor **IIa** (Dabigatran) oder **Xa** (Apixaban, Edoxaban, Rivaroxaban).
- Die **Pharmakokinetik ist linear** bei einer Halbwertszeit zwischen 7 und 12 Stunden. Der maximale Wirkspiegel und damit auch die maximale Wirkung werden nach 1–4 Stunden erreicht.
- Es bestehen **keine Interaktionen mit Nahrungsmitteln** und nur wenige mit Medikamenten.
- Bei einer regelmäßigen oralen Einnahme einer täglich gleichen Dosis sind **keine Gerinnungskontrollen** erforderlich.
- Dabigatran (Pradaxa®) wurde in Deutschland 2011 für die Indikation Vorhofflimmern zugelassen. Inzwischen folgten Rivaroxaban (Xarelto®), Apixaban (Eliquis®) und Edoxaban (Lixiana®). Weitere Substanzen befinden sich in Entwicklung.

Pharmakologisches Kurzprofil der direkten oralen Antikoagulanzien (NOAKs)

	Dabigatran	Apixaban	Edoxaban	Rivaroxaban
Ziel	Thrombin-antagonist (IIa)	Faktor-Xa-Inhibitor	Faktor-Xa-Inhibitor	Faktor-Xa-Inhibitor
Halbwertszeit	12–14 Std	8–13 Std	10–14 Std	7–12 Std

Maximale Plasma-konzentration	0,5–2 Std	3–4 Std	1–2 Std	2–4 Std
Bioverfügbarkeit	6,5 %	50 %	50 %	80 %
Proteinbindung	35 %	87 %	55 %	93 %
Wirkmechanismus	Prodrug	Aktive Substanz	Aktive Substanz	Aktive Substanz
Monitoring	Nein	Nein	Nein	Nein
Nierenausscheidung	80 %	27 %	50 %	33 %
Leberausscheidung	20 %	73 %	50 %	67 %
Interaktionen	P-gp	P-gp und CYP3A4	P-gp und CYP3A4	P-gp und CYP3A4
Standarddosis	150 mg 2x tgl.	5 mg 2x tgl.	60 mg 1x tgl.*	20 mg 1x tgl.
Reduzierte Dosis	110 mg 2x tgl.	2,5 mg 2x tgl.	30 mg 1x tgl.	15 mg 1x tgl.
Reduzierung der Dosis bei Kreatinin-Clearance (CrCl)	< 50 ml/min	< 50 ml/min (oder Serum-kreatinin > 1,5 mg/dl)	< 50 ml/min	< 50 ml/min (oder Serum-kreatinin > 1,5 mg/dl)
Kontraindikation bei Kreatinin-Clearance	< 30 ml/min	< 15ml/min	< 15ml/min	< 15ml/min

3.2.2.2.3 Wirkprofil der neuen oralen Antikoagulanzien

Die **NOAKs** wurden in randomisierten Phase-III-Studien bei über 70 000 Patienten mit Warfarin verglichen:

- Dabigatran: RE-LY-Studie
- Rivaroxaban: ROCKET-AF-Studie
- Apixaban: ARISTOTLE-Studie
  (in der AVERROES-Studie wurde Apixaban mit ASS verglichen)
- Edoxaban: ENGAGE-AF-TIMI-48-Studie

Für alle Substanzen wurden bewertet:

- **Ein primärer Wirksamkeitsendpunkt**
  - Kombinierter Endpunkt aus Schlaganfall (ischämisch und hämorrhagisch) und systemischer Embolie
- **Sekundäre Wirksamkeitsendpunkte**
  - Myokardinfarkt
  - Mortalität
- **Ein primärer Sicherheitsendpunkt**
  - Anzahl schwerer Blutungen und nicht schwerer klinisch relevanter Blutungen mit einer Differenzierung in
    - intrakranielle Blutungen (hämorrhagischer Schlaganfall, subdurale und subarachnoidale Blutung)
    - lebensbedrohliche Blutungen
    - gastrointestinale Blutungen
- **Sekundäre Sicherheitsendpunkte**
  - Kombinierter Endpunkt für Schlaganfall, systemische Embolie, große Blutungen, kardiovaskuläre oder allgemeine Mortalität (liegt nicht für alle Substanzen vor)

Kurzportrait Apixaban

- ▶ Primärer Wirksamkeitsendpunkt
  - Apixaban reduzierte das Risiko im Vergleich mit Warfarin signifikant
    - Überwiegend wurde die Zahl hämorrhagischer Schlaganfälle vermindert
    - Weniger stark die Zahl ischämischer Schlaganfälle
- ▶ Sekundäre Wirksamkeitsendpunkte
  - Myokardinfarkt
    - Nicht signifikante Abnahme
  - Mortalität
    - Nicht signifikante Abnahme der Gesamtmortalität und der Rate am kardiovaskulären und nicht kardiovaskulären Tod
- ▶ Primärer Sicherheitsendpunkt
  - **Intrakranielle Blutungen** traten signifikant seltener auf
  - **Schwere Blutungen** waren signifikant vermindert
  - **Gastrointestinale Blutungen** traten etwas seltener auf (nicht signifikant)
- ▶ Sekundäre Sicherheitsendpunkte
  - Der kombinierte Endpunkt für Schlaganfall, systemische Embolie, große Blutungen und Tod jeglicher Ursache wurde unter Apixaban signifikant reduziert (23 %).

Kurzportrait Dabigatran

- ▶ Primärer Wirksamkeitsendpunkt
  - Beide Dosierungen von Dabigatran waren Warfarin nicht unterlegen
    - Unter Dabigatran 150 traten signifikant weniger Schlaganfälle und thromboembolische Ereignisse auf (überlegen)
    - Unter Dabigatran 110 war die Rate an Schlaganfällen und systemischen Embolien gleich (nicht unterlegen)
- ▶ Sekundäre Wirksamkeitsendpunkte
  - Myokardinfarkt
    - Nicht signifikante Zunahme unter beiden Dosierungen
  - Mortalität
    - Signifikante Reduzierung unter Dabigatran 150 um 12 %, unter Dabigatran 110 nicht signifikante Reduzierung um 9 %
- ▶ Primärer Sicherheitsendpunkt
  - **Schwere intrakranielle Blutungen**
    - waren bei beiden Dosierungen signifikant seltener (weniger als ⅓-mal so häufig wie unter Warfarin)
    - Unter Dabigatran 150 nahm die Zahl stärker ab als die der ischämischen Schlaganfälle
    - Die Wirkung von Dabigatran war bei Primär- und Sekundärprävention gleich
  - **Schwere Blutungen**
    - Unter Dabigatran 150 gleiche Rate
    - Unter Dabigatran 110 war die Rate signifikant reduziert
  - **Gastrointestinale Blutungen**
    - traten unter Dabigatran 110 etwas häufiger auf, unter Dabigatran 150 waren sie signifikant häufiger
  - **Schwere Blutungen bei älteren Patienten**

    - Unter Dabigatran 150 häufiger, insbesondere gastroenterale Blutungen (signifikante Zunahme)
    - Unter Dabigatran 110 gleiche Rate, nur leichte Zunahme gastrointestinaler Blutungen
- ▶ Sekundäre Sicherheitsendpunkte
  - Der kombinierte Endpunkt für Schlaganfall, systemische Embolie, Lungenembolie, Myokardinfarkt, schwere Blutungen oder Tod wurde unter Dabigatran 150 um 10 %, unter Dabigatran 110 um 7 % reduziert.

Kurzportrait Edoxaban

- ▶ Primärer Wirksamkeitsendpunkt
  - Beide Dosierungen waren Warfarin nicht unterlegen
    - Die höhere Dosis von 60 mg Edoxaban (empfohlene Standarddosis bei der Zulassung) zeigte tendenziell eine höhere Effektivität (überlegen).
    - Die niedrige Dosis von 30 mg Edoxaban zeigte eine gering erhöhte Rate an Ereignissen (nicht unterlegen)
    - Ischämische Schlaganfälle waren bei der höheren Dosis gleich häufig, bei der niedrigeren Dosis häufiger
    - Die Rate hämorrhagischer Schlaganfälle war bei beiden Dosierungen signifikant niedriger
- ▶ Sekundäre Wirksamkeitsendpunkte
  - Myokardinfarkt
    - Signifikante Verminderung unter der niedrigen Dosis, nicht signifikante Verminderung unter der höheren Dosierung
  - Mortalität
    - Signifikante Verminderung der Gesamtsterblichkeit und der kardiovaskulären Todesrate bei beiden Dosierungen
- ▶ Primärer Sicherheitsendpunkt
  - Schwere intrakranielle Blutungen
    - traten unter beiden Dosierungen signifikant seltener auf (69 % unter Edoxaban 30, 54 % unter Edoxaban 60)
  - Schwere und lebensbedrohliche Blutungen
    - traten unter beiden Dosierungen signifikant seltener auf (53 % unter Edoxaban 30, 20 % unter Edoxaban 60)
  - Gastrointestinale Blutungen
    - traten unter Edoxaban 60 signifikant häufiger auf
    - waren unter Edoxaban 30 signifikant seltener
- ▶ Sekundäre Sicherheitsendpunkte
  - Der kombinierte Endpunkt für Schlaganfall, systemische Embolie, schwere Blutungen und Tod jeglicher Ursache wurde unter Edoxaban 60 um 10 % und unter Edoxaban 30 um 16 % reduziert.

Kurzportrait Rivaroxaban

- ▶ Primärer Wirksamkeitsendpunkt
  - Rivaroxaban war Warfarin nicht unterlegen
    - Statistische Analysen (der „Safety-Population“ und an der „Intention-to-treat-Population“) konnten eine Überlegenheit gegenüber Warfarin nachweisen

- Sekundäre Wirksamkeitsendpunkte
  - Myokardinfarkt
    - Nicht signifikante Abnahme
  - Mortalität
    - Nicht signifikante Abnahme
- Primärer Sicherheitsendpunkt
  - Intrakranielle Blutungen
    - traten signifikant seltener auf
  - **Schwere Blutungen** traten gleich häufig auf mit der Differenzierung:
    - Fatale Blutungen und Blutungen in eine kritische anatomische Lage waren seltener
  - Gastrointestinale Blutungen
    - traten etwas häufiger auf (nicht signifikant)
- Sekundäre Wirksamkeitsendpunkte
  - Die Gesamtsterblichkeit war unter Rivaroxaban um 15 % reduziert, insbesondere wegen der geringen Zahl hämorrhagischer Schlaganfälle und anderer intrakranieller Blutungen.

3.2.3 Thromboembolieprophylaxe bei Patienten mit Vorhofflimmern

3.2.3.1 Thromboembolieprophylaxe bei nicht-valvulärem Vorhofflimmern

Die Indikation zur Thromboembolieprophylaxe ist bei Patienten mit nicht valvulärem Vorhofflimmern unbestritten.

In den Zulassungsstudien der NOAKs haben sich diese als überlegen gegenüber den VKA erwiesen, was zu einer Änderung der ESC-Leitlinien führte. Dies wurde auch in der breiten klinischen Anwendung bestätigt.

- Im Vergleich zu Warfarin verminderten NOAKs Schlaganfälle und systemische Embolien.
- Die Mortalität war um 10 % niedriger.
- Intrakranielle Blutungen waren halbiert.
- Allein gastrointestinale Blutungen waren häufiger.
- Neue Daten bestätigen geschlechtsspezifische Unterschiede beim VHF. Allerdings bestehen keine Unterschiede bei der Einnahme von OAK und dem Risiko von thromboembolischen Ereignissen und Schlaganfällen.

Empfehlungen zur oralen Antikoagulation bei Patienten mit nicht valvulärem Vorhofflimmern (ESC 2012 und 2016)	EmG	EvG
▶ Bei Männern mit Vorhofflimmern ohne zusätzliche Risikofaktoren (CHA_2DS_2-VASc-Score = 0) wird keine Behandlung mit Antikoagulantien oder Plättchenhemmern empfohlen.	III	B
▶ Frauen < 65 Jahre mit VHF ohne zusätzliche Risikofaktoren (CHA_2DS_2-VASc-Score = 1) haben ein niedriges Thromboembolierisiko und benötigen keine OAK.	III	B
▶ Bei Männern mit VHF und einem CHA_2DS_2-VASc-Score = 1 sollte zur Thrombolieprophylaxe eine orale Antikoagulation erwogen werden (Berücksichtigung individuelles Blutungsrisiko und Patientenwillen).	IIa	B

▶ Bei Frauen mit VHF und einem CHA_2DS_2-VASc-Score = 2 sollte zur Thromboembolieprophylaxe eine orale Antkoagulation erwogen werden unter Berücksichtigung des individuellen Blutungsrisikos und des Patientenwillens.	IIa	B
▶ Männern mit VHF und einem CHA_2DS_2-VASc-Score ≥ 2 wird eine Thromboembolieprophylaxe mit oralen Antikoagulantien empfohlen.	I	A
▶ Frauen mit VHF und einem CHA_2DS_2-VASc-Score ≥ 3 wird eine Thromboembolieprophylaxe mit oralen Antikoagulantien empfohlen unter Berücksichtigung des individuellen Blutungsrisikos und des Patientenwillens.	I	A
▶ Wenn eine Antikoagulation bei Patienten mit VHF eingeleitet wird, die für eine Behandlung mit einem NOAK geeignet sind, ist ein NOAK gegenüber VKA zu bevorzugen.	I	A
▶ In der Sekundärprävention eines ischämischen Schlaganfalls sollte ein NOAK gegenüber VKA bevorzugt werden.	I	B
▶ Bei einer VKA-Behandlung sollte die „time in the therapeutic range" (TTR) so hoch wie möglich eingestellt werden (> 60 %, INR 2–3), ansonsten sollte eine Umstellung auf NOAK erwogen werden (IIb/A)	I	A
▶ In der Langzeittherapie bei stabiler KHK werden NOAK den VKA gleichgesetzt.		
▶ Bei Patienten mit Vorhofflimmern wird eine Monotherapie mit einem Plättchenhemmer unabhängig vom Schlaganfallrisiko nicht empfohlen.	III	A
▶ Eine Kombination eines NOAK mit einem Plättchenhemmer erhöht das Blutungsrisiko und sollte bei Patienten ohne eine Indikation für eine Plättchenhemmung vermieden werden.	III	B
▶ Nur wenn Patienten mit VHF bei der Behandlung eine OAK ablehnen, sollte der Einsatz eines Thrombozyteninhibitors erwogen werden: • Mit einer Kombination von ASS mit Clopidogrel bei einem niedrigen Blutungsrisiko oder • Mit einer ASS-Monotherapie, wenn die Kombination mit Clopidogrel wegen eines hohen Blutungsrisikos nicht toleriert wird		

3.2.3.2 Thromboembolieprophylaxe bei valvulärem Vorhofflimmern

In den Zulassungsstudien der NOAKs waren Patienten mit moderater oder höhergradiger Mitralklappenstenose und mit mechanischen Herzklappen („valvuläres Vorhofflimmern") weitgehend ausgeschlossen.

Bemerkenswert sind folgende Daten:

- ▶ In einer klinischen Phase-II-Studie wurde Dabigatran bei Patienten mit mechanischen Herzklappen untersucht. Wegen einer Zunahme thromboembolischer Komplikationen und Blutungen musste diese Studie vorzeitig abgebrochen werden.
- ▶ In der Zulassungsstudie von Apixaban (ARISTOTLE) konnte eine größere Gruppe von Patienten mit Aorten- und Mitralklappenvitien (Stenose und Insuffizienz), Tricuspidalklappeninsuffizienz und zum Teil auch mit mechanischen und biologischen Herzklappenprothesen ausgewertet werden. Sie waren älter und hatten eine höhere Inzidenz von Schlaganfällen und Blutungen sowie eine höhere Mortalitätsrate. Mit Ausnahme der Patienten mit klinisch relevanter Mitralklappenstenose oder mit mechanischen Herzklappenprothesen reduzierte Apixaban bei Vergleich

mit Warfarin das Risiko für Schlaganfälle und systemische Embolien (primärer Endpunkt) bei signifikant weniger schweren Blutungen (sekundärer Endpunkt).

In Übereinstimmung mit diesen Daten empfehlen die Leitlinien:

Bei Patienten mit Vorhofflimmern besteht bei Vorhandensein einer Mitralklappenstenose oder einer mechanischen Herzklappenprothese (**„valvuläres Vorhofflimmern“**) eine Indikation für eine orale Antikoagulanzientherapie mit einem Vitamin-K-Antagonisten. NOAKs sind hier kontraindiziert.

3.2.4 Besondere Situationen bei der Anwendung der NOAKs

Aufgrund ihres überlegenen Sicherheits- und Wirksamkeitsprofils und der einfachen Handhabung konnten die NOAKs bei Patienten mit nicht valvulärem Vorhofflimmern die VKA weitgehend ersetzen.

Bei der inzwischen breiten Anwendung der Substanzen haben sich in speziellen klinischen Situationen Fragen ergeben, die sich durch die Studienergebnisse und Leitlinien nicht befriedigend beantworten ließen. Dazu liegen jetzt Empfehlungen von Experten der EHRA/ESC vor (Heidbuchel et al., 2013, 2015).

Hohes Blutungsrisiko (HAS-BLED-Score ≥ 3)

- Korrigierbare Risikofaktoren für eine Blutung sollten identifiziert und behandelt werden (z. B. Hypertonie; *s. Tabelle HAS-BLED-Score in Kap. 3.2.1, Seite 23*).
- Es sollte ein Antikoagulans mit nur geringem Blutungsrisiko ausgewählt und intensiv überwacht werden.
- Bei einem hohen Blutungsrisiko und einem hohen Schlaganfallrisiko ist der interventionelle Vorhofohr-Okkluder-Verschluss an Stelle einer oralen Antikoagulation zu erwägen *(s. Kap. 3.3, Seite 56)*.

Dosisreduktion bei Patientenalter > 75 Jahre

Weit verbreitet ist die Annahme, dass bei älteren Patienten mit einer oralen Antikoagulation ein hohes Risiko für größere Blutungsereignisse besteht. Dies wird widerlegt durch folgende Studien:

- In einer Gruppe von 973 Patienten mit Vorhofflimmern im Alter > 74 Jahre lag die Häufigkeit des kombinierten primären Endpunktes (fataler oder schwerer Schlaganfall, intrakranielle Blutung oder klinisch signifikante arterielle Embolie) unter Einnahme von VKA bei 1,8 %, unter Einnahme von ASS bei 3,8 %.
- Subgruppenanalysen aus den Zulassungsstudien der NOAKs zeigen für die Altersgruppe > 74 Jahre, dass unter Berücksichtigung der notwendigen Dosisreduktion bei Niereninsuffizienz ein signifikant niedrigeres Risiko für schwere Blutungen besteht.

	Dabigatran	Apixaban	Edoxaban	Rivaroxaban
Empfehlungen zur Dosisreduktion im Alter	Bei einem Alter ab 80 Jahren	Bei 2 von den 3 Kriterien: • Alter > 80 ae • Gewicht < 60 kg • Serumkreatinin > 1,5 mg/dl	Keine Anpassung im Alter. Anpassung bei: • Gewicht < 60 kg • Einschränkung der Nierenfunktion (CrCl < 50 ml/min) • Komedikation mit P-gp-Inhibitoren	Keine Anpassung im Alter

Niereninsuffizienz

NOAKs können mit folgenden Einschränkungen auch bei Patienten mit eingeschränkter Nierenfunktion verordnet werden:

- ▶ Ab einer Kreatinin-Clearance von ≤ 50 ml/min wird für alle Substanzen eine Dosisreduktion empfohlen.
- ▶ Bei einer Kreatinin-Clearance ≤ 30 ml/min ist Dabigatran kontraindiziert.
- ▶ Die Faktor-Xa-Antagonisten können bei höhergradig eingeschränkter Nierenfunktion (Kreatinin-Clearance 15–30 ml/min) unter Abwägung des individuellen Blutungsrisikos gegeben werden.
- ▶ Bei einer Kreatinin-Clearance (CrCl) ≤ 15 ml/min sollten auch die Faktor-Xa-Antagonisten nicht mehr verordnet werden.

	Dabigatran	Apixaban	Edoxaban	Rivaroxaban
Dosisreduktion	< 50 ml/min	< 50 ml/min (oder Serumkreatinin > 1,5 mg/dl)	< 50 ml/min	< 50 ml/min (oder Serumkreatinin > 1,5 mg/dl)
Kontraindikation	< 30 ml/min	< 15 ml/min	< 15 ml/min	< 15 ml/min

Kontrollen der Nierenfunktion

Wegen der unterschiedlichen Elimination der Substanzen durch die Nieren (Dabigatran 80 %, Edoxaban 50 %, Rivaroxaban 33 %, Apixaban 25 %) ist eine Überprüfung der Nierenfunktion in unterschiedlichen Zeitintervallen erforderlich.

CrCl 50–80 ml/min	1x jährlich	Apixaban, Dabigatran, Edoxaban, Rivaroxaban
CrCl 39–49 ml/min	halbjährlich	Apixaban, Edoxaban, Rivaroxaban
	vierteljährlich	Dabigatran

Leberfunktionsstörung

Apixaban (73 %) und Rivaroxaban (67 %) werden überwiegend über die Leber ausgeschieden, Edoxaban zu 50 % und Dabigatran zu 20 %. Es liegen nur wenige Daten vor, da in den Zulassungsstudien keine Patienten mit Lebererkrankungen eingeschlossen waren. Von den Herstellern wird zu besonderer Vorsicht und zu einer Reduzierung der Dosis bei mittelschwerer Funktionsstörung geraten (Leberenzyme > 2-faches der oberen Normgrenze).

Kontraindikation

- ▶ Schwere Beeinträchtigung der Leberfunktion mit leberbedingter Koagulopathie und entsprechenden Veränderungen der Gerinnungswerte.
- ▶ Bei den Faktor-Xa-Inhibitoren müssen die spezifischen Gerinnungstests durchgeführt werden.

Allgemeine Blutungsrisiken

- ▶ Vorsicht bei einem hohen Blutungsrisiko
  - bei angeborenen oder erworbenen Gerinnungsstörungen, Thrombozytopenie/Thrombozytendefekten
  - bei einem hämorrhagischen Schlaganfall in der Anamnese
  - bei schwer einstellbarer Hypertonie, gastrointestinalen Ulzerationen, v. a. Ösophagusvarizen; Neoplasien mit hohem Blutungsrisiko
  - Hirn- und Rückenmarksverletzungen, kurz zurückliegenden chirurgischen Eingriffen an Gehirn, Rückenmark oder Augen
  - bei vaskulären Aneurysmen und bei bakterieller Endokarditis

Bei einem sehr hohen Blutungsrisiko und hohem Schlaganfallrisiko sollte ein interventioneller Vorhofohr-Okkluder-Verschluss erwogen werden *(s. Kap. 3.3, Seite 56)*.

Gastrointestinale Erkrankungen		
	Dabigatran	Apixaban, Edoxaban, Rivaroxaban
Kontra-indikation	Gastritis, Ösophagitis, gastroösophagealer Reflux	Ulzerierende gastrointestinale Erkrankungen

3.2.5 Metabolisierung der oralen Antikoagulanzien und Wechselwirkungen

Metabolisierung

▶ **Resorption und Metabolisierung der NOAKs werden vom P-Glykoproteinsystem (P-gp) und vom Cytochrom-P450-Isoenzym 3A4 gesteuert.**

- Das **P-Glykoprotein-Transportsystem (P-gp)** wird bevorzugt in Organen und Geweben gebildet, die eine Trennfunktion zwischen „Innen und Außen" darstellen (z. B. Dünndarm, Leber, Niere, Blut-Hirn-Schranke). Endogene Substanzen transportiert es entgegen einem Konzentrationsgefälle aus den Zellen heraus. Die Absorption der meisten Arzneistoffe (darunter auch die NOAKs) ist abhängig vom P-gp-System im Darm und wird hier durch eine Vielzahl von Medikamenten und Nahrungsmitteln beeinflusst.
- Das **Cytochrom-P450-Isoenzym 3A4** ist das wichtigste System zur Metabolisierung beim Menschen. Diese Hämoproteine mit enzymatischer Aktivität kommen in der Membran aller Zellen, bevorzugt der Leber vor. Durch Oxidation, Reduktion oder Hydrolyse führen sie körpereigene und körperfremde Substanzen (z. B. Medikamente) in eine Form über, in der sie ausgeschieden werden können.

▶ **Die OAK (VKA und NOAKs) sind Substrate**, die durch das P-Glykoprotein- und/oder Cytochrom-P450-System (meist Isoenzym CYP3A4) metabolisiert werden.

- Vitamin-K-Antagonisten werden vom Cytochrom-P450-System metabolisiert.
- Das NOAK Dabigatran ist Substrat des P-gp-Systems.
- Die NOAKs Apixaban, Edoxaban und Rivaroxaban werden über das P-gp- und das Cytochrom-P450-System metabolisiert.

▶ **Arzneimittel** sind meist lipophile Substanzen.
Nicht selten sind sie auch **Substrate**, die durch das P- Glykoprotein- und/oder durch das Cytochrom-P450-System direkt metabolisiert werden.

- Medikamente können zu einer **Induktion oder Inhibition** der Enzymaktivität des P-gp- und/oder des Cytochrom-P450-Systems führen.
  - **Induktoren** regen eine Erhöhung des Plasmaspiegels des P-gp und/oder des Cytochrom P450 3A4 an, das Substrat wird dann vermehrt ausgeschieden. Besonders bei Medikamenten mit enger therapeutischer Breite (z. B. NOAKs) kann es dann zu einem Wirkverlust mit ernsthaften klinischen Folgen kommen.
  - Durch **Inhibitoren** wird das abzubauende Substrat meist reversibel vom Enzym verdrängt mit der Folge einer verstärkten Wirkung eines NOAK.

In der kardiologischen Praxis werden die oralen Antikoagulanzien (VKA, NOAKs) häufig zusammen mit Antiarrhythmika verordnet. Wegen der gemeinsamen Metabolisierung dieser Substanzen über das Cytochrom-P450-3A4- und P-gp-System und eine Induktion und/ oder Inhibition dieser Enzymsysteme kommt es zu Medikamenteninteraktionen. Bei den Antikoagulanzien mit ihrem engen therapeutischen Fenster kann es dann zu einer klinisch relevanten Zunahme oder Abnahme ihrer Wirkung kommen.

In der folgenden Tabelle sind für häufig in der Kardiologie verordnete Medikamente die Interaktionen mit den OAK (VKA und NOAKs) zusammengestellt. Allein aus der Tabelle lässt sich das Ausmaß der Medikamenteninteraktionen nicht ableiten, außerdem

liegen noch nicht für alle Kombinationen ausreichend Daten vor. Mehrfach wird daher von den Herstellern für mehrere Kombinationen vorsorglich eine Reduzierung der NOAK-Dosis empfohlen.

Interaktionen mit anderen Medikamenten	
Vitamin-K-Antagonisten (Substrat von CYP)	▶ **Die VKA werden überwiegend über das Cytochrom-P450-System metabolisiert.**
	♦ Starke Inhibitoren der CYP-450-Systeme (Amiodaron und Dronedaron) sollten besonders bei der Einleitung der Therapie zu engmaschigen INR-Kontrollen und Anpassung der VKA-Dosis führen.
Dabigatran (Substrat von P-gp)	▶ **Inhibitoren von P-Glykoprotein (P-gp) und Cytochrom P450 3A4** verstärken die Wirkung von Dabigatran durch Erhöhung der Plasmakonzentration.
	♦ Einnahme starker Inhibitoren des P-gp (Dronedaron, Tacrolimus, Ciclosporin, Azol-Antimykotika) ist mit Dabigatran kontraindiziert.
	♦ Bei gleichzeitiger Einnahme leichter oder moderater Inhibitoren (Amiodaron, Verapamil) sollte die Dosis von Dabigatran auf 110 mg 2x tgl. reduziert werden.
	♦ Bei der Einnahme von Chinidin empfiehlt sich eine engmaschige Kontrolle auf Anzeichen für eine Blutung, evtl. ein Gerinnungstest. Eine Änderung der Dosis ist nicht erforderlich.
	▶ **Induktoren von P-Glykoprotein und Cytochrom P450 3A4** senken die Plasmakonzentration von Dabigatran.
	♦ Eine gleichzeitige Einnahme von Rifampicin, Johanniskraut, Carbamazepin, Phenytoin, Phenobarbital und HIV-Proteasehemmern sollte vermieden werden.
	▶ **Wechselwirkungen mit anderen Arzneimitteln**
	♦ Eine Dreierkombination von Dabigatran mit ASS und Clopidogrel (Triple-Therapie) sollte vermieden werden (Ausnahme: nach einem AKS und nach selektiver Koronarintervention; *s. Kap. 3.2.7.3, S. 44*). • Gleiches gilt für duale Plättchenhemmung mit ASS in Kombination mit einem $P2Y_{12}$-Inhibitor (Clopidogrel, Prasugrel, Ticagrelor).
	♦ Bei nur kurzer Einnahme von NSARs genügen Kontrollen hinsichtlich Blutungszeichen. Bei längerer Einnahme sind wegen einer Erhöhung des Blutungsrisikos um 50 % engmaschige Kontrollen nötig.
	♦ Die singuläre Einnahme eines der beiden Plättchenhemmer ASS oder Clopidogrel, eines der folgenden Antikoagulanzien (z. B. VKA, Heparine, Fondaparinux) oder eines GP-IIb/IIIa-Rezeptor-Antagonisten erhöht unabhängig von Dabigatran das Blutungsrisiko. Hier sollten engmaschige Kontrollen hinsichtlich Blutungszeichen erfolgen, eine Dosisreduktion ist nicht erforderlich.
Apixaban Edoxaban Rivaroxaban (Substrate von P-gp und CYP3A4)	▶ **Inhibitoren von Cytochrom P450 3A4 und P-Glykoprotein** Eine gleichzeitige Einnahme von starken Inhibitoren führt über eine Erhöhung der Plasmakonzentration von Apixaban, Edoxaban und Rivaroxaban zu einem höheren Blutungsrisiko.
	♦ Die starken Inhibitoren Azol-Antimykotika (z. B. Ketokonazol) und HIV-Proteasehemmer (z. B. Ritonavir) sind bei Einnahme der

	Faktor-Xa-Inhibitoren kontraindiziert. ♦ Eine Komedikation von Dronedaron mit Apixaban und Rivaroxaban ist bei normaler Nierenfunktion möglich, bei Edoxaban sollte die Dosis reduziert werden. Bei Verminderung der Kreatinin-Clearance < 50 ml/min sollte auch die Dosis von Apixaban reduziert werden. ♦ Die Plasmakonzentrationen von Apixaban, Edoxaban und Rivaroxaban werden durch Amiodaron, Verapamil, Diltiazem und Chinidin weniger stark erhöht, hier ist keine Dosisanpassung erforderlich.
	▶ **Induktoren von Cytochrom P450 3A4 und P-Glykoprotein** senken die Plasmakonzentration der 3 NOAKs.
	♦ Starke Induktoren (Rifampicin, Phenytoin, Carbamazepin, Phenobarbital und Johanniskraut) sollten vermieden werden oder mit Vorsicht gleichzeitig angewendet werden.
	▶ **Wechselwirkungen mit weiteren Arzneimitteln**
	♦ Eine gleichzeitige Anwendung von anderen Antikoagulanzien (z. B. VKA, Heparine, Fondaparinux und Thrombolytika wie GP-IIb/IIIa-Rezeptor-Antagonisten) ist wegen des erhöhten Blutungsrisikos kontraindiziert (Ausnahme bei AKS und nach selektiver Koronarintervention; *s. Kap. 3.2.7.3, Seite 44*). ♦ Bei Einnahme von Edoxaban sollte die tägliche Dosis an ASS nicht 100 mg überschreiten. Eine Kombination mit Clopidogrel ist bei einem erhöhten Blutungsrisiko möglich.
	♦ Die Triple-Therapie eines Faktor-Xa-Hemmers mit Clopidogrel und ASS sollte vermieden werden (Ausnahme bei AKS und nach selektiver Koronarintervention; *s. Kap. 3.2.7.3, Seite 44*).
	♦ NSARs (z. B. Naproxen) sollten nur unter regelmäßigen Kontrollen und nicht gleichzeitig mit einem Thrombozytenaggregationshemmer eingesetzt werden, von einer längeren Kombination mit Edoxaban wird abgeraten.

Praktische Empfehlungen zur Einnahme der NOAKs				
	Dabigatran	Apixaban	Edoxaban	Rivaroxaban
Compliance	Wegen der kurzen Halbwertszeit ist eine regelmäßige tägliche Einnahme der NOAKs erforderlich.			
	Wichtig ist daher eine ausführliche Aufklärung der Patienten. Sie sollten einen Patientenausweis erhalten und auf die Bedeutung regelmäßiger Kontrollen insbesondere bei einer Einschränkung der Nierenfunktion und im höheren Alter hingewiesen werden.			
Hinweise zur Einnahmezeit	Initial häufig dyspeptische Beschwerden, Einnahme daher mit den Mahlzeiten	Keine	Keine	Tabletteneinnahme morgens nüchtern
Kontrollen	▶ **Intervalle:** abhängig vom klinischen Bild und von der Nierenfunktion: Abstände zwischen 1, 3 und 6 Mo. *(siehe „Niereninsuffizienz" oben)* ▶ **Wichtige Daten:** Compliance, thromboembolische Ereignisse, Blutungsereignisse, Nebenwirkungen, Überprüfung der Komedikation ▶ **Laborwerte:** Blutbild, Nieren (Häufigkeit entsprechend Nieren-			

	funktion zwischen 1–4x/a), Leberfunktion *(siehe „Leberfunktionsstörung“ oben)* ▶ Kardiale Grunderkrankung

3.2.6 Gerinnungsmanagement bei Einnahme von NOAKs

3.2.6.1 Gerinnungstests

Indikation	Regelmäßige Labortests von Gerinnungswerten sind bei Einnahme der NOAKs nicht nötig.
	Die NOAKs beeinflussen die meisten Globaltests für die Gerinnung. Ein spezifischer Test mit Informationen über ihre Wirksamkeit oder ihr Blutungsrisiko ist nicht verfügbar. Dennoch gestatten die verfügbaren jeweils empfohlenen Tests eine Einschätzung des Gerinnungsstatus. Dies erscheint wichtig bei Blutungskomplikationen, nach einem Schlaganfall, vor Beginn einer möglichen Lyse oder vor Notfalloperationen. Häufig besteht Unklarheit über die Einnahme der NOAKs, nicht selten kommt es zu einer Kumulation im Rahmen einer Niereninsuffizienz oder bei der Einnahme multipler Medikamente, insbesondere bei schweren Krankheiten und im Alter.
Dabigatran	▶ TZ (Thrombinzeit) ● Direkte Beurteilung der Thrombinaktivität (sehr sensitiv, reagiert linear mit der Dabigatranwirkung) ● Eine normale TZ schließt eine klinisch relevante Dabigatranwirkung aus. ▶ aPTT-Test (aktivierte Partielle Thromboplastinzeit) ● Schnelle Einschätzung der gerinnungshemmenden Wirkung von Dabigatran (nicht sehr sensitiv, erfasst allenfalls die Peak-Werte) ● Ein vor der nächsten Tabletteneinnahme gemessener Wert > 80 s gibt einen Hinweis auf ein erhöhtes Blutungsrisiko ♦ *Cave: die aPTT wird durch eine Leberinsuffizienz beeinflusst.* ● Der aPTT-Test spricht weniger stark auch auf Rivaroxaban, Apixaban und Edoxaban an ▶ Ecarin clotting time ● Spezifischer Test für die Thrombinaktivität ● Der Test ist nicht allgemein verfügbar. Er beurteilt das Ausmaß der Thrombin-Inhibition.
	Wichtig ist bei allen NOAKs eine Blutabnahme vor der erneuten Einnahme (Talspiegel). Bei unbekannter Einnahmezeit muss ein erhöhter Wert nach 4 Std nochmals überprüft werden.
Apixaban Edoxaban Rivaroxaban	▶ Anti-Faktor-Xa-Aktivität (spezifisch kalibriert für Apixaban, Edoxaban oder Rivaroxaban) ● Schließt das Vorhandensein relevanter Konzentrationen von Apixaban, Edoxaban und Rivaroxaban aus ▶ PT (Prothrombinzeit) ● Ein Wert < 12–26 s vor der nächsten Tabletteneinnahme zeigt bei Einnahme von Apixaban, Edoxaban und Rivaroxaban eine effiziente Antikoagulation an (gilt auch für Dabigatran)

3.2.6.2 Gerinnungsmanagement bei Blutungen

Sofortmaßnahmen	▶ Identifikation der Blutungsquelle ▶ Prüfung des letzten Einnahmezeitpunktes ▶ Sicherung von Hämodynamik und Diurese ▶ Labor (Blutbild, Nieren- und Leberfunktion, Gerinnungstest)
	Bei jeder Blutungskomplikation sollte kritisch überprüft werden, ob die Indikation zur Antikoagulation richtig gestellt wurde (unter Berücksichtigung des spezifischen Blutungsrisikos und der Nieren-/Leberfunktion).

Blutungsmanagement unter Einnahme von NOAK ohne verfügbares Antidot	
Leichte Blutungen	▶ Einnahme der NOAKs verzögern oder pausieren ▶ Frage nach Begleitmedikation (Medikamenteninteraktion?) ▶ Eine lokale Behandlung genügt meist (ggf. chirurgische Therapie der Blutungsquelle)
	Für die Klinik ist es wichtig, dass sich das Gerinnungssystem nach Aussetzen der NOAK-Einnahme nach der doppelten Halbwertszeit erholt (Rivaroxaban/Apixaban nach 20–30 Std, Edoxaban nach > 24 Std, Dabigatran nach 24–48 Std, bei höhergradig eingeschränkter Nierenfunktion nach 48–96 Std).
Mittelschwere bis schwere Blutungen	▶ Unterstützende Maßnahmen • Stabilisierung von Kreislauf und Diurese (Volumensubstitution) • Erythrozytenkonzentrat • Invasive blutstillende Maßnahmen (chirurgisch, radiologisch/endovaskulär, endoskopisch, mechanische Kompression) • FFP *(„fresh frozen plasma“)* als Plasmaexpander) • Thrombozytenkonzentrat (bei erniedrigter Thrombozytenzahl) ▶ Unterbrechung der Einnahme der NOAKs ▶ Gabe von Aktivkohle (Aktivkohle verzögert die Aufnahme von Dabigatran. Auch die Halbwertszeit von Apixaban und Edoxaban wird durch Aktivkohle verkürzt. Wegen der schnellen Resorption der NOAKs sollte die Einnahme der Aktivkohle innerhalb von 2–3 Std nach dem NOAK erfolgen.) ▶ Hämodialyse kommt nur bei Einnahme von Dabigatran in Frage (geringe Eiweißbindung).
Lebensbedrohliche Blutungen	▶ Fortführung aller bei mittelschweren und schweren Blutungen empfohlenen Maßnahmen *(s. o.)* ▶ Gerinnungsfaktoren • Bei ernsthaften Blutungen PPSB (30–50 I.E./kg i.v.) (Vitamin-K-abhängige Gerinnungsfaktoren II, VII, IX und X des Menschen) • Bei fortbestehender Blutung (als ultima ratio) - aPPSB (FEIBA, aus menschlichem Plasma hergestelltes Mehrkomponentensystem, das aktivierte und nicht aktivierte Gerinnungsfaktoren enthält) - rFVIIa (90–120 µg/kg)

Blutungsmanagement bei einem verfügbaren NOAK-Antidot	
Bedarf für ein NOAK-Antidot	Bei vielen Patienten mit VHF führte die Angst vor Hirnblutungen bislang häufig dazu, dass eine notwendige Thromboembolieprophylaxe nicht eingesetzt wurde, weil diese mit einem Risiko für Spontanblutungen verbunden ist. Dieses Risiko ist zwar bei der Gabe von NOAKs deutlich geringer als bei OAKs, es lässt sich aber auch hier erheblich weiter reduzieren, wenn die Gerinnungshemmung durch eine Gegenmaßnahme rasch unterbrochen werden kann.
Zulassung von Antidoten	▶ Seit Januar 2016 ist mit dem Wirkstoff Idarucizumab ein erstes spezifisches Antidot für den Thrombininhibitor Dabigatran verfügbar. ▶ Die Zulassung eines Antidots für die Faktor-Xa-Inhibitoren Apixaban, Edoxaban und Rivaroxaban ist in Kürze zu erwarten.
Kurzprofil Idarucizumab	▶ Idarucizumab ist ein humanisiertes spezifisches Antikörperfragment, das Dabigatran mit einer 300-fach höheren Affinität als Thrombin bindet und neutralisiert. Die Wirkung tritt sofort (innerhalb weniger Minuten) ein, sie ist vollständig und anhaltend. ▶ Die weitere Elimination erfolgt durch Abbau in kleinere Moleküle und durch renale Ausscheidung. ▶ Idarucizumab ist gut verträglich und zeigt eine gute Wirksamkeit auch bei Patienten im höheren Alter und bei mittelgradig eingeschränkter Nierenfunktion. Eine Dosisanpassung ist für diese Patientengruppen nicht nötig. ▶ Idarucizumab hat keine Interaktionen mit anderen oralen Antikoagulanzien oder Gerinnungsfaktoren. Die Blutgerinnung normalisiert sich wenige Minuten nach der Infusion, entsprechend normalisieren sich auch die Gerinnungszeiten (Thrombinzeit, Ecarin-Clotting-Zeit). ▶ Nach der Anwendung von Idarucizumab könnte nach 24 Std erneut eine Behandlung mit Dabigatran oder mit jeder anderen antithrombotischen Therapie (z. B. mit niedermolekularem Heparin) eingeleitet werden, sofern der Patient klinisch stabil ist und eine ausreichende Hämostase erzielt wurde. Dies dürfte allerdings erst nach ≥ 3 Tagen der Fall sein. ▶ Pat. mit Fruktose-Intoleranz sollten Idarucizumab nicht erhalten.
Leichte Blutungen	Bei leichten Blutungen ist die Vorgehensweise unabhängig von der Verfügbarkeit von NOAK-Antidoten.
Indikation zur Gabe von Idarucizumab	Empfehlungen zum Blutungsmanagement unter Verwendung des Dabigatran-Antidots wurden bereits 2015 von der EHRA veröffentlicht. Bei Patienten unter Antikoagulation mit Dabigatran besteht eine Indikation zur Gabe von Idarucizumab: ▶ in jedem Fall (EmG = 1), • wenn lebens- oder organbedrohende Blutungen auftreten (überwiegend intrakranielle Blutungen), • vor Notfalloperationen oder dringenden Interventionen mit hohem Blutungsrisiko (z. B. Polytrauma); ▶ gegebenenfalls (EmG = 2) • bei einer nicht beherrschbaren mittelschweren bis schweren Blutung abhängig vom klinischen Bild und von der Wirksamkeit flankierender Maßnahmen (Blutverlust 20–40 % des Blutvolumens

	oder transfusionsbedürftig), wenn durch eine verlängerte Thrombinzeit eine relevante Restwirkung von Dabigatran nachzuweisen ist, ● vor dringenden (semiselektiven) chirurgischen Eingriffen oder invasiven Interventionen mit hohem Blutungsrisiko - entweder sofort - oder erst bei Auftreten eines relevanten Blutverlustes oder einer relevanten Wirkung von Dabigatran, ● nach einem akuten thromboembolischen Schlaganfall bei Patienten mit VHF vor einer geplanten Lysebehandlung, wenn sich der Zeitpunkt der letzten Dabigatran-Einnahme (Restwirkung?) nicht eruieren lässt.
Unterstützende Maßnahmen	Unabhängig von der Gabe eines Antidots sind bei allen mittelschweren, schweren und lebensbedrohlichen Blutungen die bereits genannten unterstützenden Maßnahmen erforderlich *(s. o.)*

Gerinnungsmanagement vor Operationen, Interventionen und Kardioversion	
Einnahmepause vor einer Operation	Solange die Antidote nicht für alle NOAKs verfügbar sind, gelten folgende Empfehlungen: ▶ Die Dauer der Einnahmepause vor einer Operation ist abhängig ● von der Halbwertszeit des NOAK ● vom Blutungsrisiko des Patienten ▶ Bei „Standardoperationen" bei VHF (niedriges Blutungs- und Operationsrisiko) sollen die Einnahmepausen wie folgt sein: ● Dabigatran: 24–96 Std ● Rivaroxaban: 24–48 Std ● Edoxaban: > 24 Std ● Apixaban: 24–48 Std Die obere Grenze gilt jeweils bei eingeschränkter Nierenfunktion. ▶ Bei Operationen mit hohem Blutungs- und Operationsrisiko: ● Einnahmepause mindestens 48 Std ● Überprüfung des Gerinnungstests (aPTT, TZ, Anti-F-Xa-Aktivität)
Wiederaufnahme der Antikoagulation nach der OP	▶ Bei gesicherter Hämostase frühestens 6–8 Std nach dem Eingriff. Der Wirkeintritt ist schnell (in 0,5–3 Std). ▶ Bei Gabe eines Antidots wäre grundsätzlich eine Therapie mit einem NOAK oder mit einer anderen antithrombotischen Substanz nach 24 Std möglich, aus klinischer Sicht allerdings dürfte dies frühestens nach ≥ 3 Tagen der Fall sein.
Kardioversion	Eine elektrische Kardioversion lässt sich bei regelmäßiger Einnahme von NOAKs wie auch von VKA mit einer vergleichbar hohen Sicherheit durchführen *(s. Kap. 3.4.2, Seite 59)*.
Katheterablation	▶ Zur Zeit werden die meisten Katheterablationen von VHF unter einer kontinuierlichen Einnahme von VKA bei einem INR-Wert von 2–2,5 durchgeführt, wobei die Antikoagulation bereits 4 Wochen vor der Intervention begonnen wird. ▶ Eine Alternative ist die Einnahme eines NOAK, das 24 Stunden vor der Intervention ausgesetzt wird und 6–8 Stunden nach einem komplikationslosen Eingriff wieder aufgenommen werden kann.

	Gestützt wird diese Empfehlung durch die Daten einer Metaanalyse mit einem Vergleich von Warfarin und Dabigatran 150 2x tgl. Eine randomisierte Studie dazu wurde 2015 begonnen.
KHK	*s. Kap. 3.2.7.3: „Gerinnungsmanagement bei Patienten mit nicht valvulärem Vorhofflimmern und koronarer Herzkrankheit", Seite 44*
Therapiewechsel zwischen NOAKs und VKA	
VKA → NOAKs	Ein Wechsel sollte bei einem Abfall des INR-Wertes auf 2 erfolgen.
NOAKs → VKA	Die Einnahme der NOAKs muss nach Beginn der Antikoagulation mit dem VKA bis zum Erreichen des INR-Wertes 2 „überlappend" fortgeführt werden. (Beachte: der INR-Wert wird bevorzugt durch Rivaroxaban verfälscht, weniger durch Dabigatran, kaum durch Apixaban, unter Edoxaban kann sich der INR-Wert um bis zu 46 % erhöhen).

3.2.7 Gerinnungsmanagement von Vorhofflimmern bei speziellen Krankheiten

3.2.7.1 Perioperative Antikoagulation bei Einnahme von oralen Antikoagulanzien

Perioperative Antikoagulation bei Einnahme von Vitamin-K-Antagonisten

▶ **Eingriffe mit einem geringen Blutungsrisiko**

Vor einer Operation oder vor einer diagnostischen Maßnahme muss für eine perioperative Zeit bis 48 Stunden die Therapie mit einem VKA nicht unterbrochen werden, sofern der INR-Wert im niedrigen therapeutischen Bereich von 2–2,5 liegt (das gilt z. B. für eine Ablationsbehandlung von VHF und für die Implantation eines Herzschrittmachers oder ICD).

▶ **Eingriffe mit einem hohen Blutungsrisiko**

Vor einer Operation oder einer diagnostischen Maßnahme mit einem hohen Blutungsrisiko sollte eine „Bridging"-Therapie mit einem niedermolekularen Heparin (NMH) oder mit unfraktioniertem Heparin (UFH) in therapeutischer Dosis während der temporären Unterbrechung der VKA-Therapie erwogen werden.

- Präoperativ:
  - Aussetzen von Warfarin/Phenprocoumon 5 Halbwertszeiten vor dem Eingriff (Warfarin ungefähr 5 Tage, Phenprocoumon 10 Tage)
- Perioperativ:
  - „Bridging"-Therapie mit Gabe von NMH oder UFH (bei Niereninsuffizienz UFH)
  - Beginn mit Heparin bei Abfall des INR-Wertes unter den therapeut. Bereich
- Postoperativ:
  - Bei Erreichen einer adäquaten Hämostase (am Abend des Eingriffs oder am nächsten Morgen) sollte die Wiederaufnahme der VKA mit der Erhaltungsdosis (ohne „Loading" Dosis) erfolgen
  - NMR oder UFH werden bis zum Erreichen des INR-Zielwertes fortgesetzt

▶ **Bei einem niedrigen thromboembolischen Risiko**

- Präoperativ: Aussetzen von Warfarin/Phenprocoumon *(s. o.)*
- Perioperativ: NMH zur Thromboembolieprophylaxe in halb-therapeutischer Dosis
- Postoperativ:
  - Fortsetzen mit VKA innerhalb von 24 Std nach dem Eingriff
  - NMR erst aussetzen, wenn der INR-Wert im therapeutischen Bereich ist

▶ **Bei einem hohen thromboembolischen Risiko und bei Patienten mit Herzklappen-**

prothesen • **Präoperativ:** Aussetzen von Warfarin/Phenprocoumon *(s. o.)* • **Perioperativ:** Beginn der NMH-Gabe in therapeutischer Dosierung bei Abfall des INR-Wertes unter den therapeutischen Bereich (letzte Heparingabe 24 Std vor dem Eingriff) • **Postoperativ:** - Innerhalb von 24 Std nach dem Eingriff (bei Erreichen einer adäquaten Hämostase) Fortsetzung der Antikoagulation mit VKA sowie NMH in therapeutischer Dosis (soweit nach dem Eingriff möglich) - NMH absetzen, wenn der INR-Zielwert erreicht wird
Perioperative Antikoagulation bei Einnahme von NOAKs
Wegen der kurzen Halbwertszeit der NOAKs ist für die meisten Eingriffe keine perioperative „Bridging"-Therapie mit Heparin erforderlich.
▶ Die Einnahme wird 24 Std (bei eingeschränkter Nierenfunktion 24–96 Std) vor dem Eingriff abgesetzt und postoperativ nach Erreichen einer effektiven Hämostase wieder aufgenommen, frühestens jedoch 6–8 Std nach dem Eingriff. • *s. Kap. 3.2.6.2, Seite 39: Management der NOAKs bei Operationen, Interventionen und Kardioversion* • *s. Kap. 3.2.7.3, Seite 44: Gerinnungsmanagement bei Patienten mit VHF und KHK* ▶ Nur bei einer Unterbrechung der NOAK-Therapie > 48 Std sollte bei einem hohen Thromboembolierisiko eine „Bridging"-Therapie mit Heparin (NMH/UFH) erfolgen.

3.2.7.2 Akuter Schlaganfall

Akuter ischämischer Schlaganfall	
Risiko	Die wichtigsten Risikofaktoren für einen ischämischen Schlaganfall sind bei Patienten mit VHF hohes Alter und vorangegangene kardioembolische Schlaganfälle oder TIA. ▶ In den ersten beiden Wochen nach dem Ereignis besteht ein hohes Rezidivrisiko. ▶ Eine Antikoagulation im Akutstadium kann zu einer intrakraniellen Blutung oder zu einer hämorrhagischen Transformation des Infarktes führen.
Konsequenz	Sofortige Durchführung einer CT/MRT zum Ausschluss einer intrakraniellen Blutung
Therapie	▶ Akutbehandlung nach Ausschluss einer intrazerebralen Blutung • Eine systemische Lyse mit einem rekombinanten Gewebs-Plasminogen-Aktivator (rtPA) innerhalb von 4,5 Stunden ist sehr effektiv. Sie ist kontraindiziert bei therapeutischer OAK mit einem NOAK oder unter VKA mit einem INR-Wert > 1,7. • Eine Thrombektomie kann unter oraler Antikoagulation innerhalb von 6 Stunden bei einem distalen Verschluss der A. karotis interna oder der A. cerebri media erfolgen. ▶ Falls keine Blutung nachzuweisen war, sollte die Antikoagulation nach 2 Wochen beginnen. Nur bei einem ausgedehnten zerebralen Infarkt mit Gefahr einer hämorrhagischen Transformation sollte die OAK verzögert beginnen. ▶ Bei einer akuten TIA sollte die OAK nach Ausschluss eines zerebra-

	len Infarktes oder einer Blutung unverzüglich begonnen werden. ▶ Ein interventioneller Vorhofohr-Okkluder-Verschluss sollte erwogen werden • bei Patienten mit VHF, die unter VKA-Therapie (INR 2–3) einen ischämischen Schlaganfall oder eine systemische Embolie erleiden, • bei Patienten mit hohem Schlaganfallrisiko und Kontraindikation einer Langzeitbehandlung mit OAK, • bei Patienten nach einer intrazerebralen Blutung unter guter INR-Einstellung ▶ Beim Auftreten eines akuten ischämischen Schlaganfalls unter Einnahme eines NOAK gibt es mehrere Konstellationen: • Bei verlängerter aPTT ist ein mit Dabigatran behandelter Patient therapeutisch antikoaguliert, eine zusätzliche Lyse ist grundsätzlich nur nach Gabe von Idarucizumab möglich. • Bei einem normalen aPTT-Wert erscheint unter einer Nutzen-Risiko-Evaluation eine Lyse möglich. Das Blutungsrisiko ist durch die Restwirkung von Dabigatran leicht erhöht. • Tritt ein ischämischer Schlaganfall unter Einnahme von Apixaban, Edoxaban oder Rivaroxaban auf, kann eine Umstellung auf Dabigatran 150 erwogen werden. Im Vergleich zu Warfarin reduziert Dabigatran signifikant die Zahl ischämischer Schlaganfälle, während Apixaban, Edoxaban und Rivaroxaban in ihrer Wirksamkeit Warfarin gegenüber nur vergleichbar oder nicht unterlegen sind.
Intrakranielle Blutung	
Therapie	▶ Eine Wiederaufnahme einer Antikoagulation mit einem niedrigen Risiko für intrakranielle Blutungen kann nach 4–8 Wochen erwogen werden, insbesondere wenn die Blutungsursache behandelt oder der relevante Risikofaktor beseitigt wurde. ▶ Bei fortbestehender Kontraindikation einer oralen Antikoagulation könnte ein LAA-Okkluder erwogen werden.

3.2.7.3 Gerinnungsmanagement bei Patienten mit nicht valvulärem Vorhofflimmern und koronarer Herzkrankheit

Bei etwa 30 % der Patienten mit VHF liegt gleichzeitig eine kardiovaskuläre Erkrankung vor. Diese erleiden doppelt so häufig einen Myokardinfarkt wie Patienten im Sinusrhythmus und benötigen dann meist eine perkutane kardiovaskuläre Intervention.

- ▶ VHF ist beim Auftreten eines AKS ein unabhängiger Prädiktor für eine erhöhte Morbidität und Mortalität. Bereits in der Akutphase eines AKS müssen noch vor der klinischen Aufnahme Entscheidungen zum Gerinnungsmanagement getroffen werden.
- ▶ Auch das bei einem Myokardinfarkt neu aufgetretene VHF ist mit einem hohen Risiko für Schlaganfall und Tod verbunden. Besonders hoch ist die Mortalität, wenn VHF ≥ 30 Tage nach dem Infarkt auftritt.

Beim Auftreten eines Myokardinfarktes ändern sich mit der Durchführung einer PCI die Empfehlungen zum Gerinnungsmanagement.

- ▶ In der Pathogenese des Myokardinfarktes kommt den Thrombozyten eine zentrale Bedeutung zu. Sie erfordert eine antithrombotische Therapie mit ASS und $P2Y_{12}$-Rezeptor-Antagonisten (seltener auch mit GP-IIb/IIIa-Rezeptor-Antagonisten).
  Wichtig: Unter der Monotherapie mit einem OAK wird bei Patienten mit VHF nach einem AKS mit Stentimplantation die Zahl ischämischer Stentkomplikationen nur unzureichend unterdrückt.
- ▶ Die plasmatische orale Antikoagulation (OAK) zur Thromboembolieprophylaxe bei VHF muss beim Auftreten eines akuten Koronarsyndroms (AKS) bei den Patienten mit einem CHA_2DS_2-VASc-Score ≥ 1 fortgeführt werden.
  Ausgenommen sind
  - Patienten mit VHF und einem sehr niedrigen Thromboembolierisiko (Männer mit einem CHA_2DS_2-VASc-Score = 0 und Frauen im Alter < 65 Jahren ohne weitere Risikofaktoren).
  - Patienten mit „schwachen Risikofaktoren" für einen Schlaganfall. Dazu gehören ein gut eingestellter Bluthochdruck, Frauen < 65 Jahre, periphere Gefäßerkrankungen, nur leichtgradige Einengungen der A. karotis).
    Wichtig: Eine alleinige duale PH mit Clopidogrel und ASS 100 vermindert nach einem AKS die thromboembolischen Komplikationen infolge VHF nur unzureichend.
- ▶ Die Triple-Therapie mit einem OAK und einer dualen PH hat ein hohes Blutungsrisiko, die Rate signifikanter Blutungen liegt bei 10 %. Aus diesem Grund wurde in den letzten Jahren nach Alternativen zur Triple-Therapie gesucht. Die wichtigsten Studien und die daraus abgeleiteten Therapieempfehlungen werden in Kapitel 3.2.7.3.3 auf Seite 47 behandelt.

3.2.7.3.1 Akute antithrombozytäre Therapie nach akutem Koronarsyndrom

<table>
<tr><td colspan="2">Bei etwa 30 % der Patienten mit VHF liegt gleichzeitig eine kardiovaskuläre Erkrankung vor. Sie erleiden doppelt so häufig einen Myokardinfarkt wie Patienten im Sinusrhythmus und benötigen dann meist eine perkutane kardiovaskuläre Intervention.</td></tr>
<tr><td rowspan="2">Akuttherapie des STEMI</td><td>Therapieziel ist eine schnelle vollständige Reperfusion mittels PCI oder pharmakologischer Reperfusion.</td></tr>
<tr><td>▶ Beim Auftreten eines AKS werden mit der Plaqueruptur die Thrombozyten aktiviert. Es sollte daher so früh wie möglich eine duale Plättchenhemmung eingesetzt werden:
• ASS („loading dose" 80–150 mg i.v. oder 150–300 mg oral) und
• ein $P2Y_{12}$-Rezeptor-Antagonist (bei VHF mit Clopidogrel, „loading dose" 600 mg)
• Nur in seltenen Fällen, bevorzugt bei Hochrisikopatienten mit niedrigem Blutungsrisiko, die in ein anderes Zentrum zur PCI weitergeleitet werden, ist auf dem Weg in das Herzkatheterlabor die Gabe eines GP-IIb/IIIa-Rezeptor-Antagonisten zu erwägen.
▶ Gleichzeitig mit der Plaqueruptur wird auch der Thrombinspiegel hochreguliert.
• Zur Senkung des erhöhten Thrombinspiegels ist eine intravenöse antithrombozytäre Therapie erforderlich. Zur Verfügung stehen</td></tr>
</table>

	GP-IIb/IIIa-Inhibitoren (z. B. Abciximab, Tirofibran), häufig in Kombination mit unfraktioniertem Heparin, und Faktor-Xa-Inhibitoren. Bevorzugt eingesetzt wird das Hirudin Bivalirudin. Die Wahl hängt vom Ischämie- und -Blutungsrisiko sowie von der geplanten Therapie ab. Bei dringender invasiver Strategie wird Bivalirudin bevorzugt. Anmerkung: Eine bestehende Einnahme von NOAKs sollte mit Beginn der dualen Plättchenhemmung temporär ausgesetzt werden.
Akuttherapie des NSTEMI	▶ Unverändert bleibt die duale PH mit ASS und Clopidogrel als Standardtherapie zur Hemmung der Thrombozytenaggregation. ▶ Sofern der Patient bereits ein NOAK erhält, sollte eine Koronarangiographie/PCI erst nach Abklingen der NOAK-Wirkung durchgeführt werden. ▶ Bei der parenteralen Antikoagulation wird bevorzugt Fondaparinux (Faktor-Xa-Hemmer) eingesetzt.

3.2.7.3.2 Akute antithrombozytäre Therapie bei Patienten mit KHK im Sinusrhythmus

▶ Nach einer elektiven Stentimplantation (DES) ist eine duale Plättchenhemmung über 6 Monate indiziert, danach ASS lebenslänglich.

▶ Nach einem AKS mit Stentimplantation ist für 1 Jahr eine duale Plättchenhemmung mit einer Kombination von ASS 100 und einem $P2Y_{12}$-Inhibitor empfohlen. Bei einem hohen Blutungsrisiko nach Implantation eines DES kann eine kürzere Behandlung mit dem $P2Y_{12}$-Inhibitor von 3–6 Monaten erwogen werden.

Mit der Einführung der neuen stärker wirksamen Substanzen Ticagrelor und Prasugrel gelten für die $P2Y_{12}$-Rezeptor-Antagonisten neue Empfehlungen:

- **Clopidogrel** (Aufsättigungsdosis 60 mg, gefolgt von 150 mg/Tag über 7 Tage, danach 75 mg/Tag) wird nur noch bei AKS-Patienten mit VHF empfohlen, die kein Prasugrel oder Ticagrelor erhalten können, außer bei einer klaren Notwendigkeit (z. B. Stentthrombose unter Clopidogrel und ASS 100 oder wenn Prasugrel und Ticagrelor nicht verfügbar sind).
- **Prasugrel** (Efient®: Aufsättigungsdosis 60 mg, Erhaltungsdosis 10 mg/Tag) wird für Patienten empfohlen, die nicht mit einem $P2Y_{12}$-Rezeptor-Antagonisten vorbehandelt sind. Das gilt insbesondere bei Patienten mit Diabetes mellitus, deren Koronaranatomie bekannt ist und bei denen eine PCI geplant ist. Eine Vorbehandlung sollte nur bei einem STEMI erfolgen.
  - Ein besonders günstiges Nutzen-Risiko-Verhältnis fand sich bei Patienten mit erhöhter Thrombozytenaggregabilität (z. B. Diabetes mellitus oder STEMI).
  - Die Rate an Stentthrombosen war deutlich reduziert.
  - Kontraindiziert ist Prasugrel bei Patienten nach einem Schlaganfall, nach einer TIA, im Alter >75 Jahren oder mit einem Körpergewicht < 60 kg.
- **Ticagrelor:**
  - Eine akute Therapie nach AKS oder elektiver PCI (Brilique®: Aufsättigungsdosis 180 mg, gefolgt von 2x 90 mg/Tag) über 1 Jahr ist für Patienten mit einem moderaten bis hohen Risiko ischämischer Ereignisse zugelassen, unabhängig von der Behandlungsstrategie (konservativ oder invasiv). Eine Vorbehandlung kann bei STEMI und NSTEMI erfolgen.

- Eine längere Prävention atherothrombotischer Ereignisse über > als 1 Jahr sollte mit einer Dosis von 2x 60 mg/Tag erwogen werden
    - nach einem zurückliegenden Myokardinfarkt und einem hohen Rezidivrisiko,
    - als Verlängerung der Akuttherapie nach AKS oder nach elektiver PCI bei Hochrisikopatienten. Risikofaktoren sind Alter > 65 Jahre, Diabetes mellitus unter medikamentöser Behandlung, ein zweiter vorangegangener Myokardinfarkt, Mehrgefäßerkrankung, chronische Niereninsuffizienz. Als Ausschlusskriterien gelten: eine Indikation zur Antikoagulation, eine vorbestehende Blutungsneigung, ein ischämischer oder hämorrhagischer Schlaganfall, eine gastrointestinale Blutung innerhalb der letzten 6 Monate.

3.2.7.3.3 Sekundärprävention nach einem akuten Koronarsyndrom oder nach elektiver PCI bei Patienten mit Vorhofflimmern

Therapieziel ist ein individualisiertes Gerinnungsmanagement unter Berücksichtigung einer ausgewogenen Balance zwischen
- ischämischem Schlaganfall
- Blutungsrisiko, Infarktrezidiven und
- Stentthrombosen

Bei Patienten mit Vorhofflimmern ist nach einem AKS und nach einer elektiven PCI eine Sekundärprävention mit einer Triple-Therapie indiziert. Sie besteht aus einer Kombination einer OAK mit einer dualen Plättchenhemmung.

Eine **Triple-Therapie** (Kombination einer OAK mit 2 PH) ist bei Patienten mit VHF und einem AKS sicherer als eine duale Therapie mit OAK und ASS. Das Risiko für signifikante Blutungen liegt im Mittel bei 10 % /a und ist damit doppelt so hoch wie bei einer dualen Therapie aus OAK mit nur 1 PH. Wegen des hohen Blutungsrisikos wird seit mehreren Jahren das Konzept der Gerinnungshemmung bei Patienten mit Vorhofflimmern nach einem AKS oder nach elektiver PCI in vielen randomisierten kontrollierten Studien, Beobachtungsstudien, Registern und Metaanalysen untersucht. Die Ergebnisse vieler Studien liegen noch nicht vor.

Dabei werden mehrere Alternativen überprüft und verglichen:
- eine **Triple-Therapie** mit VKA oder alternativ mit einem NOAK jeweils in Kombination mit 2 PH
- eine **Dosisreduktion** der OAK in Kombination mit 2 PH
- ein **Austausch der Triple-Therapie** (OAK/Clopidogrel/Ass) durch eine duale Therapie (OAK/1 PH, meist Clopidogrel)
- eine **Verkürzung der Dauer der Triple-Therapie**

Bereits vorliegende Studienergebnisse	
	Dänische Registerstudie (Lamberts et al., 2013)
Durchführung	In einer großen retrospektiven dänischen Registerstudie wurden eine duale Therapie mit Warfarin/Clopidogrel und eine Triple-Therapie mit Warfarin/Clopidogrel/ASS miteinander verglichen.
Ergebnis	Bei der **dualen** Therapie ▶ vermindert sich das Blutungsrisiko signifikant (das betrifft nicht große Blutungen),

<table>
<tr><td></td><td>▶ die Infarktrate reduziert sich nicht signifikant,
▶ die Mortalität sinkt.</td></tr>
<tr><td>Fazit</td><td>Das Ergebnis lässt die Kombination aus Antikoagulation und Clopidogrel als sichere und potenziell gleichwertige Alternative zur Triple-Therapie mit ASS erscheinen.</td></tr>
<tr><td></td><td>**WOEST-Studie** (Dewilde et al, 2013)</td></tr>
<tr><td>Durchführung</td><td>In der WOEST-Studie wurden die Patienten nach zumeist selektiver Stentimplantation (> 70 %) unter einer oralen Antikoagulation mit VKA über 1 Jahr behandelt. Es wurden eine duale Therapie mit VKA/Clopidogrel und eine Triple-Therapie mit VKA/Clopidogrel/ASS miteinander verglichen.</td></tr>
<tr><td>Ergebnis</td><td>Bei der **dualen** Therapie kam es zu
▶ einer eindrucksvollen Abnahme des primären Sicherheitsendpunktes (schwere intrakranielle Blutungen, schwere Blutungen, gastrointestinale Blutungen) von 44,9 % auf 19,5 %,
▶ einer Abnahme der Gesamtmortalität (von 6,4 % auf 2,6 %),
▶ keiner Zunahme thrombotischer Ereignisse (insbesondere von Stentthrombosen).</td></tr>
<tr><td>Kritik</td><td>Wegen der Kritik am Studiendesign (nur 69 % der Patienten erhielten wegen VHF Warfarin, der Katheterzugang erfolgte bei 74 % von femoral, Protonenpumpenhemmer wurden nicht routinemäßig verordnet) und einer nur geringen Patientenzahl haben sich die Fachgesellschaften nicht in der Lage gesehen, aus der WOEST-Studie allgemeingültige Therapieempfehlungen abzuleiten.</td></tr>
<tr><td>Fazit</td><td>Eine Kombination aus oraler Antikoagulation (mit einem VKA) und Clopidogrel bietet bei gleicher antithrombotischer Wirksamkeit mehr Sicherheit im Vergleich zur Triple-Therapie mit ASS.</td></tr>
<tr><td colspan="2">**Randomisierte prospektive Studien mit einem Vergleich von VKA mit den NOAKs liegen für Patienten mit VHF und einem AKS nicht vor.** Die Daten von Dabigatran stammen aus der Post-hoc-Analyse der RE-LY-Studie. In den entsprechenden Studien von Apixaban (AVERROES) und Rivaroxaban (ROCKET-AF) waren Patienten mit der Einnahme von Plättchenhemmern ausgeschlossen.</td></tr>
<tr><td></td><td>**Post-hoc-Analyse aus RE-LY-Studie (Dabigatran)** (Connolly et al, 2009)</td></tr>
<tr><td>Durchführung</td><td>In der RE-LY-Studie wurden eine **Triple-Therapie (Dabigatran 110 mg 2x tgl. und 2 PH)** und eine **Triple-Therapie (VKA und 2 PH)** miteinander verglichen.</td></tr>
<tr><td>Ergebnis</td><td>**Unter Dabigatran 110 mg 2x tgl. mit 2 PH** reduzierte sich die Rate signifikanter Blutungskomplikationen auf 3,9 %/a.</td></tr>
<tr><td>Fazit</td><td>Dabigatran 110 mg 2x tgl. ist in der Kombination mit 2 PH bei Nichtunterlegenheit hinsichtlich ischämischer Ereignisse sicherer als VKA mit 2 PH.</td></tr>
<tr><td>Ausblick</td><td>Dazu werden die Ergebnisse einer prospektiven, randomisierten Studie (RE-DUAL) erwartet. Sie vergleicht eine duale Therapie mit Dabigatran plus Clopidogrel bzw. Ticagrelor mit einer Triple-Therapie mit Warfarin plus Clopidogrel bzw. Ticagrelor plus ASS bei Patienten mit VHF nach einem ACS mit Stentimplantation oder nach elektiver PCI.</td></tr>
</table>

	ATLAS-ACS2-TIMI-51-Studie (Rivaroxaban) (Mega et al, 2012)
Durchführung	Untersucht wurde der Einfluss von Rivaroxaban auf das nach einem ACS (STEMI, NSTEMI, instabiler Angina pectoris) aktivierte Thrombin bei Patienten im Sinusrhythmus. Verglichen wurden eine duale Therapie mit ASS in Kombination mit einem P2X12-Antagonisten (Clopidogrel oder Ticlopidin) mit Placebo und eine Triple-Therapie mit Rivaroxaban in 2 Dosierungen (2,5 mg 2x tgl. oder 5 mg 2x tgl.) in Kombination mit ASS und einem $P2Y_{12}$-Antagonisten (Clopidogrel oder Ticlopidin).
Ergebnis	Unter der niedrigen Dosierung von Rivaroxaban kam es ▶ zu einer signifikanten Reduktion (16 %) des primären Wirksamkeitsendpunktes (Kombination aus kardiovaskulärem Tod, Myokardinfarkt oder Schlaganfall jeglicher Genese), ▶ zu einer signifikanten Reduktion der kardiovaskulären Mortalität (-34 %) sowie der Gesamtmortalität (-32 %), ▶ zu einer Reduzierung der bestätigten, wahrscheinlichen oder möglichen Stentthrombosen (-31 %). ▶ Die Rate an schweren und intrakraniellen Blutungen war erhöht ▶ Die Rate der tödlichen Blutungen war vergleichbar zum Placebo.
Fazit	(nur für Patienten im Sinusrhythmus): ▶ Rivaroxaban wurde 2012 durch die ECS zugelassen zur Sekundärprophylaxe nach ACS bei Patienten mit STEMI in einer Dosis von 2,5 mg 2x tgl. bei niedrigem Blutungsrisiko zusätzlich zu Clopidogrel/ASS. ▶ Rivaroxaban wurde durch die EMA (European Medicines Agency) in Kombination mit ASS allein oder ASS plus Clopidogrel oder Ticlopidin zugelassen zur Sekundärprophylaxe atherothrombotischer Ereignisse nach ACS bei Patienten mit erhöhten Biomarkern und ohne Schlaganfall oder TIA in der Anamnese.
Ausblick	Für eine Anwendung von Rivaroxaban in der niedrigen Dosierung liegen für Patienten mit valvulärem VHF und TIA oder Schlaganfall in der Anamnese nach einem STEMI noch keine ausreichenden Studienergebnisse vor. Gleiches gilt für Patienten mit nicht valvulärem VHF und geplanter perkutaner Koronarintervention mit Stenting (PCI).
	ISAR Triple-Studie (Fiedler et al, 2015)
Durchführung	In die Studie wurden 614 Patienten mit einer Triple-Therapie (VKA, Clopidogrel und ASS 100) aufgenommen (orale Antikoagulation mit VKA, zu 83 % bedingt durch VHF; duale PH nach Implantation eines DES). Es sollte die Frage beantwortet werden, ob eine Verkürzung der Triple-Therapie von 6 Monaten auf 6 Wochen (durch Weglassen von Clopidogrel) zu Änderungen der Inzidenz ischämischer Ereignisse und Ereignisraten führt.
Ergebnis	▶ Die Ereignisraten (Tod, Herzinfarkt, Stentthrombose, Schlaganfall, Blutungen) zeigten keine signifikanten Unterschiede (lediglich die Zahl schwerer Blutungen stieg bei der längeren Triple-Therapie etwas an). ▶ Ischämische Ereignisse (Herztod, Herzinfarkt, Stentthrombose, ischämischer Schlaganfall) wurden durch Verkürzung der Triple-Therapie nicht erhöht.

Fazit	Die Studienergebnisse haben zu einer Änderung der ESC-Leitlinien beigetragen: ▶ Bei einem HAS-BLED-Score ≤ 3 empfiehlt sich eine Triple-Therapie über 6 Monate. ▶ Bei einem HAS-BLED-Score > 3 empfiehlt sich eine Triple-Therapie von 1 Monat. ▶ Bei einem HAS-BLED-Score > 3 und niedrigem CHA_2DS_2-VASc-Score kann eine duale Therapie mit OAK und Clopidogrel erwogen werden.
	PIONEER AF-PCI-Studie (Gibson et al, 2015)
Durchführung	Untersucht wurden 2124 wegen VHF antikoagulierte Patienten nach Stentimplantation. Drei Gruppen wurden verglichen: ▶ Rivaroxaban 15 mg tgl. plus Clopidogrel 75 mg tgl. über 12 Monate ▶ Rivaroxaban 2,5 mg 2x tgl. plus Clopidogrel 75 mg tgl. plus ASS 100 über 1, 6 oder 12 Monate (Die beiden Gruppen mit einer zeitlichen Limitierung von 1 und von 6 Monaten erhielten bis zum Ende nach 12 Monaten eine duale Therapie wie in der ersten Gruppe mit Rivaroxaban 15 mg tgl. plus Clopidogrel 75 mg tgl.) ▶ „Klassische Triple-Therapie“ mit Warfarin plus Clopidogrel 75 mg tgl. plus ASS 100. Die duale Plättchenhemmung wurde verkürzt auf 1 oder 6 Monate, danach wurde die Behandlung in beiden Teilgruppen bis zum Ende des 12. Monats mit Warfarin plus ASS fortgeführt.
Ergebnis	▶ Primärer Sicherheitsendpunkt: klinisch relevante Blutungen traten im Studienjahr in beiden Rivaroxaban-Gruppen signifikant seltener auf als in der Warfarin-Gruppe. Auch behandlungsbedürftige und schwere Blutungen waren seltener. ▶ Die antithrombotische Wirksamkeit war insgesamt gering und unterschied sich in den drei Gruppen nicht. Gleiches gilt auch für die Häufigkeit der Ereignisse Herztod, Infarkt, Schlaganfall und Stent-thrombose. ▶ In beiden Rivaroxaban-Gruppen musste eine stationäre Wieder-einweisung aufgrund von Blutungen und kardiovaskulärer Kom-plikationen signifikant seltener erfolgen.
Fazit	Die Studie ist der erste randomisierte Vergleich eines VKA mit einem NOAK bei der Behandlung von Patienten mit nicht valvulärem VHF nach PCI. Ziel ist eine Beurteilung des relativen Risikos für Blutungs-komplikationen.

3.2.7.3.4 Empfehlungen der ESC-Konsensus-Arbeitsgruppe zur Sekundärprävention nach einem akuten Koronarsyndrom oder nach elektiver PCI

Nach den vorliegenden Studienergebnissen wurden von der ESC neue Therapieempfehlungen für Patienten mit VHF nach einem AKS und nach einer elektiven PCI formuliert. (Lip et al., 2014)

Stellenwert der NOAKs bei Patienten mit VHF nach einem AKS oder einer elektiven PCI
▶ Eine **Triple-Therapie mit einem NOAK** hat in Kombination mit einer dualen Plättchenhemmung ein ähnlich hohes Blutungsrisiko wie die Triple-Therapie mit VKA und

einer dualen Plättchenhemmung.

- Eine **Triple-Therapie (NOAK mit 2 PH)** führt bei einem Vergleich mit einer **dualen Therapie (NOAK mit 1 PH)** zu einer Verdoppelung der Zahl großer Blutungen.
- Die NOAKs verhalten sich bei der Anwendung bei einem AKS oder nach einer selektiven Stentimplantation nicht anders als VKA.
- Trotz eines potentiell etwas unterschiedlichen Infarktrisikos der verschiedenen NOAKs ist nach dem Auftreten eines AKS kein Therapiewechsel mit Bevorzugung eines NOAK erforderlich.

Auch bei Neuauftreten von VHF mit einem hohen Schlaganfallrisiko kann nach einem AKS eine orale Antikoagulation sowohl mit VKA als auch mit jedem NOAK begonnen werden.

Allgemeine Empfehlungen, die für alle Patienten mit VHF nach einem AKS oder nach einer elektiven PCI bei stabiler KHK gelten

- **Bei Patienten mit Vorhofflimmern müssen nach einer Koronarintervention folgende Risiken bewertet und berücksichtigt werden.**
  - Das kardioembolische Risiko (insbesondere Schlaganfallrisiko) nach dem CHA_2DS_2-VASc-Score
  - Das Blutungsrisiko nach dem HAS-BLED-Score
  - Das Risiko eines AKS (atherothrombotisches Risiko) nach dem GRACE-Score
- **Bei Gaben eines VKA wird empfohlen**
  - eine gute INR-Einstellung (TTR ≥ 70 %)
  - ein INR-Zielbereich zwischen 2,0 und 2,5 bei der Kombination von VKA mit Clopidogrel und/oder ASS
- **Bei Einnahme einer Kombination eines NOAK mit Clopidogrel und/oder ASS** sollte die niedrigere Dosierung des NOAK gewählt werden, die zur Prävention eines Schlaganfalls getestet wurde (Dabigatran 110 mg 2x tgl., Rivaroxaban 15 mg 1x tgl., Apixaban 2,5 mg 2x tgl. und Edoxaban 30 mg 1x tgl.).
- **Bei Patienten mit VHF und stabiler KHK** (> 1 Jahr kein akutes ischämisches Ereignis oder keine Revaskularisation) genügt allein eine Behandlung mit einem OAK (VKA oder NOAK).
- **Die neue Generation der DES** hat kein erhöhtes Risiko für späte Stentthrombosen. Bei der Auswahl eines Stent wird daher grundsätzlich die Bevorzugung eines neuen Stent der 3. Generation angeraten. Ganz besonders gilt dies bei Patienten mit einem niedrigen Blutungsrisiko (HAS-BLED 0–2).
- **Die neuen $P2Y_{12}$-Rezeptor-Antagonisten** Prasugrel und Ticagrelor sollten nicht bei einer Triple-Therapie bei Patienten mit VHF verwendet werden; dafür gibt es noch keine ausreichenden Daten.
- **Bei der Koronarintervention** sollte zur Minimierung der Blutungsrate der **radiale Zugang** bevorzugt werden.
- **Nach einer Koronarintervention** sollten die Patienten einen **Protonenpumpenhemmer** erhalten.

Spezielle Therapieempfehlungen für Patienten mit VHF zur Sekundärprävention nach AKS und/oder nach einer elektiven PCI

Die speziellen Therapieempfehlungen berücksichtigen das unterschiedliche Risikoprofil des einzelnen Patienten und zielen auf eine ausgewogene Balance zwischen Schlaganfallrisiko, Blutungsrisiko und atherothrombotischem Risiko ab.

- **Fortführung der Antikoagulation** mit OAK (VKA oder NOAKs)
- **Verkürzung der Periode der Triple-Therapie**, gefolgt von einer dualen Therapie, oder für definierte Indikation **Austausch einer Triple-Therapie durch eine duale Therapie**
  Dabei muss beachtet werden, dass die Dauer der Triple-Therapie abhängt
  - vom Blutungsrisiko (HAS-BLED-Score)
  - vom Stenttyp (BMS oder DES der 3. Generation)
  - und sich für akute und elektive Eingriffe unterscheidet

3.2.7.3.5 Spezielle Empfehlungen zur antithrombotischen Therapie nach PCI und nach einem akuten Koronarsyndrom bei Patienten mit Vorhofflimmern

<table>
<tr><th colspan="3">Orale Antikoagulation bei Patienten mit VHF nach elektiver PCI mit Stentimplantation</th></tr>
<tr><td>Blutungsrisiko</td><td>Niedriges Blutungsrisiko</td><td>Hohes Blutungsrisiko</td></tr>
<tr><td>Zeit seit PCI:</td><td colspan="2">(verglichen mit dem Risiko eines AKS oder einer Stentthrombose)</td></tr>
<tr><td>1 Monat</td><td>Triple-Therapie[3]: O + A+ C (IIa/B)</td><td>Triple-Therapie[3]: O + A+ C (IIa/B)</td></tr>
<tr><td>3 Monate</td><td rowspan="2">Duale Therapie[2]: O + A oder O + C (IIa/C)</td><td>Duale Therapie[2]: O + A oder O + C (IIa/C)</td></tr>
<tr><td>6 Monate</td><td rowspan="3">Monotherapie[1]: O (I/B)</td></tr>
<tr><td>12 Monate</td><td rowspan="2">Monotherapie[1]: O (I/B)</td></tr>
<tr><td>Lebenslänglich</td></tr>
<tr><th colspan="3">Orale Antikoagulation bei Patienten nach einem akuten Koronarsyndrom</th></tr>
<tr><td>Blutungsrisiko</td><td>Niedriges Blutungsrisiko</td><td>Hohes Blutungsrisiko</td></tr>
<tr><td>Zeit seit AKS:</td><td colspan="2">(verglichen mit dem Risiko eines AKS oder einer Stentthrombose)</td></tr>
<tr><td>1 Monat</td><td rowspan="2">Triple-Therapie[3]: O + A+ C (IIa/B)</td><td>Triple-Therapie[3]: O + A+ C (IIa/C)</td></tr>
<tr><td>3 Monate</td><td rowspan="2">Duale Therapie[2]: O + A oder O + C (IIa/C)</td></tr>
<tr><td>6 Monate</td><td>Duale Therapie[2]: O + A oder O + C (IIa/C)</td></tr>
<tr><td>12 Monate</td><td rowspan="2">Monotherapie[1]: O (I/B)</td><td rowspan="2">Monotherapie[1]: O (I/B)</td></tr>
<tr><td>Lebenslänglich</td></tr>
<tr><td colspan="3">1) OAK (Monotherapie): bei hohem koronarem Risiko Austausch durch eine duale Therapie mit OAK und einem Plättchenhemmer (Aspirin oder Clopidogrel)
2) Duale Therapie: Kombination eines OAK mit einem Plättchenhemmer (Aspirin oder Clopidogrel)
3) Triple-Therapie: bei ausgewählten Patienten nur duale Therapie (mit OAK und einem Plättchenhemmer (Aspirin oder Clopidogrel</td></tr>
</table>

(nach Kirchhof et al., 2016)

Abkürzungen: O = Orale Antikoagulation (VKA oder NOAK), A = ASS 75–100 mg/täglich, C = Clopidogrel

3.2.7.3.6 Gerinnungsmanagement bei Patienten mit Neuauftreten von Vorhofflimmern nach einem akutem Koronarsyndrom

Die Inzidenz für ein Neuauftreten von VHF liegt bei Patienten nach einem AKS zwischen 5 % und 30 %.

Auch neues VHF nach einem AKS ist mit einem hohen Risiko für Schlaganfall und Tod verbunden. Besonders hoch ist die Mortalität bei VHF > 30 Tage nach dem Infarkt.

Neuauftreten VHF < 1 Jahr nach AKS

Tritt innerhalb eines Jahres nach einem AKS Vorhofflimmern auf, muss unter Fortführung der Plättchenhemmung die Indikation einer zusätzlichen Thromboembolieprophylaxe mit einer OAK (VKA oder NOAK) geprüft werden.

- Bei Patienten mit einem niedrigen oder mittleren atherothrombotischen Risiko (GRACE-Risiko < 118) kann nach 1–3 Monaten (oder 6 Mo. nach einem DES) eine OAK-Monotherapie erwogen werden, insbesondere bei einem erhöhten Blutungsrisiko (HAS-BLED-Score $\geq$ 3).
- Patienten mit einem hohen atherothrombotischen Risiko (GRACE-Risiko > 118) sollten zusätzlich einen PH (bevorzugt Clopidogrel) erhalten, insbesondere wenn das Blutungsrisiko nicht erhöht ist (HAS-BLED-Score < 3).
- Bei Patienten mit einem niedrigen thromboembolischen Risiko (CHA_2DS_2-VASc-Score $\leq$ 1) und einem hohen atherothrombotischen Risiko (GRACE-Risiko < 118) genügt eine duale Plättchenhemmung ohne orale Antikoagulation.

Auftreten von VHF bei Patienten mit stabiler KHK (nach AKS > 1 Jahr) und nach elektiver PCI (mit einem BMS > 1 Monat und einem DES > 6 Monate)

Bei diesen Patienten besteht die Indikation zu einer Monotherapie mit einer OAK mit Präferenz der NOAKs gegenüber VKA.

3.2.8 Vergleich der neuen oralen Antikoagulanzien

- In den Zulassungsstudien wurde das Wirkprofil der NOAKs im Vergleich mit Warfarin untersucht. Bei einer ersten Überprüfung der Daten fällt eine unterschiedlich starke Wirkung der Substanzen hinsichtlich der Prävention ischämischer Schlaganfälle, Herzinfarkte, schwerer Blutungen und der Mortalität auf. In diese Zahlen gehen Unterschiede der pharmakologischen Eigenschaften ein, aber auch der Dosierung, der unterschiedlichen Patientenpopulation in den Zulassungsstudien (z. B. $CHADS_2$-Score 2,1 in der RE-LY- und ARISTOTLE-Studie, 3,5 in der ROCKET-AF-Studie), der Unterschiede des Studiendesigns sowie des Managements von Warfarin.
- Im Anhang des Buches sind die statistischen Daten der NOAKs aus den Zulassungsstudien in einer Tabelle nebeneinandergestellt *(s. Seite 276)*.
- Zu einem korrekten Vergleich der pharmakologischen Eigenschaften wäre eine direkte Vergleichsstudie nötig, die es nicht gibt und auch nicht geben wird. Zwischenzeitlich liegen Metaanalysen von Daten aus der breiten klinischen Anwendung mit mehreren hunderttausend Patientenjahren vor. Sie bestätigen die Aussagen der Zulassungsstudien und zeigen unverändert auch feine Unterschiede der Substanzen bezüglich Wirksamkeit und Sicherheit. Daraus lassen sich Empfehlungen zu einer Differentialtherapie mit den NOAKs formulieren.

Differentialdiagnostische Empfehlungen bei der Auswahl der neuen oralen Antikoagulanzien – *(Nach: Camm: Cardiology Update 2013, Davos)*

Patientenprofil	Auswahlkriterium	Substanzempfehlung
Hohes Blutungsrisiko (HAS-BLED-Score $\geq$ 3)	Substanz/Dosis mit dem geringsten Blutungsrisiko	▸ Edoxaban 30 mg 2x tgl. *oder* ▸ Apixaban 5 mg 1x tgl. ▸ Edoxaban 60 mg 2x tgl. ▸ Dabigatran 110 mg 2x tgl.

Hohes Risiko für einen ischämischen Insult bei einem niedrigen Blutungsrisiko	Substanz/Dosis, die einen ischämischen Schlaganfall am effektivsten verhindert	▶ Dabigatran 150 mg 2x tgl.
Zustand nach Schlaganfall (Sekundärprävention)	Substanz mit dem größten Potential einen zweiten Schlaganfall zu verhindern	▶ Rivaroxaban 20 mg 1x tgl. *oder* ▶ Apixaban 5 mg 2x tgl. ▶ Dabigatran 150 mg 2x tgl.
Chronische Niereninsuffizienz (bis Kreatinin-Clearance < 15 ml/min)	Substanz, die in geringerem Maße renal ausgeschieden wird	▶ Apixaban 2,5 mg 2x tgl. *oder* ▶ Rivaroxaban 15 mg 1x tgl. ▶ Edoxaban 30 mg 2x tgl.
Hohes Risiko für eine gastrointestinale Blutung oder Z. n. gastrointestinaler Blutung	Substanz mit dem geringsten gastrointestinalen Blutungsrisiko	▶ Edoxaban 30 mg 2x tgl. *oder* ▶ Apixaban 5 mg 2x tgl.
KHK, Z. n. Myokardinfarkt (Sekundärprävention oder hohes Risiko für ein AKS)	Substanz, für die ein günstiger Effekt bei AKS nachgewiesen ist	▶ Rivaroxaban 2,5 mg 2x tgl. in Kombination mit Clopidogrel und ASS (nicht bei Patienten mit VHF!) ▶ Dabigatran 110 mg 2x tgl. in Kombination mit Clopidogrel und ASS

3.2.9 Zusammenfassende Beurteilung der neuen oralen Antikoagulanzien

- Die Indikation einer Thromboembolieprophylaxe ist bei Patienten mit nicht-valvulärem Vorhofflimmern unbestritten. Sie wird nach dem CHA_2DS_2-VASc-Score gestellt:
  - Bei Patienten mit einem niedrigen Schlaganfallrisiko (CHA_2DS_2-VASc-Score 0 bei Männern bzw. 1 bei Frauen < 65 Jahren) gibt es die klare Empfehlung, keine orale Antikoagulationstherapie und auch keine Thrombozytenaggregationshemmung mit Aspirin durchzuführen.
  - Ab einem Score ≥ 1 (bei Frauen ab 65 Jahren) ist die Indikation zur Thromboembolieprophylaxe sicher gegeben mit der Präferenz zu einer Behandlung mit neuen oralen Antikoagulanzien (NOAKs).
    - Aufgrund des deutlich geringeren Blutungsrisikos im Vergleich zu einer Behandlung mit VKA-Antagonisten vermindern sie signifikant das Risiko intrakranieller Blutungen und die Mortalität.
    - Auch bei älteren Patienten (Alter ≥ 74 Jahre) bleiben die Vorteile der NOAK gegenüber den VKA bestehen, dazu kommen in dieser Altersgruppe die Vorteile einer wegfallenden routinemäßigen Gerinnungskontrolle.
    - Eine Behandlung mit den NOAKs ist auch bei einer höhergradig eingeschränkten Nierenfunktion möglich. Bei einer Verminderung der Kreatinin-Clearance auf < 50 ml/min muss die Dosis reduziert werden, Dabigatran muss bei einer Kreatinin-Clearance < 30 ml/min ausgesetzt werden. Die Faktor-Xa-Antagonisten lassen sich in reduzierter Dosis und unter Abwägung des individuellen Blutungsrisikos bis zu einer Kreatinin-Clearance von 15 ml/min fortführen.

▶ Allein bei Patienten mit valvulärem Vorhofflimmern (Definition: Vorhandensein einer moderaten bis schwerwiegenden Mitralklappenstenose oder einer mechanischen Herzklappenprothese) besteht eine Indikation zur Thromboembolieprophylaxe mit VKA. Die NOAKs sind hier kontraindiziert.

▶ Die kurze Halbwertszeit der NOAK hat das Vorgehen vor elektiven Operationen und Interventionen vereinfacht.
- Eine „Bridging"-Therapie mit NMH ist vor Eingriffen bei Patienten mit einem höheren Blutungs- und Thromboembolierisiko nicht mehr erforderlich.
- Die Einnahme der NOAKs wird bei normaler Nierenfunktion einen Tag vor der geplanten Operation, Koronarangiographie oder PCI ausgesetzt und 6–8 Stunden nach komplikationslosem Verlauf des Eingriffs wieder aufgenommen.
- Gleiches gilt für die Kardioversion, für die Ablationsbehandlung von VHF und für die Implantation eines Herzschrittmachers und ICD. Eingriffe wie Kardioversion, Ablationsbehandlung von VHF und Implantation eines Herzschrittmachers oder ICD lassen sich unter der Einnahme von NOAK mit einer zu den VKA vergleichbaren Sicherheit durchführen.

▶ Seit 2016 ist für klinische Notfallsituationen (Notoperationen, lebensbedrohliche Blutung) ein spezifisches Antidot zur raschen Aufhebung der durch Dabigatran bewirkten Gerinnungshemmung verfügbar. Die Zulassung eines spezifischen Antidots für die Faktor-Xa-Inhibitoren wird 2017/2018 erwartet.

▶ Im Vordergrund der klinischen Forschung steht eine breitere Anwendung der NOAKs bei Patienten mit VHF und koronarer Herzkrankheit.
- Bislang gibt es für Patienten mit Vorhofflimmern keine ausreichenden Daten aus randomisierten Studien für eine Anwendung der NOAKs zur Sekundärprävention nach AKS oder nach einer selektiven PCI. Lediglich für Dabigatran 110 liegen aus einer Post-hoc-Studie günstige Ergebnisse vor. Inzwischen wurden für alle verfügbaren NOAKs zu dieser Fragestellung Studien initiiert. Darin werden die NOAKs in unterschiedlicher Dosierung mit 1 oder 2 PH (darunter auch Ticagrelor und Prasugrel) und eine entsprechende Kombination mit VKA verglichen. Die bekannten Daten lassen annehmen, dass sich mit Abschluss der Studien die Therapieempfehlungen zugunsten einer weiteren Präferenz der NOAKs ändern dürften.
- Belegt sind bereits folgende Annahmen:
  - Die NOAKs verhalten sich bei der Anwendung bei einem AKS oder nach einer elektiven Stentimplantation bei stabiler KHK nicht anders als VKA.
  - Die NOAKs sollten bei einer Kombination mit Clopidogrel und/oder ASS in ihrer niedrigeren Dosis verabreicht werden.
  - Die Sekundärprävention mit einer Triple-Therapie (OAK, ASS, $P2Y_{12}$-Rezeptor-Antagonist) ist mit einem sehr hohen Blutungsrisiko verbunden, unabhängig von der Auswahl des OAK (VKA oder NOAK).
  - Die Dauer der Triple-Therapie mit VKA und 2 PH wurde bereits für definierte klinische Konstellationen deutlich verkürzt. Für ausgewählte Patienten wird erstmals eine initiale duale Therapie als Alternative zur Triple-Therapie empfohlen *(s. Kap. 3.2.7.3.5, Seite 52)*.
- Im stabilen Stadium der chronischen KHK (1 Jahr nach einem AKS, > 1 Monat nach elektiver PCI mit einem BMS, > 6 Monate nach elektiver PCI mit einem DES) genügt eine Monotherapie mit einem OAK (VKA oder NOAK).

3.3 Nicht pharmakologische Methoden zur Prävention eines Schlaganfalls (Interventioneller Vorhofohr-Okkluder-Verschluss)

Mehr als 90 % der Thromben, die vom Herzen in die Hirngefäße embolisiert werden, stammen aus dem linken Herzohr (LAA). Das Schlaganfallrisiko lässt sich mit einer OAK (VKA oder NOAK) um ≥ 70 % reduzieren.

Nachteile der OAK sind schwere Blutungen.

- Sie treten unter VKA bei 1,4–3,4 %/a auf, je nach dem individuellen Blutungsrisiko (HAS-BLED Score).
- Unter den NOAKs konnten Edoxaban 30 mg oder 60 mg 1x tgl., Apixaban 5 mg 2x tgl. und Dabigatran 110 mg 2x tgl. bei Vergleich mit den VKA die Zahl schwerer Blutungen reduzieren. Besonders intrakranielle und tödliche Blutungen waren unter den NOAKs deutlich seltener. Hinzu kommt, dass bei den Patienten unter Einnahme von VKA nur in 50–60 % der Zeit der therapeutisch wirksame INR-Bereich von 2–3 erreicht wurde.

Damit gewinnen Verfahren eine zunehmende Bedeutung, die das durch VHF bedingte Schlaganfallrisiko reduzieren.

- Seit Jahren wird mit Erfolg im Rahmen einer Mitralklappenoperation eine Exzision oder Verkleinerung des linken Herzohres durchgeführt. Das Verfahren ist damit auf Patienten mit einer Herzoperation beschränkt.
- Die Pulmonalvenenisolation führt bei 80–90 % der Patienten mit paroxysmalem VHF zu einem stabilen Sinusrhythmus. Bei Patienten mit einem niedrigen thromboembolischen Risiko kann im Intervall die Behandlung mit OAK beendet werden *(s. Kap. 3.6.3, Seite 79)*.

Im Jahr 2001 wurde ein invasives Verfahren entwickelt, bei dem mit Hilfe eines Führungskatheters das Ostium des linken Herzohres mit einem Drahtgeflecht verschlossen wird (interventioneller Vorhofohr-Okkluder-Verschluss).

Indikationen zum interventionellen Vorhofohr-Okkluder-Verschluss

- Patienten mit nicht valvulärem VHF mit einer Indikation zur OAK, wenn sie diese nicht wahrnehmen können
- Nach stattgehabter (intrakranieller) Blutungskomplikation oder nach einem kardioembolischen Schlaganfall unter gut eingestellter OAK
- Bei einem hohen Blutungsrisiko (HAS-BLED Score ≥ 3), bei hämorrhagischer Diathese, Thrombopenie, schwerer Leberparenchymerkrankung, Unverträglichkeit oder schwieriger Einstellung mit VKA, mangelnder Compliance
- Weitere Erkrankungen mit einem erhöhten Blutungsrisiko, sofern dies interventionell oder operativ nicht behebbar ist (z. B. Tumorerkrankungen, Magen-Darm-Ulcera, Nephrolithiasis, Aortendissektion, zerebrale Aneurysmen)

Periinterventionelle Risiken (Zahlen der PROTECT-AF-Studie)

- Perikardergüsse (5 %)
- Periinterventionelle Schlaganfälle (meist Luftembolie, zwischen 0,1–1 %)
- Periinterventioneller Deviceverlust (0,6 %)
- Thrombenbildung am Device (4,2 %), Thromboembolie (0,2 %)
- Komplikationen am Katheterzugang

Eine initial hohe Rate schwerer periprozeduraler Komplikationen bei der Implantation eines Vorhofohr-Okkluders war im Rahmen der „Lernkurve" weitgehend rückläufig. Seitdem lässt sich für das Okkludersystem im chronischen Verlauf ein positiver klinischer Nutzen gegenüber der OAK dokumentieren: der interventionelle Herzohr-Okkluder-Verschluss ist hinsichtlich Effektivität (Schlaganfall, Mortalität, systemische Embolie) und Sicherheit (relevante Blutungen und Komplikationen beim Eingriff) der medikamentösen Thromboembolieprophylaxe überlegen.

Während der Endothelialisierung des Okkluders (3–6 Monate) ist wegen der Thrombogenität des Device eine **Thromboembolieprophylaxe** erforderlich.

- Patienten ohne Kontraindikationen gegenüber VKA werden nach der Implantation für 6 Wochen mit VKA behandelt, danach folgt eine doppelte Plättchenhemmung mit Clopidogrel und ASS.
- Bei einer Kontraindikation wird die VKA durch eine doppelte Plättchenhemmung mit Clopidogrel und ASS ausgetauscht.
- Nach 6 Monaten erhalten alle Patienten (lebenslänglich) nur noch ASS. Alternativ wird nach einer unauffälligen TEE bereits nach 3 Monaten auf die ASS-Monotherapie umgestellt.

3.4 Akutes Management von Vorhofflimmern

Therapieziele der Akutbehandlung

- Unverzüglicher Beginn einer **Thromboembolieprophylaxe** mit einem OAK (NOAK oder VKA) bei Patienten mit Vorhofflimmern *(s. Kap. 3.2, Seite 23)*.
- **Frequenzkontrolle**: Schnelle medikamentöse Senkung der initial meist tachykarden Kammerfrequenz
- **Rhythmuskontrolle**: Bei fortbestehender schwerer Symptomatik unter der Frequenzkontrolle oder bei hämodynamisch instabilen Patienten infolge kardialer Erkrankungen und/oder Herzinsuffizienz empfiehlt sich akut eine Wiederherstellung des Sinusrhythmus durch eine (meist elektrische) Kardioversion.
- **Basismedikation** der zugrunde liegenden Herzerkrankung nach den Leitlinien

3.4.1 Akute Herzfrequenzkontrolle

Patienten mit Vorhofflimmern mit tachykarder Überleitung

Der Wegfall der koordinierten atrialen Funktion führt zu einer Verminderung der Herzleistung. Bei Patienten mit eingeschränkter LV-Funktion verstärkt sich dieser Effekt und führt zu VHF mit tachykarder Überleitung mit der Gefahr einer Herzinsuffizienz.

- Im Vordergrund der Akuttherapie steht daher neben der Antikoagulation eine schnelle Frequenzsenkung mit einer pharmakologischen Basismedikation. In den Leitlinien wird primär eine Ruhefrequenz < 110/min empfohlen, bei weiterhin symptomatischen Patienten eine strengere Eingrenzung mit einer Ruhefrequenz von < 80/min und max. 115/min unter moderater Belastung.
- Die Auswahl der Pharmaka wird bestimmt durch die klinische Symptomatik und die Hämodynamik bei eigeschränkter LV-Funktion mit den Zeichen einer Herzinsuffizienz.

- Substanzen der ersten Wahl sind bei einer LVEF > 40 % Betablocker oder Kalziumantagonisten (Verapamil oder Diltiazem).
- Bei nur unzureichender Frequenzsenkung sollte eine Kombination von Betablockern mit Digitalisglykosiden erwogen werden.
- Bei kritischen Patienten mit eingeschränkter LVEF < 40 % empfiehlt sich Amiodaron, ggf. in Kombination mit Digoxin.
- Bei instabilen Patienten ist eine notfallmäßige elektrische Kardioversion erforderlich *(s. Kap. 3.4.2)*.

▶ Bei Patienten mit VHF und Präexzitation siehe Kap. 5.3, Seite 93.

Medikamente zur akuten Frequenzkontrolle bei Patienten mit Vorhofflimmern mit tachykarder Überleitung				
Substanzgruppe	Substanz	Dosierung i.v.	Dosierung oral	♦ Kontraindikation ♦ Einschränkung, Dosisreduktion ♦ Hinweis, keine Einschränkung ♦ Nebenwirkungen
	Patienten ohne Präexzitation unter Beachtung von Hypotonie und Herzinsuffizienz			
Betablocker	Metoprolol	2,5–5 mg *oder* 1–2 mg/min (bis zu 3x)	100–200 mg 1x tgl.	♦ Obstruktive Ventilationsstörung ♦ Schwere Herzinsuffizienz ♦ Höhergradige AV-Leitungsstörung ♦ Nicht bei schwerer pAVK ♦ Bradykardie und Hypotonie
	Bisoprolol	Nicht verfügbar	2,5–10 mg 1x tgl.	
Kalziumantagonisten (Nicht-Dihydropyridin-Typ)	Verapamil	5–10 mg *oder* 0,0375–0,15 mg/kg (über 2 min)	40–120 mg 3x tgl. *oder* 120–240 mg ret 1–2x tgl.	♦ Herzinsuffizienz ♦ Negative Inotropie ♦ Dosisreduktion von Digoxin
	Diltiazem	Nicht verfügbar	60 mg 3x tgl. *oder* 90–180 mg ret. 1–2x tgl.	
	Patienten mit begleitender Herzinsuffizienz oder Hypotension			
Digitalis	Digoxin	0,5–1 mg	0,125–0,5 mg 1x tgl.	♦ Keine gleichzeitige Gabe von Dronedaron ♦ Meist in Kombination mit Betablockern ♦ Reduzierung der Dosis bei Amiodaron
	Digitoxin	0,4–0,6 mg	0,05–0,1 mg 1x tgl.	
Klasse III	Amiodaron	Initial Bolus mit 300 mg über 10–20 min. Danach ggf. Wiederholung mit 150 mg *oder* Infusion 900 mg/24 Std Erhaltungsdosis 150 mg tgl.	Aufsättigung mit 1000 mg tgl über 5 Tage. Erhaltungsdosis 200 mg tgl.	♦ Schilddrüsenüberfunktion, höhergradige AV-Leitungsstörung, Sinusknotendysfunktion, angeborenes LQTS ♦ Selten Torsaden (< 1 %), jedoch Vorsicht bei Kombination mit QT-verlängernden Substanzen (QT-Zeit-Kontrolle, Abbruch bei QT > 500 ms), Reduzierung von Digitalis und VKA ♦ Phlebitis, Hypotonie, Bradykardie, Kontrollen wegen multipler extrakardialer Effekte (Lunge, Leber, Schilddrüse, Augen)

Patienten mit Vorhofflimmern mit bradykarder Überleitung

Medikamente sind die häufigste Ursache einer Bradyarrhythmia absoluta. Sie sollten soweit vertretbar abgesetzt werden. Elektrophysiologisch liegt eine Leitungsstörung im AV-Knoten zugrunde, seltener intra- oder infrahisär.

Akuttherapie bei Bradyarrhythmia absoluta	
Medikation	▶ Atropin (0,5–1,0 mg i.v.) ▶ Wiederholung im Abstand von 3–5 min, Maximaldosis 3 mg
Schrittmacher-implantation	▶ Akut-Implantation eines passageren Schrittmachers (Einkammersystem, Stimulation im RV im VVI(R)-Modus)
	▶ ggf. im Intervall Implantation eines permanenten Schrittmachers *(s. Teil C: Kap. 18.2, Seite 178)*

3.4.2 Akute Herzrhythmuskontrolle

Pharmakologische und elektrische Kardioversion sind mit einem erhöhten Risiko thromboembolischer Komplikationen verbunden.

Die verantwortlichen pathophysiologischen Mechanismen sind
- ▶ Die wieder einsetzende Vorhoftätigkeit mobilisiert vorhandene Vorhofthromben.
- ▶ Vorhofflimmern führt zu einer atrialen Dysfunktion („atrial stunning“) mit gestörter Vorhofkontraktion, die nach der Kardioversion mehrere Wochen anhalten kann.

Wegen der atrialen Dysfunktion mit einem erhöhten thromboembolischen Risiko gelten strenge Vorgaben zur Antikoagulationsbehandlung.

Unabhängig von den Leitlinienempfehlungen und von der Dauer des VHF sollte grundsätzlich bei allen Patienten vor der elektrischen Kardioversion eine transösophageale Echokardiographie zum Ausschluss eines Thrombus in LA/LAA durchgeführt werden.

Dies sollte wegen häufiger asymptomatischer Episoden von VHF auch für Patienten mit VHF einer Dauer < 48 Stunden gelten. Bislang gibt es keine Studie über das Zeitintervall zwischen Beginn von VHF und einer Thromboembolie. In der Literatur werden ischämische Insulte bei VHF-Episoden zwischen ½ und 6 Minuten Dauer beschrieben.

Empfehlungen zur Antikoagulationsbehandlung im Rahmen der Kardioversion (KV) von Vorhofflimmern	
VHF < 48 Std	▶ Bei Patienten mit Schlaganfall-Risikofaktoren • Transösophageale Echokardiographie (TEE) zum Ausschluss eines Thrombus in LA und LAA (wegen häufiger asymptomatischer VHF-Episoden sollte die TEE auch bei Patienten mit vermeintlich kurzer Episodendauer durchgeführt werden). • Unverzügliche KV nach i.v.-Gabe von NMH (bei Niereninsuffizienz UFH) oder eines NOAK. • Nach der Kardioversion Gabe von OAK über mind. 4 Wochen. • Nach 4 Wochen Fortführung der OAK wie nach der Erstdiagnose von VHF nach dem CHA_2DS_2-VASc-Score *(s. Kap. 3.2.3.1, S. 31)*.

	▶ **Bei Patienten ohne Schlaganfall-Risikofaktoren** • TEE zum Ausschluss eines Thrombus in LA und LAA • Unverzügliche KV nach i.v.-Gabe von NMH (bei Niereninsuffizienz UFH) in gewichtsadaptierter therapeutischer Dosierung) • Postinterventionell ist keine OAK erforderlich
VHF > 48 Std oder unbekannter Dauer	▶ **Vorbehandlung mit OAK (VKA oder NOAK) über mindestens 3 Wochen vor und 4 Wochen nach der Kardioversion** • Vorbehandlung mit VKA oder mit einem NOAK unabhängig von der Kardioversionsmethode (elektrisch oder medikamentös). Bei einer VKA-Behandlung sollte die Zeit bis zum Erreichen des INR-Zielwertes 2,0–3,0 durch gleichzeitige Gabe von Heparin (UFH oder NMH) überbrückt werden. ▶ **Die 3-wöchige Antikoagulation kann vor der KV verkürzt werden** • Durch Ausschluss eines Thrombus in LA und LAA mit transösophagealer Echokardiographie (TEE). Ein spontaner Echokontrast im LA und komplexe Plaques in der Aorta bei der TEE weisen ebenfalls auf ein erhöhtes Thromboembolierisiko hin. - Bei Nachweis eines Thrombus in LA oder LAA sollte nach einer mindestens 3-wöchigen OAK-Behandlung (VKA oder NOAK) eine Kontrolle der TEE erfolgen. - Bei Auflösung des Thrombus kann die KV erfolgen, die OAK (VKA oder NOAK) ist lebenslänglich fortzuführen. - Lässt sich der Thrombus noch nachweisen, ist eine KV nicht möglich, und die Behandlungsstrategie muss geändert werden (z. B. Frequenzkontrolle unter dauerhafter Einnahme von OAK).
Hämodynamisch instabiles VHF > 48 Std (z. B. bei Myokardinfarkt, Angina, Schock, Lungenödem)	▶ **Kardioversion unverzüglich** • Nach Gabe von Heparin (UFH als i.v.-Bolus mit nachfolgender Infusion) oder von NMH in gewichtsadaptierter therapeutischer Dosierung (bei einer Niereninsuffizienz sollte UFH verwendet werden). ▶ **Nach der Kardioversion** • Eine OAK (bevorzugt NOAK) ist für mindestens 4 Wochen erforderlich, bei Schlaganfall-Risikofaktoren lebenslänglich.
Rezidivierendes VHF oder Patienten mit Schlaganfall-Risikofaktoren	▶ **Lebenslänglich** • OAK (bevorzugt NOAK) unabhängig vom Erfolg der KV
Vorhofflattern	▶ **Hier gelten für OAK die gleichen Empfehlungen wie bei VHF.**

3.4.2.1 Pharmakologische Kardioversion

Im Akutstadium wird eine pharmakologische Kardioversion für Patienten empfohlen, die trotz adäquater Frequenzregulierung symptomatisch bleiben (EHRA-Score II–IV).

Dazu zählen hämodynamisch instabile Patienten und Patienten mit relevanter Herzinsuffizienz. Ausnahmen sind auf Wunsch der Patienten möglich oder wenn aus anderen Gründen (Patienten im jüngeren Alter und mit hohen körperlichen Aktivitäten) eine Rhythmuskontrolle angestrebt wird. Die pharmakologische Kardioversion hat eine höhere Komplikationsrate und eine niedrigere Erfolgsrate als die Elektrokonversion. Am höchsten ist die Erfolgsrate der Antiarrhythmika in den ersten 7 Tagen nach Auftreten von VHF (70 %). Die Auswahl des Antiarrhythmikums hängt von der zugrunde liegenden strukturellen Erkrankung des Herzens und von den Komorbiditäten ab.

Zur Verfügung stehen Substanzen aus 3 Gruppen:

- Vernakalant (selektive Verlängerung der atrialen Repolarisation)
- Substanzen der Klasse IC (Propafenon, Flecainid)
- Substanzen der Klasse III (Sotalol, Amiodaron, Dronedaron)

Im Jahr 2009 wurde in Deutschland mit Dronedaron ein weiteres Klasse-III-Antiarrhythmikum zugelassen und bereits 2010 in die Leitlinienempfehlungen der ESC für das Management von VHF aufgenommen.

Mit dem Bekanntwerden der PALLAS-Studie 2011 wurde die ursprünglich weit gefasste Indikation eingeschränkt.

Daten und Therapieoption von Dronedaron	
ATHENA-Studie	▶ Design der Zulassungsstudie • Patienten mit VHF • Alter > 75 Jahre *oder* • Alter < 75 Jahre und ein kardiovaskulärer Risikofaktor aus - Hypertonie, Diabetes mellitus, einem zurückliegenden zerebralen Ereignis, LA-Größe > 50 mm, LVEF < 40 % ▶ Primärer Endpunkt • Sterblichkeit jedweder Ursache • Senkung der kardiovaskulären Rehospitalisierungsrate ▶ Ergebnis • Primärer Endpunkt statistisch um 25 % gesenkt (kardiovaskulärer Tod um 29 %, Klinikaufenthalte um 26 % seltener und kürzer) • Reduzierung der Schlaganfallrate
Indikation nach den Leitlinien von ESC und DGK	▶ Deutsche Gesellschaft für Kardiologie (DGK) • Patienten ohne oder mit nur minimaler struktureller Herzerkrankung mit nicht permanentem VHF (mit KHK und Hypertonie mit und ohne linksventrikulärer Hypertrophie) • Ausgenommen wurden Patienten mit einer reduzierten LVEF < 40 % und einer Herzinsuffizienz NYHA III–IV oder instabiler Herzinsuffizienz (Dekompensation < 4 Wochen zurückliegend).
	▶ European Society of Cardiology (ESC) • Chronische Frequenzregulierung bei Patienten mit nicht permanentem VHF, ausgenommen Patienten mit Herzinsuffizienz NYHA III–IV oder bei instabiler Herzinsuffizienz • Zur rhythmuserhaltenden Therapie bei Patienten mit keiner oder nur minimaler struktureller Herzerkrankung

Anmerkungen	▶ Dronedaron erwies sich bei der Rhythmuskontrolle weniger effektiv als Amiodaron bei geringeren toxischen Nebenwirkungen und ohne ventrikuläre proarrhythmische Effekte. ▶ 2011 wurden wegen Hepatotoxizität insb. in den ersten 6 Wochen nach Therapiebeginn regelmäßige Laborkontrollen angeraten.
PALLAS-Studie	▶ Design Fragestellung: Kann eine Behandlung mit Dronedaron die Zahl schwerer kardiovaskulärer Ereignisse bei einer Gruppe von Hochrisikopatienten mit VHF senken? Eingeschlossen wurden ● Patienten > 65 Jahre mit mindestens 6 Monate andauerndem VHF und Risikofaktoren für vaskuläre Ereignisse (KHK, Z. n. Schlaganfall oder TIA, symptomatische Herzinsuffizienz NYHA II–III, LVEF ≤ 40 %) ● Patienten > 75 Jahre mit mindestens 6 Monate anhaltendem VHF, Hypertonie, Diabetes mellitus (Die eingeschlossenen Patienten waren im Durchschnitt 75 Jahre alt, 69 % hatten bereits > 2 Jahre VHF, 67 % hatten anamnestisch eine Herzinsuffizienz.) ▶ Endpunkte ● Primärer Endpunkt - Kombiniert Schlaganfall, Herzinfarkt, systemische Embolie oder kardiovaskulär bedingter Tod ● Sekundärer Endpunkt - Kombinierter Endpunkt ungeplante kardiovaskulär bedingte Krankenhausaufnahme oder Tod - Kardiovaskulär bedingter Tod, arrhythmiebedingter Tod, kardiovaskulär bedingte Krankenhausaufnahme, akutes Koronarsyndrom, Schlaganfall, systemische Embolie ▶ Ergebnis ● Die Studie wurde wegen einer signifikant erhöhten Rate kardiovaskulärer Ereignisse abgebrochen (kardiovaskulärer Tod, Schlaganfall, Hospitalisierung)
Geänderte Indikation für Dronedaron	▶ Paroxysmales VHF bei fehlender oder nur geringfügiger struktureller Herzerkrankung, bei hypertensiver Herzerkrankung und bei einer koronaren Herzkrankheit ▶ Patienten mit paroxysmalem oder persistierendem VHF nach erfolgter Kardioversion zur Erhaltung von Sinusrhythmus ♦ *Hinweis:* Eine kurzzeitige Einnahme von Dronedaron z. B. über 4 Wochen hat einen gleichen Benefiz wie eine Langzeittherapie. Empfehlung der ESC 2012 ▶ Die Initiierung und Überwachung sollte durch einen Arzt mit Erfahrung in der Therapie mit Antiarrhythmika erfolgen. ▶ Vor einer Behandlung mit Dronedaron sollte bei geplanter antiarrhythmischer Dauertherapie insbesondere bei KHK Sotalol verordnet werden. *Anmerkung: Dieser Empfehlung schließt sich die DGK wegen der proarrhythmischen Wirkung von Sotalol nicht an.*

Kontraindikation	♦ Patienten mit einer systolischen LVEF < 40 % und instabiler Hämodynamik (Herzinsuffizienz NYHA III–IV oder < 4 Wochen nach kardialer Dekompensation) ♦ Permanentes VHF (Dauer unbekannt oder > 6 Monate) ♦ Patienten mit signifikanter struktureller Herzerkrankung ♦ Niereninsuffizienz (GFR < 30 ml/min) ♦ Keine gleichzeitige Einnahme von Dabigatran ♦ Lebertoxizität überwiegend in den ersten Wochen nach Einnahme ♦ Lungentoxizität bevorzugt nach vorheriger Anw. von Amiodaron ♦ Reduzierung der Dosis von Digitalisglykosiden
Ausblick	▶ Die Ergebnisse der PALLAS-Studie haben zu einer neuen Gesamtbewertung der Behandlung von VHF geführt. • Nach der Einschränkung der Indikation besteht für ausgewählte Patienten eine Indikation für Dronedaron (z. B. für die Klientel der ATHENA-Studie). • Auch alle übrigen Antiarrhythmika für VHF haben multiple Nebenwirkungen und Kontraindikationen. Genannt seien die proarrhythmischen Effekte von Sotalol und der Klasse-IC-Substanzen und die extrakardialen Nebenwirkungen v. Amiodaron. • Die Katheterablation von VHF, insbesondere von paroxysmalem VHF wird mit zunehmender Erfahrung, einer steigenden Erfolgsrate und einer deutlichen Abnahme periprozeduraler Komplikationen immer mehr die medikamentöse antiarrhythmische Behandlung zur Stabilisierung des Sinusrhythmus verdrängen *(s. Kap 3.5.3.2, Seite 71, und Kap. 3.6, Seite 74)*.

Therapieempfehlungen für die pharmakologische Kardioversion von neu aufgetretenem Vorhofflimmern

Substanz	Dauer VHF	Dosierung	Erfolgsrate	♦ Kontraindikation ♦ Einschränkung, Dosisreduktion ♦ Hinweis, keine Einschränkung ♦ Nebenwirkungen
Vernakalant	Indikation: mäßige strukturelle Herzerkrankung, geringe Herzinsuffizienz (NYHA I–II) (Zulassung 2010, selektive Verlängerung der atrialen Repolarisation, schnell wirksam)			
	Kurze Dauer (< 48 Std bis max. 7 Tage)	3 mg/kg i.v. über 10 min, Wiederholung ggf. nach 15 min (2 mg/kg) (oral nicht verfügbar)	Höher als bei Amiodaron (innerhalb 10 min > 50 %)	♦ Herzinsuffizienz (NYHA III–IV) ♦ Schwere Aortenklappenstenose ♦ Akutes Koronarsyndrom (< 30 Tage) ♦ QT-Verlängerung (> 35 %) ♦ Hypotonie (syst. < 100 mm Hg) ♦ Gehäuft Hypotonie
Flecainid	Indikation: neu aufgetretenes VHF bei keiner oder nur geringfügiger struktureller Herzerkrankung (gilt auch für Propafenon)			
	Kurze Dauer (< 48 Std)	1–2 (1,5–3,0) mg/kg i.v. (über 10–30 min) *oder* Oral 200–300 mg (Bolus)	65–90 % (in 6 Std)	♦ KHK ♦ Eingeschränkte LV-Funktion, (anamnestisch Herzinsuffizienz) ♦ Signifikante LV-Hypertrophie ♦ QT-Verlängerung > 25 % (Hinweis auf Torsaden) ♦ Einschränkung der Nierenfunktion (GFR < 50 ml/min)
Propafenon	Indikation: wie Flecainid			

	Kurze Dauer (< 48 Std)	0,5–1 mg/kg i.v. (über 10–20 min) *oder* Infusion 500–600 mg tgl *oder* oral 150–300 mg 3x tgl.	52–85 % (in wenigen Std)	♦ Konversion in Vorhofflattern mit 1:1-Überleitung (daher Kombination mit Betablocker) ♦ Intraventrikuläre Reizleitungsstörung ♦ Nur Propafenon: schwere obstruktive Ventilationsstörung
Amiodaron	Indikation: bei signifikanter struktureller Herzerkrankung, Herzinsuffizienz			
		Bis Sättigung: Bolus 300 mg über 10–20 min, danach Infusion 900 mg über 24 Std Bei oraler Gabe Sättigung mit 1000 mg tgl. über 5 Tage	35–90 % (verzögert nach 8–24 Std)	♦ Selten Torsaden (< 1 %), jedoch Vorsicht bei QT-verlängernden Substanzen (Kontrolle der QT-Zeit, Abbruch bei QT > 500 ms) ♦ Reduzierung der Dosis von Digitalisglykosiden und VKA ♦ Regelmäßige Kontrollen wegen multiplen toxischen extrakardialen Effekten (Lunge, Leber, Schilddrüse, Augen) ♦ Phlebitis, Hypotonie, Bradykardie
Dronedaron	Indikation: paroxysmales VHF bei fehlender oder nur geringfügiger struktureller Herzerkrankung, bei hypertensiver Herzerkrankung und bei einer koronaren Herzkrankheit			♦ LVEF < 40 %, instabile Hämodynamik (Herzinsuffizienz NYHA III+IV oder < 4 Wochen nach kardialer Dekompensation) ♦ Permanentes VHF (Dauer unbekannt oder > 6 Monate) ♦ Signifikante strukturelle Herzerkrankung ♦ Niereninsuffizienz (GFR < 30 ml/min) ♦ Nicht bei Dabigatran ♦ Reduzierung von Digitalis ♦ Lebertoxizität bevorzugt in den ersten Wochen der Einnahme ♦ Lungentoxizität bevorzugt nach Einnahme von Amiodaron
	Paroxysmales VHF	Nur oral verfügbar (400 mg 2x tgl.)	Niedriger als bei Amiodaron	

Nach einer pharmakologischen Kardioversion mit parenteraler Applikation des Antiarrhythmikums sollten die Patienten wegen möglicher Proarrhythmien (ventrikuläre Tachyarrhythmien, Sinusknotenstillstand, AV-Blockierungen) noch mindestens für die Dauer von 8 Stunden überwacht werden (EKG-Monitoring).

3.4.2.2 Pill-in-the-Pocket-Konzept

Definition	Kardioversion rezidivierender, akut einsetzender, symptomatischer und seltener VHF-Episoden (< 1/Mo.) durch Bolusgabe eines Klasse-IC-Antiarrhythmikums bei Patienten ohne signifikante strukturelle Herzerkrankung
Indikation	Rezidive nicht allzu häufiger VHF-Episoden ▶ ohne Bradykardie oder Faszikelblockierung ▶ ohne signifikante KHK, keine reduzierte LV-Funktion, keine relevante Linkshypertrophie
Voraussetzung	Vorheriger Test der Medikation unter klin. Kontrolle/Monitoring

Dosierung	▶ Propafenon 450–600 mg p. o. (Bolus) ▶ Flecainid 200 mg p. o. (Bolus), 300 mg bei einem KG > 70 kg ◆ Empfohlen ist ca. 30 min vor der Einnahme die Gabe eines kurz wirksamen Betablockers oder Kalziumantagonisten. ◆ Bei fortbestehender Symptomatik nach ≥ 8 Std sollte ein Arzt kontaktiert werden.
Nebenwirkung	◆ Konversion von VHF in Vorhofflattern mit 1:1-Überleitung (daher Kombination von Flecainid oder Propafenon mit Betablocker, *s. o*)

3.4.2.3 Elektrische Kardioversion

Voraussetzung	▶ TEE zum Ausschluss eines Thrombus in LA und LAA ▶ Eine adäquate Thromboembolieprophylaxe (Antikoagulation) ▶ Eine präinterventionelle Antiarrhythmikagabe kann eine erfolgreiche Kardioversion begünstigen.
Indikation	▶ Unverzügliche elektrische Kardioversion • Tachyarrhythmie mit den Symptomen Myokardischämie, Hypotonie, Angina pectoris oder Herzinsuffizienz, die auf die Frequenzkontrolle nicht anspricht • Vorhofflimmern mit Präexzitation und hochfrequenter Tachykardie oder hämodynamischer Instabilität
	▶ Elektive elektrische Kardioversion • Nach erfolgloser pharmakologischer Kardioversion, ggf. Wiederholung unter antiarrhythmischer Medikation *(s. u.)*
Kontraindikation	◆ Patienten mit Digitalisintoxikation ◆ Hypokaliämie
Vorgehen	▶ Biphasisches Schockmuster. Elektrodenposition anterior/posterior ▶ Energie 200 J (bei ineffektiver Kardioversion Erhöhung von Energie und Anpressdruck der Elektroden) ▶ ggf. Gaben eines Antiarrhythmikums *(s. u.)* ▶ Nachfolgend Überwachung über mindestens 3 Std (Monitor, Hämodynamik, ggf. Echo)
Risiko	▶ Narkoserisiko (z. B. Midazolam, Etomidate oder Propofol) ▶ Auslösung einer Thromboembolie (1–2 %) ▶ Auslösung von Arrhythmien (häufig ventrikuläre Tachyarrhythmien, insbesondere bei Hypokaliämie und Digitalisintoxikation)
Rezidive	▶ Sofort (während der ersten Minuten) ▶ Frühe Rezidive (in den ersten 2 Wochen) ▶ Spätrezidive
Faktoren für Rezidivhäufung	▶ Vergrößerung des LA > 50 mm, Alter des Patienten, eingeschränkte LV-Funktion, KHK, Vitium (Mitralklappe, Pulmonalklappe), ektope ES mit Long/short-Sequenz, tachykarde Herzfrequenz ▶ Weniger bedeutsam ist eine Dauer des VHF < 6 Mo. und die Häufigkeit früherer Episoden.
Erfolgsrate	▶ Primär bis 3 Tage nach der Kardioversion um 85 % ▶ Unter Antiarrhythmika > 90 % (die Kardioversion sollte daher unter einer effektiven Antiarrhythmikagabe erfolgen)

Antiarrhythmika-Vorbehandlung	Präinterventionelle Gabe von Amiodaron, Flecainid, Propafenon, Dronedaron erhöht die Erfolgsrate der Kardioversion *(s. Kap. 3.4.2.1, Seite 60)*.

Besonderheiten bei der Kardioversion von Patienten mit einem Herzschrittmacher oder ICD

- Die Elektrode sollte bei anterior/posteriorer Positionierung mindestens 8 cm von der SM-Batterie entfernt sein.
- Wegen des geringeren Energiebedarfs sollte auf eine biphasische Schockkonfiguration geachtet werden.
- Gelegentlich kommt es zu einer Erhöhung der Stimulationsreizschwelle. Es empfiehlt sich daher eine Monitorüberwachung der Patienten und eine abschließende Schrittmacherkontrolle.

3.5 Langzeitmanagement von Vorhofflimmern

Auswahl zwischen den Therapieoptionen Frequenzkontrolle und Rhythmuskontrolle

- Physiologisch bestimmt der Sinusknoten die Frequenz der Herzkammern. Er wird dabei vom autonomen Nervensystem gesteuert.
- Bei Vorhofflimmern ist die Kammerfrequenz abhängig von den Leitungseigenschaften des AV-Knotens.

Die Frequenz des Vorhofflimmerns von 350–600/min wird im AV-Knoten auf eine Frequenz von 90–170/min reduziert. Die Überleitung ist auch abhängig vom autonomen Nervensystem, vom Alter und von Erkrankungen des Reizleitungssystems. Die schnelle Aktivierung der Myokardzellen führt bei VHF zu einem kontraktilen und elektrischen Remodeling des Vorhofmyokards und zu einer kontraktilen Dysfunktion des Ventrikels insbesondere bei einer hohen Kammerfrequenz. Folge ist eine Progression von paroxysmalem VHF zu permanentem VHF und längerfristig auch eine Linksherzinsuffizienz.

Primäres Ziel einer Behandlung des Vorhofflimmerns ist eine Normalisierung der kardialen Aktivierung mit Wiederherstellung des Sinusrhythmus (Rhythmuskontrolle).

Allerdings ließ sich bislang in den vergleichenden klinischen Studien (AFFIRM, RACE) nur ein symptomatischer Nutzen sowohl für die Frequenz- als auch für die Rhythmuskontrolle nachweisen (das Ergebnis weiterer Studien steht aus). Für keine der beiden Therapieoptionen fand sich ein Vorteil hinsichtlich Mortalität und Thromboembolierisiko. Lediglich die ATHENA-Studie konnte mit dem Antiarrhythmikum Dronedaron eine signifikante Reduzierung des kombinierten Endpunktes aus Tod und kardiovaskulärer Hospitalisation belegen.

3.5.1 Frequenzregulierende Langzeitbehandlung

- **Eine Frequenzkontrolle lässt sich erzielen:**
  - **Medikamentös** mit einer Verlangsamung der AV-Leitung. Bei der Auswahl der Medikamente sollten die zugrunde liegende kardiovaskuläre Erkrankung und die Komorbiditäten berücksichtigt werden. Es empfehlen sich die gleichen Substanzen wie bei der Frequenzkontrolle im Akutstadium *(s. Kap. 3.4.1, Seite 57)*.

- Bei einer ineffektiven medikamentösen Frequenzkontrolle sollte eine **Ablation des AV-Knotens** mit Implantation eines Herzschrittmachers erwogen werden *(s. Kap. 3.5.2, Seite 68)*.

> Eine dauerhafte Frequenzkontrolle empfiehlt sich für Patienten mit einem weitgehend asymptomatischen permanenten VHF (EHRA-Score I). Dies trifft insbesondere für die älteren Patienten zu.

Antiarrhythmika für die Langzeit-Frequenzregulierung			
Substanz	Orale Gabe (Erhaltungsdosis)	Indikation	♦ Kontraindikation ♦ Einschränkung, Dosisreduktion ♦ Nebenwirkungen
Betablocker			
Metoprolol	100–200 mg 1x tgl.	▶ Paroxysmales, persistierendes und permanentes VHF ▶ Hoher adrenerger Tonus ▶ Symptomatische Ischämie	♦ Obstruktive Ventilationsstörung ♦ Schwere Herzinsuffizienz ♦ Höhergradige AV-Leitungsstörung ♦ Nicht bei schwerer PAVK ♦ Bradykardie, Hypotonie
Bisoprolol	2,5–10 mg 1x tgl.		
Kalzium-Kanal-Antagonisten vom Nicht-Dihydropyridin-Typ (Verapamil)			
Verapamil	40–120 mg 3x tgl. *oder* 120–240 mg ret 1–2x tgl.	▶ Paroxysmales, persistierendes und permanentes VHF	♦ Systolische Herzinsuffizienz ♦ Negative Inotropie
Diltiazem	60 mg 3x tgl. *oder* 90–180 mg ret 2x tgl.		
Digitalisglykoside			
Digoxin	0,5–1,0 mg 1x tgl.	▶ Paroxysmales, persistierendes und permanentes VHF ▶ Bevorzugt bei Patienten mit Herzinsuffizienz und LV-Dysfunktion und bei inaktiven Patienten ▶ Meist in Kombination mit Betablockern oder Kalziumkanal-Antagonisten	♦ Keine gleichzeitige Gabe von Dronedaron ♦ Reduzierung der Dosis bei Amiodaron ♦ Reduzierung der Dosis bei Kalziumantagonisten vom Dihydropyridintyp
Digitoxin	0,4–0,6 mg 1x tgl.		
Klasse-III-Antiarrhythmika (Multikanalblocker)			
Dronedaron	400 mg 2x tgl.	▶ Paroxysmales oder persistierendes Vorhofflimmern nach erfolgter Kardioversion zur Erhaltung des Sinusrhythmus ▶ Bei fehlender oder nur geringfügiger struktureller Herzerkrankung ▶ Bei hypertensiver Herzerkrankung ▶ Bei koronarer Herzkrankheit	♦ LVEF < 40 % und instabile Hämodynamik (NYHA III+IV oder < 4 Wo. nach kardialer Dekompensation) ♦ Permanentes VHF (Dauer unbekannt oder > 6 Monate) ♦ Niereninsuffizienz (Kreatinin-Clearance < 30 ml/min) ♦ Nicht bei Dabigatran ♦ Lebertoxizität bevorzugt in den ersten Wochen der Einnahme ♦ Lungentoxizität bevorzugt nach Einnahme von Amiodaron ♦ Reduzierung der Dosis von Digitalisglykosiden

Amiodaron	100–200 mg 1x tgl. (nach Aufsättigung)	▶ Als chronische Frequenzkontrolle, wenn andere Maßnahmen ineffektiv oder kontraindiziert sind ▶ Überwiegend bei relevanter struktureller Herzerkrankung und Herzinsuffizienz, wenn andere Therapiemöglichkeiten ausgeschöpft oder nicht indiziert sind. Keine Indikation bei Patienten ohne eine relevante strukturelle Herzerkrankung	♦ Selten Torsaden (< 1 %), Vorsicht bei Kombination mit QT-verlängernden Substanzen (Kontrolle der QT-Zeit, Abbruch bei QT > 500 ms) ♦ Multiple toxische extrakardiale Effekte (Lunge, Leber, Schilddrüse, Augen) machen regelmäßige Kontrollen erforderlich ♦ Phlebitis, Hypotonie, Bradykardie ♦ Reduzierung der Dosis von Digitalisglykosiden und VKA sowie bei älteren Patienten
Frequenzkontrolle bei Patienten mit Vorhofflimmern und Präexzitation			
♦ Bei **Präexzitation** sind Betablocker, Kalzium-Antagonisten vom Nicht-Dihydropyridin-Typ und Digitalis kontraindiziert! (Die Substanzen beschleunigen die Überleitung über das akzessorische Bündel mit der Gefahr von Kammerflimmern/PHT.) ▶ Antiarrhythmika 1. Wahl sind Ajmalin, Flecainid, Propafenon und Amiodaron *(s. Kap. 5.3, S. 93)* ▶ Im Akutstadium empfiehlt sich eine elektrische Kardioversion, da Amiodaron wegen der langen Aufsättigungszeit nicht in Frage kommt.			

3.5.2 AV-Knoten-Ablation

Eine AV-Knotenablation sollte zur Frequenzkontrolle erwogen werden bei Patienten, die auf eine medikamentöse Frequenzsenkung nicht ansprechen oder diese nicht tolerieren und bei denen eine Rhythmuskontrolle nicht indiziert erscheint. Häufig muss sie mit der Implantation eines antibradykarden Schrittmachers (ggf. mit biventrikulärer Stimulation) kombiniert werden; dazu muss der Patient seine Zustimmung geben.

AV-Knoten-Ablation zur Frequenzkontrolle von Vorhofflimmern (ESC 2012)	EmG	EvG
▶ **Bei Patienten mit nicht ausreichend effektiver medikamentöser Frequenzregulierung**, bei denen eine medikamentöse antiarrhythmische Behandlung nicht indiziert oder nicht effektiv ist und die keine Indikation zur Katheterablation oder chirurgischen Ablation aufweisen	IIa	B
▶ **Bei Patienten mit permanentem VHF und einer Indikation zur biventrikulären Stimulation** (NYHA ≥ III, LVEF ≤ 35 % und QRS ≥ 130 ms) bei nicht ausreichender oder nicht tolerierter medikamentöser Frequenzregulierung *(s. Teil C: Kap. 16.3, Seite 172)*	IIa	B
▶ **Bei Patienten mit unzureichender biventrikulärer Stimulation**, bei denen Amiodaron nicht effektiv oder kontraindiziert ist *(s. Teil C: Kap. 16.3, Seite 172)*	IIa	C
▶ **Bei Patienten mit tachykardieinduzierter Kardiopathie** bei nicht ausreichend effektiver medikamentöser Frequenzregulation, wenn keine Indikation zur Katheterablation besteht	IIb	C
▶ **Bei Patienten mit permanentem VHF und geplanter biventrikulärer Stimulation** (NYHA I–II, LVEF ≤ 35 %) bei nicht ausreichender oder nicht tolerierter medikamentöser Frequenzregulierung	IIb	C

Empfehlung zur Implantation eines Herzschrittmachers nach AV-Knoten-Ablation (ESC 2012)	EmG	EvG
▶ **Bei Patienten mit jeglicher Art von VHF und hochgradig eingeschränkter LVEF ≤ 35 % und schwerer Herzinsuffizienz NYHA III–IV** sollte nach der AV-Knoten-Ablation eine biventrikuläre Stimulation erwogen werden.	IIa	C
▶ **Bei Patienten mit jeglicher Art von VHF, mittelgradig eingeschränkter LV-Funktion** (LVEF ≤ 45 %) und moderater Herzinsuffizienz (NYHA II) kann nach der AV-Knoten-Ablation die Implantation eines CRT-Systems erwogen werden.	IIb	C
▶ **Bei Patienten mit paroxysmalem VHF und normaler LVEF** kann nach der AV-Knoten-Ablation die Implantation eines Zweikammerschrittmachers DDD(R) erwogen werden.	IIb	C
▶ **Bei Patienten mit permanentem oder persistierendem VHF und normaler** LVEF kann nach der AV-Knoten-Ablation ein Einkammerschrittmacher (VVI(R)) erwogen werden.	IIb	C

3.5.3 Rhythmuserhaltende Behandlung

Ziel der Rhythmuskontrolle durch Konversion von VHF zum Sinusrhythmus ist eine Beherrschung der durch Vorhofflimmern bedingten Symptome.

In der Langzeit-Behandlung sollte eine Rhythmuskontrolle durchgeführt werden

- bei einer **fortbestehenden klinischen Symptomatik** oder einer **hämodynamischen Beeinträchtigung** der Patienten unter einer medikamentösen frequenzregulierenden Kombinationsbehandlung,
- **auf Wunsch der Patienten**, wenn sie längerfristig die Rhythmusstörung aufgrund der Symptomatik oder Begleiterscheinungen nicht akzeptieren,
- bei **Patienten im jüngeren Alter** und mit hohen körperlichen Aktivitäten.

Dabei sollte stets die Wahrscheinlichkeit berücksichtigt werden, mit der sich ein stabiler Sinusrhythmus erzielen lässt.

Eine Regularisierung von VHF lässt sich erreichen durch:

- Antiarrhythmika
- Elektrische Kardioversion
- Katheterablation

Bei der **Entscheidung zur medikamentösen antiarrhythmischen Behandlung** sollten folgende Erfahrungen berücksichtigt werden.

- Langfristig ist die Effizienz der Antiarrhythmika-Therapie zum Erhalt des Sinusrhythmus mäßig. Eine Katheterablation ist nach 2 Jahren der medikamentösen Behandlung überlegen.
- Die klinisch erfolgreichen Substanzen können VHF-Rezidive vermindern, jedoch nicht verhindern. VHF ist auch unter Antiarrhythmikagabe progredient, wobei paroxysmales VHF mit einer Häufigkeit von 5–10 %/a in persistierendes VHF übergeht.
- Medikamentenbedingte Proarrhythmien und extrakardiale Nebenwirkungen sind unter Einnahme von Antiarrhythmika häufig.
- Wegen der häufigen Nebenwirkungen sollte die Behandlungsdauer eingeschränkt werden (z. B. Einnahme von Flecainid nach einer Kardioversion auf 4 Wochen).

▶ Bei der Auswahl des Antiarrhythmikums für Patienten mit keiner oder nur minimaler struktureller Herzerkrankung ist die Sicherheit gegenüber der Effizienz vorrangig. Bei den Patienten mit struktureller Herzerkrankung wird sie durch das zugrunde liegende kardiale Substrat bestimmt.

3.5.3.1 Antiarrhythmika zur rhythmuserhaltenden Langzeitbehandlung

Substanz	Dosierung	Indikation/Substrat	♦️ Kontraindikation 🔶 Einschränkung, Dosisreduktion 🔷 Nebenwirkungen
Betablocker			
Metoprolol	100–200 mg 1x tgl.	▶ Rezidive von adrenergem VHF ▶ Thyreotoxikose ▶ Belastungsinduziertes VHF	♦️ Obstruktive Ventilationsstörung ♦️ Schwere Herzinsuffizienz ♦️ Höhergradige AV-Leitungsstörung ♦️ Nicht bei schwerer PAVK 🔷 Bradykardie, Hypotonie
Bisoprolol	2,5–10 mg 1x tgl.		
Sotalol	80–240 mg 2x tgl.	▶ Adrenerg vermitteltes VHF	🔶 Sotalol wegen QT-Verlängerung/ Proarrhythmien kaum mehr empfohlen
Klasse-IC-Antiarrhythmika			
Flecainid	50–100 mg 2x tgl. *oder* 200 mg XL 1x tgl.	▶ Patienten mit keiner oder nur minimaler struktureller Herzerkrankung (Hypertonie ohne LV-Hypertrophie)	♦️ KHK ♦️ Eingeschränkte LV-Funktion ♦️ Signifikante LV-Hypertrophie (anamnestisch Herzinsuffizienz) ♦️ QT-Verlängerung > 25 % (Hinweis auf Torsaden) ♦️ Einschränkung der Nierenfunktion (Kreatinin-Clearance < 50 ml/min) 🔷 Konversion in Vorhofflattern mit 1:1-Überleitung (daher Kombination mit einem Betablocker) 🔷 Intraventrikuläre Leitungsstörung ♦️ Nur Propafenon: schwere obstruktive Lungenerkrankung
Propafenon	150–300 mg 3x tgl. *oder* 225–425 mg SR 2x tgl.		
Klasse-III-Antiarrhythmika			
Sotalol	80–240 mg 2x tgl.	▶ Patienten mit keiner oder nur minimaler struktureller Herzerkrankung ▶ KHK	♦️ Herzinsuffizienz ♦️ LV-Hypertrophie ♦️ Vorbestehende QT-Verlängerung, bevorzugt bei Herzinsuffizienz und linksventrikulärer Hypertrophie (Sotalol wegen der häufigen Proarrhythmien kaum mehr empfohlen) ♦️ Niereninsuffizienz (Kreatinin-Clearance < 50 ml/min) 🔷 Hypokaliämie
Dronedaron	400 mg 2x tgl.	▶ Patienten mit keiner oder nur minimaler struktureller Herzerkrankung ▶ Hypertensive Herzerkrankung ▶ KHK	♦️ LVEF < 40%, instabile Hämodynamik (Herzinsuffizienz NYHA III+IV oder < 4 Wochen nach kardialer Dekompensation) ♦️ Permanentes VHF (Dauer unbekannt oder > 6 Monate) ♦️ Signif. strukturelle Herzerkrankung ♦️ Niereninsuffizienz (Kreatinin-Clearance < 30 ml/min) ♦️ Nicht bei Dabigatran

			♦ Reduzierung von Digitalisglykosiden ♦ Lebertoxizität bevorzugt in den ersten Wochen der Einnahme ♦ Lungentoxizität bevorzugt nach Einnahme von Amiodaron
Amiodaron	Aufsättigung: 1000 mg tgl. über 5 Tage. Erhaltungsdosis: 200 mg 1x tgl.	▶ Herzinsuffizienz NYHA III–IV bei signifikanter struktureller Herzkrankheit (einzige verwendbare Substanz bei Herzinsuffizienz NYHA III–IV) ▶ Schwere LV-Hypertrophie ▶ Indiziert bei Unwirksamkeit oder Kontraindikation von Sotalol/Dronedaron	♦ Selten Torsaden (< 1%), jedoch Vorsicht bei Kombination mit QT-verlängernden Substanzen (QT-Zeit-Kontrolle, Abbruch bei QT > 500 ms) ♦ Multiple toxische extrakardiale Effekte (Lunge, Leber, Schilddrüse, Augen) machen Kontrollen erforderlich ♦ Phlebitis, Hypotonie, Bradykardie ♦ Die Dosierung von Digitalis und VKA sollte reduziert werden

Unter der Einnahme von Antiarrhythmika mit möglicher proarrhythmischer Wirkung sollten EKG-Kontrollen mit Beurteilung von PQ- und QT-Zeit sowie der QRS-Dauer, bevorzugt vor und 1–3 Tage nach der Ersteinnahme von Flecainid, Propafenon oder Sotalol erfolgen.

- ▶ Therapieempfehlungen für die pharmakologische Kardioversion von neu aufgetretenem VHF s. Kap. 3.4.2.1, Seite 60
- ▶ Pill-in-the-Pocket-Konzept s. Kap. 3.4.2.2, Seite 64

3.5.3.2 Strategie der rhythmuserhaltenden Behandlung (Antiarrhythmika versus Katheterablation)

Patienten mit fehlender oder nur gering ausgeprägter struktureller Herzerkrankung (Hypertonie ohne signifikante Zeichen einer Hypertrophie)	
	▶ Betablocker werden in den Leitlinien 2016 hier nicht mehr empfohlen.
1. Wahl	▶ Substanzen der Klasse IC. Alternativ Entscheidung zur Katheterablation
2. Wahl	▶ Bei unzureichender Wirkung der Medikation mit Klasse-IC-Substanzen wird eine Katheterablation empfohlen.
Patienten mit hypertensiver Herzerkrankung mit Hypertrophiezeichen	
1. Wahl	▶ Behandlung der Grunderkrankung: ACE-Hemmer oder AT1-Rezeptorantagonisten, Betablocker
2. Wahl	▶ Abwägung zwischen primärer Katheterablation (bevorzugt) *oder* ▶ Medikamentös mit Dronedaron oder Amiodaron (Amiodaron wiederum nur bei relevanter struktureller Erkrankung des Herzens)
Patienten mit koronarer Herzkrankheit	
1. Wahl	▶ Behandlung der Grunderkrankung: Medikamentöse Behandlung der KHK, ggf. Koronarintervention, Betablocker
2. Wahl	▶ Amiodaron, Dronedaron (unter Abwägung der spezifischen Vor- und Nachteile der Substanzen) ▶ Bei guter LV-Funktion zunehmend Entscheidung zur Katheterablation
Patienten mit symptomatischer Herzinsuffizienz	
1. Wahl	▶ Behandlung der Herzinsuffizienz: Medikamentöse Behandlung der Herzinsuffizienz nach den Leitlinien

2. Wahl	▶ Dronedaron bei stabiler Herzinsuffizienz NYHA I–II, danach Amiodaron ▶ Amiodaron bei NYHA III–IV oder instabiler NYHA II als einzige Substanz
3. Wahl	▶ Überprüfung der Indikation zur Katheterablation *(s. Kap. 3.6, Seite 74)*

3.5.3.3 Wahl der Antiarrhythmika unter Berücksichtigung des klinischen Bildes

Herzinsuffizienz	
Empfehlungen zur Frequenzkontrolle	▶ **Betablocker** Therapie der 1. Wahl bei Patienten mit Herzinsuffizienz und eingeschränkter LV-Funktion
	▶ **Amiodaron** ist bei hämodynamisch instabilen Patienten mit akuter Herzinsuffizienz und eingeschränkter LV-Funktion die Therapie der 1. Wahl (ggf. in Kombination mit Digitalisglykosiden).
	▶ **Eine AV-Knoten-Ablation** sollte bei Patienten mit permanentem VHF und einer Indikation eines CRT-Systems (NYHA III–IV, LVEF ≤ 35 %, QRS ≥ 130 ms) erwogen werden, sofern andere Maßnahmen erfolglos oder kontraindiziert sind.
	▶ **Gaben von Kalziumantagonisten vom Nicht-Dihydropyridin-Typ** (alternativ Betablocker) sind bei Patienten mit Herzinsuffizienz und erhaltener Ejektionsfraktion möglich.
	♦ **Kalziumantagonisten vom Nicht-Dihydropyridin-Typ** sind zur Herzfrequenzkontrolle bei Patienten mit Herzinsuffizienz und eingeschränkter Pumpfunktion kontraindiziert.
Empfehlungen zur Rhythmuskontrolle	▶ **Eine elektrische Kardioversion empfiehlt sich bei** • Patienten mit VHF und anhaltender Myokardischämie oder symptomatischer Hypotension *oder* • Symptomen der Lungenstauung, wenn eine hohe Ventrikelfrequenz nicht auf pharmakologische Behandlung anspricht.
	▶ **Amiodaron** ist bei Patienten mit VHF und schwerer Herzinsuffizienz (NYHA III–IV) oder kürzlicher (< 4 Wochen) instabiler Herzinsuffizienz und/oder reduzierter LV-Funktion (LVEF ≤ 35 %) das einzig mögliche Antiarrhythmikum zum Erhalt des Sinusrhythmus.
	▶ **Amiodaron** empfiehlt sich zur pharmakologischen Kardioversion oder zur Erleichterung der elektrischen Kardioversion von VHF.
	▶ **Eine elektrische Kardioversion** empfiehlt sich zur Rhythmuskontrolle bei Patienten mit Herzinsuffizienz und symptomatischem persistierendem VHF trotz adäquater Frequenzkontrolle.
Katheterablation	▶ **Eine Katheterablation (Pulmonalvenenisolation und Substratmodifikation)** sollte bei Patienten mit Herzinsuffizienz und symptomatischem therapierefraktären VHF erwogen werden *(s. Kap. 3.6.2, Seite 77)*.

Schwangerschaft
♦ NOAKs sollten in der Gravidität nicht verordnet werden (Gefahr Fruchttod).
▶ **Eine elektrische Kardioversion** kann in allen Schwangerschaftsabschnitten durchgeführt werden und ist bei Patientinnen indiziert, die infolge von VHF hämodynamisch instabil sind.
▶ **Eine Thromboembolieprophylaxe** wird bei einem hohen Schlaganfallrisiko während der gesamten Schwangerschaft empfohlen. ▶ Die Wahl zwischen Heparin und VKA ist vom Schwangerschaftsstadium abhängig. • VKA vom 2. Trimester bis 1 Monat vor dem Geburtstermin • NMH während des 1. Trimesters und 1 Monat vor dem Geburtstermin, alternativ UFH mit einer Verlängerung der aPTT auf das 1,5-fache
▶ **Bei einer Frequenzkontrolle** können Betablocker und Kalziumantagonisten vom Nicht-Dihydropyridin-Typ verwendet werden. Im 1. Trimester sollte der Gebrauch eines Betablockers gegenüber dem potentiellen foetalen Risiko abgewogen werden.
▶ **Bei notwendiger Frequenzkontrolle** und einer Kontraindikation von Betablockern und Kalziumantagonisten vom Nicht-Dihydropyridin-Typ sind Gaben von Digitalisglykosiden möglich.
▶ **Bei hämodynamisch stabilen Patientinnen ohne strukturelle Herzerkrankung** sind bei notwendiger Kardioversion i.v.-Gaben von Flecainid zur Terminierung eines neu aufgetretenen VHF möglich, wenn eine elektrische Kardioversion ungünstig ist.

Akutes Koronarsyndrom (AKS)
Patienten mit VHF erleiden doppelt so häufig einen Myokardinfarkt wie Patienten im Sinusrhythmus. Daneben führt ein Myokardinfarkt bei etwa 30 % der Patienten zu Vorhofflimmern. Unabhängig davon ob VHF bestand oder neu auftrat, erhöht sich die Mortalität um etwa 40 %. Besonders hoch ist die Mortalität wenn VHF > 30 Tage nach dem Infarkt auftritt *(s. Kap. 3.2.7.3.5, Seite 52)*.
▶ **Bei Patienten mit schwerer hämodynamischer Beeinträchtigung oder therapierefraktärer Ischämie** ist eine elektrische Kardioversion indiziert, wenn eine adäquate Frequenzsenkung pharmakologisch nicht erreicht wird.
▶ **Bei Patienten mit einer tachykarden Kammerfrequenz** empfiehlt sich eine Frequenzsenkung mit Amiodaron i.v. oder mit einem Betablocker.
▶ **Bei Patienten mit AKS und Herzinsuffizienz** empfiehlt sich zur Frequenzsenkung Digoxin (bevorzugt in Kombination mit Amiodaron)
♦ **Flecainid und Propafenon** sind bei Patienten mit AKS kontraindiziert.

Athleten
Ausdauersport führt häufig zu VHF.
▶ **Eine adäquate Frequenzkontrolle** ist bei Athleten wichtig. Betablocker werden häufig nicht toleriert oder sind unzulässig.
▶ **Vorhofflattern** spontan oder durch Klasse-IC-Antiarrhythmika ausgelöst, kann zu einer hämodynamischen Gefährdung führen.
▶ **„Pill-in-the-Pocket“**: Bei Bolusgabe eines Klasse-IC-Antiarrhythmikums sollten die sportlichen Aktivitäten für die Dauer der Rhythmusstörung und für 1–2 Halbwertszeiten nach Gabe des Antiarrhythmikums unterbrochen werden.
▶ **Bei Athleten mit Vorhofflattern** sollte eine Isthmusablation erwogen werden, insbesondere bei geplanter Behandlung mit Flecainid oder Propafenon.

► **Eine Ablationsbehandlung (Pulmonalvenenisolation)** sollte bei Athleten zur Verhütung von wiederkehrenden VHF-Episoden erwogen werden.
♦ **Bei Vorliegen einer Ursache des VHF** sollten die sportlichen Aktivitäten bis zur Korrektur der Störung unterbrochen werden.
♦ **Sportliche Aktivitäten sollten ausgesetzt werden** bei Symptomen einer hämodynamischen Beeinträchtigung (z. B. Schwindel).

3.6 Katheterablation von Vorhofflimmern

3.6.1 Pulmonalvenenisolation bei paroxysmalem Vorhofflimmern

Die Verfahren der Katheterablation von VHF wurden unter der Zielvorstellung einer Heilung der Rhythmusstörung entwickelt.

Bahnbrechend war der Nachweis myokardialer Anteile, die vom linken Vorhof in die Pulmonalvenen ziehen. Sie sind Ursache der fokalen Ektopien, die wiederum als Trigger die Rhythmusstörung im linken Vorhof auslösen. Dieses Substrat lässt sich relativ einfach durch eine vollständige Pulmonalvenenisolation (PVI) ausschalten. Dies ist die einzige gesicherte Grundlage für eine Ablationsbehandlung bei Vorhofflimmern. Alle neueren Verfahren, die bei der Ablation von persistierendem Vorhofflimmern angewendet werden sind bislang nicht sicher wissenschaftlich belegt.

Die Pulmonalvenenisolation ist bei der Rezidivprophylaxe von paroxysmalem VHF einer medikamentösen Behandlung überlegen.

Ein Überlebensvorteil ließ sich bislang noch nicht nachweisen. Der Eingriff ist sicher, die Komplikationsrate ließ sich in Zentren mit großer Erfahrung deutlich reduzieren.

Die Zahl der in Deutschland durchgeführten Katheterablationen von VHF steigt seit Jahren kontinuierlich an (von 48 000 im Jahr 2012 auf 68 000 im Jahr 2014). Hochfrequenzstrom (RF: radiofrequency energy) war für lange Zeit alleinige Energiequelle. Zwischenzeitlich wurden Ultraschall, Kälte und Laserenergie erprobt. In den Ballon des Lasersystems wurde ein Endoskop integriert und gestattet eine Ablation unter direkter visueller Kontrolle. Nach einer manuell geführten (punktuellen) zirkumferentiellen Ablation wurden Katheter mit multiplen Elektroden und neuerdings auch ballonbasierte Katheter mit Verwendung verschiedener Energieformen entwickelt. Unterstützt wird die Ablation durch ein dreidimensionales Rekonstruktionsverfahren (z. B. Carto 3 oder Navx Ensite), das während der Untersuchung die Anatomie des Herzens und die Lage der Katheter ohne Röntgenstrahlen darstellt. Bereits vor der Katheterintervention kann man sich durch MRT die Fibroselast des atrialen Myokards und die anatomische Beziehung der Pulmonalvenen zum N. phrenicus und Ösophagus dokumentieren. Dadurch lassen sich Erfolgsrate und Sicherheit einer Ablation verbessern. Die Effektivität und die Sicherheit der neuen Ableitungskatheter (HF-Multielektroden-Pulmonalvenen-Ablationskatheter vs. Kryoballon-Katheter der 2. Generation) werden in mehreren Studien verglichen. Erste Ergebnisse wurden in der Fire-and-Ice-Studie publiziert (Kuck et al., 2016).

Empfehlungen zur Pulmonalvenenisolation bei paroxysmalem Vorhofflimmern *(s. a. Kap. 3.5.3.2, Seite 71)*	EmG	EvG
Eine Katheterablation wird bei symptomatischen Patienten mit paroxysmalem VHF und nur minimaler struktureller Herzerkrankung empfohlen, wenn die medikamentöse antiarrhythmische Behandlung nicht ausreicht und der Eingriff in einem Zentrum mit großer Erfahrung durchgeführt wird.	I	A
Eine Katheterablation von rezidivierendem symptomatischem VHF kann als Erstlinien-Therapie als Alternative zur medikamentösen antiarrhythmischen Behandlung bei ausgewählten Patienten erwogen werden, abhängig vom Wunsch des Patienten und vom Kosten-Nutzen-Risiko. Der Eingriff sollte in einem Zentrum mit großer Erfahrung durchgeführt werden.	IIa	B
Eine Katheterablation sollte bei Patienten mit symptomatischem paroxysmalen VHF bei keiner oder nur minimaler struktureller Herzerkrankung erwogen werden, wenn sie antiarrhythmische Medikamente ablehnen.	IIa	B
Die Katheterablation von paroxysmalem VHF soll die Isolation der Pulmonalvenen zum Ziel haben.	IIa	B
Die Ablation des rechtsatrialen Isthmus sollte als Teil der Ablation von Vorhofflimmern erfolgen, wenn vor oder während der Prozedur isthmusabhängiges Vorhofflattern dokumentiert wurde.	I	B
Ein VHF-Rezidiv innerhalb von 6 Wochen nach Ablation sollte vor einem Zweiteingriff beobachtet und mit Antiarrhythmika behandelt werden *(s. u.)*.	IIa	B

Erfolgsrate der Pulmonalvenenisolation bei Patienten mit keiner oder nur gering ausgeprägter struktureller Herzerkrankung	
Erfolgsrate	Bei Freiheit von Tachyarrhythmien (atriale Tachykardien, VHF, Vorhofflattern) > 30 s Dauer nach Ablauf der Blanking-Zeit (von max. 3 Mo. nach Ablation) spricht man von einer Erfolgsrate von 100 %. Wichtig ist ein EKG-Monitoring mit SM, ICD oder Ereignisrekorder. ▶ Erfolgsraten nach Pulmonalvenenisolation ● Bei frühzeitiger Intervention liegt die Erfolgsrate nach - 1 Prozedur am Ende des 1. Jahres bei ca. 80 % - mehreren Prozeduren (im Mittel 1,4/Patient) bei 80–93 % - 5 Jahren bei 80 % ● Die Erfolgsrate sinkt auf 45 %, wenn VHF vor der Ablation länger als 1 Jahr besteht, und nach 2-jährigem VHF noch weiter ab.
Prädiktoren für einen Erfolg	▶ Größe des linken Vorhofs (Ausmaß der Dilatation als Indikator eines ausgeprägten atrialen Remodeling) ▶ Dauer des Vorhofflimmerns ▶ Vorliegen einer relevanten kardialen Grunderkrankung (z. B. moderate Mitralvitien, dilatative oder hypertrophe Kardiomyopathie, nicht kontrollierte Hypertonie, diastolische Dysfunktion) ▶ Hohe Frequenzen der Vorhoferregung
Argumente für eine Ablation	▶ Die Pulmonalvenenisolation ist ein kurativer Eingriff und kann das der Rhythmusstörung zugrunde liegende Substrat ausschalten. ▶ Die medikamentöse antiarrhythmische Behandlung ist nie kurativ. ▶ Die Erfolgsrate der medikamentösen antiarrhythmischen Behandlung ist längerfristig niedrig.

	▶ Die medikamentöse antiarrhythmische Behandlung hat eine höhere Komplikationsrate und ist auf wenige Substanzen beschränkt. • Bei Patienten mit keiner oder gering ausgeprägter struktureller Herzerkrankung stehen zur Verfügung: - Flecainid, Propafenon - Dronedaron • Bei Patienten mit struktureller Herzerkrankung - Dronedaron (Patienten ohne oder mit nur minimaler struktureller Herzerkrankung mit nicht permanentem VHF, z. B. KHK und Hypertonie mit und ohne linksventrikuläre Hypertrophie; *s. Kap. 3.4.2.1, Seite 60*) - Amiodaron (Patienten mit signifikanter struktureller Herzerkrankung, Herzinsuffizienz NYHA III–IV)
Komplikationen	▶ Die Komplikationsrate der Ablation ist rückläufig. Sie liegt bei der Ablation von paroxysmalem VHF bei folgenden Werten: • Leichte Komplikationen 2,5 % • Mittelschwere Komplikationen 2,5 % • Schwere beherrschbare Komplikationen 1–2 % • Fatale Komplikationen < 0,025 % Bei der Kryoballontechnik treten etwas häufiger eine Phrenikusparese und Ösophagusläsionen auf, bei der Multielektroden-Pulmonalvenen-Ablation etwas häufiger Thromboembolien und Pulmonalvenenstenosen *(s. Kap. 3.6.2, Seite 77)*.

Die Pulmonalvenenisolation ist bei Patienten mit symptomatischem paroxysmalem VHF bei keiner oder nur minimaler struktureller Herzerkrankung ein effektives Verfahren.

Nach der Fire-and-Ice-Studie (Kuck et al., 2016) hat sich bei der Ablationstherapie von paroxysmalem VHF die Technik mit Kälte (Kryoballon) gegenüber der Ablation mit Hitze (Hochfrequenzstrom) überlegen gezeigt: Bei gleicher Endpunktrate (34,6 % bzw. 35,9 %) war die Prozedurdauer kürzer, Komplikationen traten seltener auf. Darüber hinaus ist die Prozedur wesentlich einfacher und lässt sich für eine erfolgreiche breitere Anwendung auch in weniger hoch spezialisierten Zentren durchführen.

- ▶ Die Pathophysiologie des paroxysmalen VHF ist durch den Nachweis der auslösenden Trigger in den Pulmonalvenen weitgehend geklärt und hat zu dem erfolgreichen Ablationskonzept der Pulmonalvenenisolation (PVI) geführt. In der ersten Sitzung wird daher nur eine PVI durchgeführt.
- ▶ Bei einer Zweitprozedur wegen eines Rezidivs werden neben einer erneuten PVI häufig auch fokale endokardiale Trigger abladiert, die sich im Rahmen des VHF als potentiell arrhythmogene Areale in beiden Vorhöfen gebildet haben und in Form komplexer fraktionierter atrialer Elektrogramme (CFAE) sichtbar werden.
- ▶ Die Kombination dieser beiden Eingriffe wurde von der führenden Arbeitsgruppe in Bordeaux 2005 unter der Bezeichnung „stepwise approach" eingeführt. Sie wird gelegentlich noch erweitert durch eine lineare Substratablation im linken Vorhof (Vorhofdachlinie, Mitralisthmuslinie, ggf. auch durch eine Separation des linken Vorhofohrs).

3.6.2 Kombinierter Eingriff (Pulmonalvenenisolation und Substratmodifikation) bei persistierendem Vorhofflimmern

<table>
<tr><td>Patho-physiologie</td><td>▶ Anders als beim paroxysmalen VHF beeinflussen viele Faktoren die Entstehung und Aufrechterhaltung des persistierenden VHF:
• Fokale Trigger in den Pulmonalvenen oder in den Vorhöfen ausserhalb der Pulmonalvenen
• Endokardiale komplexe fraktionierte atriale Elektrogramme (CFAE)
• Das vegetative Nervensystem (parasympathische Ganglien)
• Atriales Remodelling (Fibrose)
• Größe des Vorhofs
• Strukturelle Herzerkrankungen
▶ Persistierendes und lange anhaltendes persistierendes Vorhofflimmern korrelieren mit Umbauprozessen in den Vorhöfen und in den angrenzenden thorakalen Venen. Betroffen ist neben den Ionenkanälen (elektrisches Remodelling) die Gewebearchitektur (strukturelles Remodelling). Das Ausmaß der Fibrose lässt sich durch eine MRT-Untersuchung darstellen.
• Dadurch kommt es zu Änderungen der elektrischen und mechanischen Funktion insbesondere im linken Vorhof und im Herzohr. Die zunehmende Fibrosierung führt zum Auftreten fokaler Trigger, die über eine rotorartige Erregung VHF auslösen können. Mit einer Fortentwicklung des 3D-Mapping lassen sich an Stelle der Rotoren „AF driver“ identifizieren und abladieren.
• Fokale Impulse und Rotoren können durch einen intrakardialen Multielektrodenkatheter oder durch hochauflösende Körperoberflächenmappingsysteme (z. B. eine Mappingweste mit 252 Elektroden) lokalisiert werden. In Verbindung mit einer MRT oder CT des Thorax kann man eine räumliche Korrelation zwischen den Elektroden und den kardialen Strukturen herstellen. Mit einer Fortentwicklung dieses 3D-Mappings lassen sich an Stelle der Rotoren „AF driver“ identifizieren und abladieren.
• Eine wichtige Rolle spielen fokale endokardiale Trigger, die sich im Rahmen des VHF außerhalb der Pulmonalvenen als potentiell arrhythmogene Areale in beiden Vorhöfen bilden können. Diese komplexen fraktionierten atrialen Elektrogramme (CFAE) lassen sich durch eine Substratmodulation abladieren.</td></tr>
<tr><td>Ablations-konzept</td><td>Bei Patienten mit persistierendem VHF wird die Ablationsbehandlung in Stufen durchgeführt („stepwise ablation approach“).
▶ Jede Ablationsbehandlung von persistierendem VHF beginnt mit einer Pulmonalvenenisolation. Die Erfolgsrate liegt nach mehreren Prozeduren (im Mittel 2,1) bei 59 % nach 18 Monaten und bei 45 % nach 5 Jahren.
▶ Es folgt eine Modifikation arrhythmischen Substrats durch Ablation von CFAE in beiden Vorhöfen. Die Ergebnisse waren bei einer Kombination mit einer PVI zunächst signifikant besser, sie ließen sich im Langzeitverlauf jedoch nicht bestätigen. Die Erfolgsrate liegt nach mehreren Prozeduren bei 48 % nach 18 Monaten.</td></tr>
</table>

	▶ Bei Nachweis und Lokalisation durch 3D-Mapping und MRT/CT lassen sich Rotoren und „AF driver" durch eine gezielte Ablation mit einer hohen Erfolgsrate terminieren. Diese liegt bei Rotoren nach mehreren Prozeduren bei 78 % nach 3 Jahren, bei „AF driver" bei 85 % nach 12 Monaten. ▶ „Stepwise approach": Auf die PVI folgt eine lineare Ablation im linken Vorhof (Vorhofdachlinie, Mitralisthmuslinie), danach eine Ablation von CFAE. Häufig treten Arrhythmierezidive in Form atrialer Tachykardien (meist Vorhofflattern) auf, die abladiert werden müssen. Die Erfolgsrate liegt nach mehreren Prozeduren (im Mittel 2,1) bei > 80 % nach 1 Jahr und bei 65 % nach 5 Jahren.

Empfehlungen zur Ablationsbehandlung von lange anhaltend persistierendem VHF (ESC 2016) – kombinierter Eingriff mit Pulmonalvenenisolation und Substratmodifikation	EmG	EvG
Eine Katheterablation sollte bei symptomatischem persistierendem VHF erwogen werden, wenn der Erhalt des Sinusrhythmus angestrebt wird und der Eingriff in einem erfahrenen Zentrum ausgeführt wird.	IIa	B
Eine Katheterablation von VHF (> 1 Jahr) ist bei Patienten mit persistierendem VHF einer medikamentösen Therapie überlegen und sollte als „Second-line"-Therapie in Erwägung gezogen werden.	IIa	A
Eine Katheterablation kann bei Patienten mit lange anhaltend persistierendem VHF und Herzinsuffizienz in Erwägung gezogen werden, die auf Antiarrhythmika einschließlich Amiodaron nicht ansprechen. Bei diesen Patienten kann die durch Ablationsbehandlung erreichte Rhythmuskontrolle zur Verbesserung der Ventrikelfunktion führen.	IIb	C

Komplikationen bei der Katheterablation von Vorhofflimmern				
Schwere Komplikationen mit einer Häufigkeit von 5–7 % (darunter lebensbedrohliche beherrschbare Komplikationen 2–3 % und < 0,1 % intraprozedurale Todesfälle)				
Komplikation	Rate	Zeit bis zum Auftreten	Symptome	Therapie
Kardiale Komplikationen (2,5 %)				
Perikard-tamponade	1,2 %	Sofort, selten verzögert	Blutdruckabfall, Schock (häufigste Todesursache bei der Ablation)	Perkutane Drainage
Perikarditische Reizung	1 %	1–14 Tage	Abgeschlagenheit, Dyspnoe, Atemabhängige thorakale Schmerzen	Antiphlogistika (z. B. NSARs)
Pulmonalvenen-stenose	0,3 %	Spät auftretend (im Intervall)	> 70 % asymptomatisch	Ballonangioplastie/Stent
Volumen-überladung	1 %	Sofort bis wenige Tage	Dyspnoe, Ödeme	Diuretika
Arrhythmie-Frührezidive	Bis zu 40 %	Innerhalb von 4–6 Wo.	Erneute klinische Symptomatik	Vermutlich „Entzündungsreaktion" des LA, klingt meist in 4–6 Wo. ab. Akutbehandlung mit Antiarrhythmika, evtl. Kardioversion versuchen. Re-Ablation erst nach 3 Mo.

Arrhythmie-Spätrezidive		> 6 Wo. nach der Ablation		Meist Erholung der Pulmonalvenenleitung. Re-Ablation 3 Mo. nach der Erstablation
Postprozedurale Arrhythmien (atriale Tachykardien)	5–40 %	Atriale Tachykardien (fokale Tachykardie, Reentry-Tachykardie, Vorhofflattern meist „atypisch" aus dem linken Vorhof) treten abhängig von der kardialen Grunderkrankung und Größe/Schädigung des LA auf und müssen abladiert werden.		
Sinusknotenarrest	Selten			Schrittmacherimplantation
Vaskuläre Komplikationen (0,7–1,5 %)				
Leistenhämatom, Pseudoaneurysmen, AV-Fisteln, retroperitoneales Hämatom				
Respiratorische Komplikationen (0,3 %)				
Phrenikusparese rechts	0,17 %	Sofort (meist bei Kryotechnik)	Meist passagere Lähmungen	Rückbildung innerhalb von 6–12 Mo. (Vermeidung durch Stimulation des N. phrenicus während der Intervention)
Pneumothorax	0,09 %	Sofort	Dyspnoe/Thoraxschmerz	ggf. Bülau-Drainage
Neurologische Komplikationen (1 %)				
TIA / Zerebraler Insult	0,7 % 0,2 %	Meist < 24 Std (max. < 1 Wo.) infolge Embolisation von Luft oder Thromben	Zweithäufigste Todesursache, Neurologische Ausfälle	Deutlich rückläufig mit Gerinnungsmanagement
Ösophageale Komplikationen				
Ösophageale Ulzerationen Atrio-ösophageale Fistel	0,02 %	Meist 5–30 Tage nach Ablation (thermische Schädigung)	Lebensbedrohlich. Fieber, retrosternale Schmerzen in Ruhe und beim Schlucken, septischer Schock, Entzündungsparameter	Intensivmedizinische Betreuung. Häufigkeit rückläufig bei Überwachung und Steuerung der Intervention mit TEE, Ösophagoskopie, Temperatursonden im Ösophagus

3.6.3 Medikamentöse Behandlung bei Katheterablation von Vorhofflimmern

Antiarrhythmika	▶ **Nach Ablation von paroxysmalem VHF** sind keine Antiarrhythmika erforderlich. • **Bei Frührezidiven** von paroxysmalem VHF empfiehlt sich ein Antiarrhythmikum (in erster Wahl Amiodaron für 8–12 Wochen). Ursächlich liegt meist ein Ödem oder eine umschriebene Lücke im Bereich der Ablation zugrunde. Beide können sich zurückbilden. Bei einem Frührezidiv kann eine Kardioversion erwogen werden. Ein Zweiteingriff sollte erst nach 3 Monaten erfolgen. • **Ein Spätrezidiv** beruht meist auf einer Erholung der Pulmonalvenenleitung. Nach 3 Monaten sollte eine Re-Ablation erfolgen. ▶ **Nach Ablation von permanentem VHF** sollte eine Behandlung mit Amiodaron erwogen werden. Therapieziel ist eine • Überbrückung bis zu einem Folgeeingriff 3 Monate nach der Erstintervention *oder* • Dauerbehandlung, wenn ein weiterer Eingriff nicht sinnvoll ist.

Peri-interventionelle Antikoagulation	▶ Bei der Ablation besteht während des Eingriffs ein erhöhtes Schlaganfallrisiko. • Behandlung mit OAK ist daher bei allen Patienten erforderlich. • Die OAK sollte 4 Wochen vor der Ablation beginnen. ▶ Das Konzept Marcumar (VKA)/„Bridging"-Therapie mit Heparin wurde abgelöst durch • VKA (INR 2–2,5) ohne Unterbrechung (dabei niedrigste Blutungs- und Insultrate) • Alternativ kommt die Einnahme eines NOAK in Frage, das spätestens 24 Stunden (unter Beachtung der Nierenfunktion) vor der Intervention ausgesetzt wird und 4–8 Stunden nach einem komplikationslosen Eingriff wieder begonnen wird *(s. Kap. 3.2.6.2 unter „Gerinnungsmanagement vor Operationen...")*
Post-interventionelle Antikoagulation	▶ **Unabhängig vom Erfolg der Katheterablation erfolgt eine Gerinnungshemmung mit OAK (VKA oder NOAK) über 3 Monate.** ▶ **Danach** steht eine Entscheidung über eine langfristige Gerinnungshemmung an. Sie basiert auf dem individuellen Thromboembolierisiko nach dem CHA_2DS_2-VASc-Score. • OAK (VKA oder NOAK) bei einem CHA_2DS_2-VASc-Score 0 (Männer) oder 1 (Frauen) über insgesamt 3 Monate. • Bei Patienten mit einem CHA_2DS_2-VASc-Score ≤ 2, die nach einer „First-Line"-Ablation bei mehreren Kontrollen über mindestens 4 Monate einen stabilen Sinusrhythmus hatten, kann bei einer höheren Wahrscheinlichkeit für einen anhaltenden Sinusrhythmus die OAK beendet werden. • Bei einem CHA_2DS_2-VASc-Score ≥ 2 (Männer) oder 3 (Frauen) wird eine OAK (VKA INR 2–3 oder NOAK) über 1 Jahr empfohlen. Danach kann die OAK bei diesen Patienten ausgesetzt werden, wenn Rezidive durch eine Überwachung mit einem Loop-Rekorder sicher ausgeschlossen werden konnten.

Fazit:

- ▶ Bei Patienten mit persistierendem Vorhofflimmern ist eine Katheterablation mit sehr stark schwankender 5-Jahres-Erfolgsrate zwischen 50 % und 80 % möglich.
- ▶ Es treten gleiche Komplikationen auf wie bei der Ablation von paroxysmalem VHF.
- ▶ In der Regel sind mehrere Eingriffe erforderlich (im Mittel 2–3/Patient).
- ▶ Die besten Ergebnisse werden erreicht bei einem stufenweisen Vorgehen mit
  - Pulmonalvenenisolation
  - CFAE-Ablation durch Substratmodifikation in beiden Vorhöfen
  - Lineare Ablation im linken Vorhof, danach ggf. Ablation atrialer Tachykardien
  - Gezielte Ablation von Rotoren
- ▶ Viele Studien enthalten Patienten mit heterogenen Krankheitsbildern.
  - Die Pathophysiologie des paroxysmalen VHF ist durch die auslösenden Trigger in den Pulmonalvenen definiert und hat zu dem erfolgreichen Ablationskonzept der Pulmonalvenenisolation (PVI) geführt. Zunächst wird meist nur 1 PVI durchgeführt. Manchmal werden bei dieser PVI und häufiger bei Rezidiveingriffen auch Ablationsverfahren in unterschiedlicher Kombination angewandt, die für Patienten mit persistierendem (anhaltendem) VHF entwickelt wurden.

- Bei Patienten mit lange anhaltendem persistierendem VHF lässt sich die hohe Erfolgsrate einer alleinigen PVI kaum erklären (Erfolgsrate nach 5 Jahren 45 %).

▶ Das pathophysiologische Verständnis von persistierendem VHF ist unvollständig.

▶ Viele Faktoren beeinflussen die Entstehung und Erhaltung von persistierendem VHF:

- Dauer des persistierenden Vorhofflimmerns
- Dilatation des linken Vorhofs
- Vorhandensein und Status einer strukturellen Herzerkrankung
- Einflüsse des vegetativen Nervensystems (parasympathische Ganglien)

▶ In den Studien wurden unterschiedliche Protokollierungen und Messmethoden zur Bewertung des Erfolgs verwendet (z. B. ein implantierbarer Ereignisrekorder).

▶ In den letzten Jahren wurden viele neue Methoden entwickelt (Mappingsysteme, Ablationskatheter, Ablationsverfahren, Einsatz von CT und MRT), die zum Teil noch in Studien überprüft und verglichen werden müssen. Sie sind noch nicht in allen Zentren in die klinische Routine aufgenommen.

▶ Die bekannten Arrhythmie-Mechanismen lassen sich nicht bei allen Patienten nachweisen und können sich im Krankheitsverlauf ändern.

▶ Verfahren der ersten Wahl sind derzeit für Patienten mit parosysmalem VHF die Pulmonalvenenisolation und für Patienten mit persistierendem VHF das Konzept des „stepwise ablation approach".

3.6.4 Chirurgische Ablationsbehandlung von Vorhofflimmern

VHF beeinflusst die Prognose nach einer Herzoperation und erhöht die perioperative Mortalität, insb. nach Mitralklappenersatz und bei eingeschränkter LV-Funktion.

Der Mitralklappenersatz wird daher häufig mit einer chirurgischen Ablationsbehandlung verbunden.

Bei einem Vergleich mit der Katheterablation lässt sich bei der chirurgischen Ablation eine vollständige Isolation durch transmurale Läsionen erzielen.

▶ Bei der ursprünglichen Cox-Maze-Prozedur wurden alle Formen des VHF im Rahmen einer Herzoperation chirurgisch mittels „cut-and-sew"-Technik behandelt. Eine solche beinhaltete neben einer PVI transmurale Linien im LA bis zum Mitralklappenanulus und Koronarvenensinus, eine Verkleinerung der kritischen Massen und eine Segmentierung der Vorhöfe einschließlich einer Exzision der Herzohren. Die Operation hatte bei hoher Mortalität eine Erfolgsrate > 90 % über 15 Jahre.

▶ Wegen der hohen Mortalitätsrate wurden vereinfachte Verfahren entwickelt:

- Bei der biatrialen Cox-Maze-II-Prozedur werden linksatrial oder in den Pulmonalvenen, einzeln oder in Kombination, verschiedene Ablationslinien angelegt. Ein rechtsatriales Vorgehen wird nur bei Vorliegen von Vorhofflattern durchgeführt. Der Eingriff erfolgt entweder unter Einsatz einer Herzlungenmaschine und Radiofrequenz- oder Kryotechnik im Rahmen einer Herzoperation von endokardial oder endoskopisch über eine rechtslaterale Minithorakotomie.
- Das linke Herzohr wird nach dem gewählten Zugang entweder reseziert oder von endokardial vernäht.
- Die Erfolgsrate nach endoskopischer linksatrialer Ablation ist nach 24 Mo. 90 % und bei paroxysmalem und bei persistierendem lange anhaltendem VHF gleich.

Empfehlungen zur chirurgischen Ablationsbehandlung von Vorhofflimmern (ESC 2016)	EmG	EvG
Eine Cox-Maze-II-Operation, bevorzugt biatrial, sollte bei Patienten mit symptomatischem VHF erwogen werden, die sich einer Herzoperation unterziehen, unter Abwägung des zusätzlichen Risikos der Prozedur und des Vorteils durch die Rhythmuskontrolle.	IIa	A
Eine Ablationsbehandlung (durch Katheter oder chirurgisch) sollte erwogen werden bei Patienten mit symptomatischem persistierendem oder lange anhaltend persistierendem VHF und einer nicht effektiven medikamentösen antiarrhythmischen Behandlung, abhängig vom Wunsch des Patienten, des Kosten-Nutzen-Risikos und unterstützt durch ein Experten-Herzteam.	IIa	C
Ein minimalinvasiver Eingriff zur Pulmonalvenenisolation sollte bei Patienten mit symptomatischem VHF nach erfolgloser Katheterablation erwogen werden, falls das Experten-Herzteam diese Entscheidung unterstützt.	IIa	B
Ein minimalinvasiver Cox-Maze-II-Eingriff durch einen erfahrenen Operateur sollte vom Experten-Herzteam erwogen werden als eine Behandlungsoption bei symptomatischem therapierefraktärem persistierendem VHF oder nach erfolgloser Katheterablation.	IIa	C
Eine begleitende biatriale Cox-Maze-II-Operation oder Pulmonalvenenablation sollte bei Patienten mit asymptomatischem Vorhofflimmern erwogen werden, die sich ohnehin einer Herzoperation unterziehen.	IIb	C

3.7 Primär- und Sekundärprävention von Vorhofflimmern

Vorhofflimmern führt zu pathologischen Veränderungen an Vorhöfen und Ventrikeln.

- Mit **elektrischem Remodeling** (elektrophysiologische Veränderungen) und
- **Strukturellem Remodeling** (morphologische Veränderungen)

Morphologisches Substrat	Zunehmende Fibrosierung des Myokards in den Vorhöfen
Therapieziele	▶ Leitliniengerechte Behandlung der kardiovaskulären Grunderkrankung und der Risikofaktoren (Hypertonie, Herzinsuffizienz, Entzündung) („Upstream"-Therapie) • **Primärprävention:** Verhindern von VHF • **Sekundärprävention:** Verhindern eines Rezidivs von VHF oder einer Progression zum permanenten VHF - Nur bei Patienten mit Herzinsuffizienz oder Hypertonie ließ sich bei einer Behandlung mit ACE-Inhibitoren und Angiotensin-Rezeptor-Blockern ein positiver Effekt auf die Primärprävention von VHF nachweisen. - Nach einer ersten Episode von VHF haben die gleichen Substanzen keinen Einfluss auf die Rezidivhäufigkeit. - Statine zeigten nur beim postoperativen VHF nach koronarer Bypass-Operation eine Wirkung.

4 AV-Knoten-Reentry-Tachykardien (AVNRT)

Definition	Regelmäßige paroxysmale atriale Tachykardien. Sie beruhen auf einem Mikro-Reentry-Mechanismus bei einer angeborenen funktionellen Längsdissoziation des AV-Knoten-Geflechts (duale AV-Knoten-Leitung) mit einer langsam leitenden Bahn (slow pathway) mit kurzer Refraktärzeit und einer schnell leitenden Bahn (fast pathway) mit langer Refraktärzeit.
Leitungs-schema	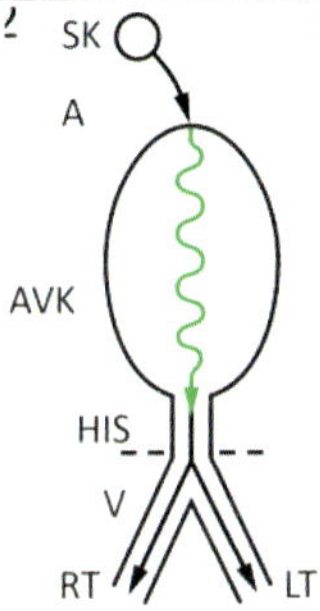 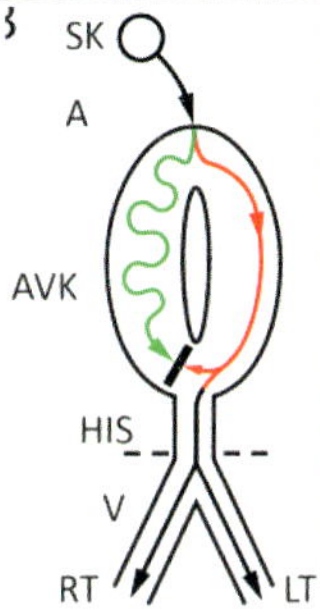 *Abb. 10: Normale atrioventrikuläre Leitung bei Sinusrhythmus* mit antegrader Leitung über AV-Knoten und His-Bündel in die Kammern *Abb. 11: Longitudinale Dissektion des AV-Knotens* Bei Sinusrhythmus erfolgt die antegrade Leitung bevorzugt über die schnelle Bahn zum His-Bündel und zu beiden Kammern (PQ im EKG relativ kurz ≤ 110 ms). Im AV-Knoten tritt sie retrograd in die langsame Bahn ein und trifft auf den von oben kommenden Impuls, beide löschen einander. *Zeichenerklärung:* SK = Sinusknoten, A = Atrium, AVK = AV-Knoten, His = His-Bündel, AES = Atriale Extrasystole, V = Ventrikel, VES = Ventrikuläre Extrasystole, RT = rechter Tawara-Schenkel, LT = linker Tawara-Schenkel
Klinik der AVNRT	▶ Häufigste atriale Tachykardie (> 50 %) ▶ Beginn und Ende abrupt ▶ Jugendliches Alter bis zum 4. Dezennium, bevorzugt bei Frauen ▶ Keine strukturelle Erkrankung des Herzens ▶ Herzfrequenz bei 130–220/min, überwiegend mit 1:1-AV-Überleitung ▶ Präsynkopen, Synkopen, jedoch keine vitale Gefährdung ▶ Harndrang
Diagnostik	▶ EKG: Anfalls-EKG mit 12 Ableitungen, LZ-EKG, Ereignisrekorder ▶ Induktion durch programmierte Stimulation • Gewöhnliche Form auslösbar durch eine Stimulation im Vorhof • Ungewöhnliche Form auslösbar durch eine Stimulation im Ventrikel (ggf. erst erfolgreich nach Gabe von Orciprenalin und/oder Atropin)

4.1 Gewöhnliche Form der AVNRT („Slow-fast-Typ“)

Definition	Gelangt eine vorzeitig einfallende atriale Extrasystole (AES) zu einem Zeitpunkt auf den AV-Knoten, wenn die schnelle Bahn durch die letzte Sinusknotenerregung noch refraktär ist, kann sie über die bereits wieder erregbare langsame Bahn zu His-Bündel und Kammer geleitet werden. Im His-Bündel kann sie in die inzwischen wieder aktivierbare schnelle Bahn retrograd eintreten und schließt somit den Erregungskreis.

Leitungs-schema	*Abb. 12: Auslösung einer AVNRT durch eine atriale Extrasystole* Eine atriale Extrasystole (AES) wird in der schnellen Bahn wegen der langen Refraktärzeit nach der Sinusknotenerregung blockiert. Wegen der kürzeren Refraktärzeit der langsamen Bahn tritt sie in diese ein und wird antegrad in die Kammern geleitet. 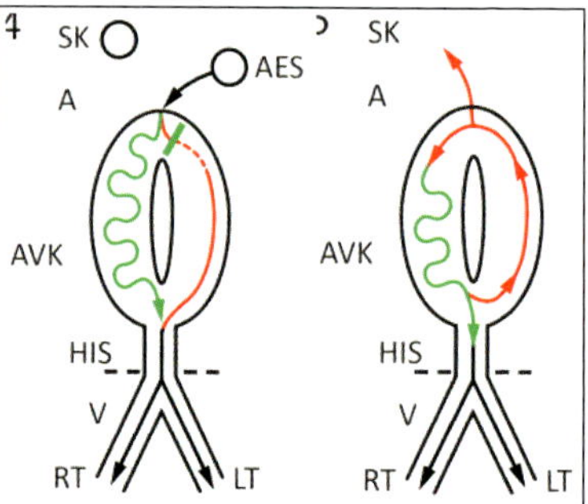 *Abb. 13: Leitung bei der AVNRT („Slow-fast-Typ“)* Die antegrad über die langsame Bahn geleitete AES kann peripher in die inzwischen wieder erregbare schnelle Bahn retrograd eintreten und eine Kreiserregung auslösen.
EKG	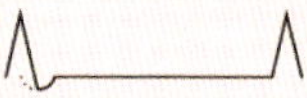 RP ≤ 70 ms ≤ PR 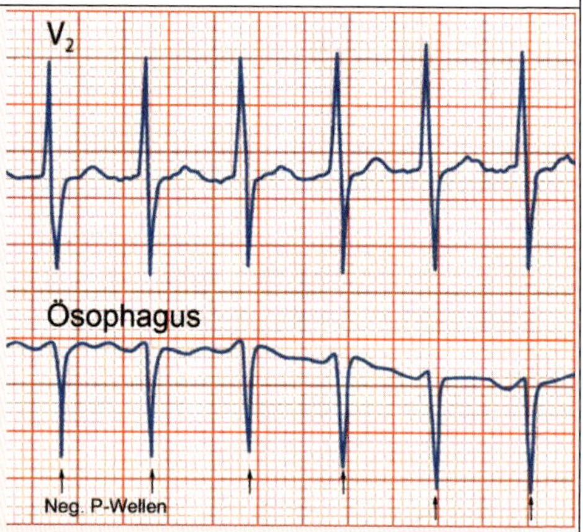 *Abb. 14:* *EKG bei AVNRT („Slow-fast-Typ“)* *Regelmäßige Tachykardie mit schmalen QRS-Komplexen, Frequenz 150 /min. In der Ableitung V2 ist die P-Welle weitgehend vom QRS-Komplex überlagert. Die negativen Vorhoferregungen sind im Oesophagus-EKG (Zeile 2) gut zu erkennen. (Aus: Sandøe und Sigurd, 1984, 1991, Sigurd et al., 2014)*
	▶ Regelmäßige Tachykardie bei zumeist schmalen QRS-Komplexen ▶ Frequenz 130–220/min ▶ Beginn mit einer atrialen ES mit verlängerter PQ-Zeit ▶ Meist retrograde 1:1-Vorhoferregung ▶ Die retrograd geleiteten P-Wellen sind kaum erkennbar, das Intervall zwischen QRS-Beginn und -Ende der P-Welle beträgt max. 70 ms ● Häufig sind sie im QRS-Komplex verborgen (s. Ösophagus-EKG oben) ● Meist sind sie unmittelbar nach QRS „eben“ noch zu erkennen - Negativ in Abl. II, III und aVF - Als Pseudo-r‘-Zacke in V1 - Oder als Pseudo-s-Zacke in den inferioren Ableitungen

	Erklärung: Die antegrade Leitung wird über die langsame Bahn geleitet, die retrograde Leitung über die schnelle Bahn. Dadurch werden Vorhof und Kammern simultan erregt und kontrahieren gleichzeitig. Die Kontraktion der Vorhöfe gegen die geschlossenen AV-Klappen verursacht die Jugularvenenpulsation (Vorhofpfropfung, „Froschzeichen").
Differentialdiagnose	▶ Vorhofflattern (gewöhnliche Form mit 2:1-AV-Überleitung). Im Oberflächen-EKG ist nur jede 2. Flatterwelle sichtbar. Dadurch imponiert eine regelmäßige 1:1-Vorhof/Kammer-Tachykardie einer Frequenz um 130/min. Jede 2. der hochfrequenten Flatterwellen lässt sich erst bei einer Verlängerung der AV-Überleitungszeit durch einen Karotisdruckversuch außerhalb QRS erkennen *(s. Kap. 2.4.2.1, Seite 15)*. ▶ Vorhoftachykardie. Die P-Wellen sind sichtbar; häufiger tritt ein intermittierender AV-Block auf. ▶ Sinustachykardie, Frequenz > 140/min, Maskierung der P-Welle durch die T-Welle ▶ Orthodrome WPW-Tachykardie mit schnell leitender akzessorischer Bahn (Leitung antegrad über den AV-Knoten, retrograd über die akzessorische Bahn). Typische vom QRS abgesetzte negative P-Wellen (evtl. in T-Welle), RP < PR *(s. Kap. 5.2.1, Seite 90)*

4.2 Ungewöhnliche Form der AVNRT („Fast-slow-Typ")

	Seltener als der „Slow-fast-Typ", nur 5 % der AVNRT. Instabil, selten länger anhaltend, gelegentlich incessant
Leitung	Auslösung häufig durch eine vorzeitige ventrikuläre Extrasystole, die (selten) retrograd in den *slow pathway* eintreten kann und über die schnelle antegrade Bahn *(fast pathway)* eine Kreiserregung auslöst.

Abb. 15: Leitung bei der AVNRT („Fast-slow-Typ")
Die P-Wellen erregen zeitlich weit hinter den QRS-Komplexen die Vorhöfe, sie liegen etwa in der Mitte zwischen 2 QRS-Komplexen.

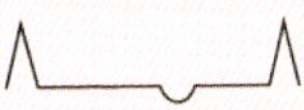

RP ≥ 140 ms

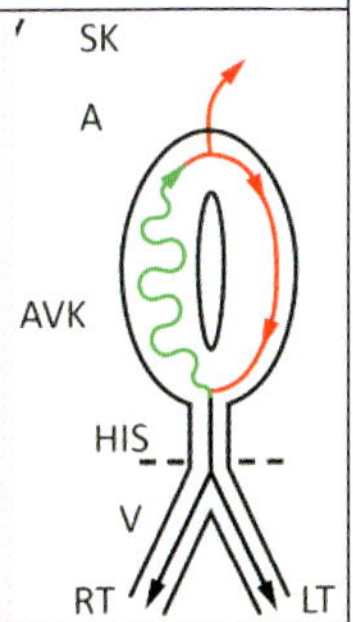

EKG

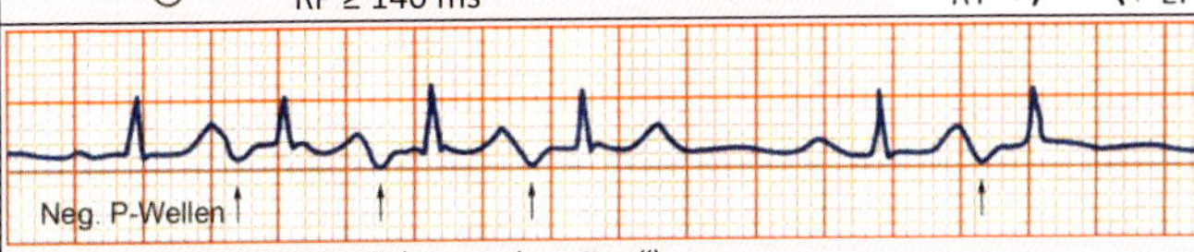

Abb. 16: EKG bei AVNRT („Fast-slow-Typ")
Kurze Folge einer Tachykardie. Die retrograd geleiteten P-Wellen sind negativ und deutlich abgesetzt von den schmalen QRS-Komplexen.
(Aus: Sandøe und Sigurd, 1991, Sigurd et al., 2014)

	▶ Negative P-Wellen in Abl. II, III und aVF ▶ P-Wellen deutlich abgesetzt von QRS, etwa in der Mitte zwischen zwei QRS-Komplexen (RP >> PR). Dadurch keine Vorhofpfropfung, keine Jugularvenenpulsationen, da der Vorhof nicht bei geschlossener AV-Klappe kontrahiert. ▶ Frequenz 130–220/min ▶ Überwiegend 1:1-Überleitung

4.3 Behandlung der AV-Knoten-Reentry-Tachykardie

4.3.1 Akuttherapie zur Terminierung der AV-Knoten-Reentry-Tachykardie

Akut/initial	Vagale Manöver ▶ Eiswasser ▶ Valsalva-Manöver (Bauchpresse 15 s, Druck abdominal > 40 mm Hg) ▶ Karotissinus-Druckversuch; *s. Anmerkung in Kap 1.2, Seite 4*	
	Elektrische Kardioversion ▶ Bei hämodynamischer Instabilität	
Akut/medikamentös	1. Wahl	▶ **Adenosin** 6 mg i.v. als Bolus • ggf. weiter mit 9 mg und 12 mg nach je 5 min • Schnell wirksam (in 20 s) durch einen transienten AV-Block III° des *slow pathway*) ♦ *Kontraindikation:* Obstruktive Lungenerkrankung und VHF mit akzessorischer Bahn ♦ *Cave:* In 10–15 % führt Adenosin zu VHF, bei einer akzessorischen Bahn kann Kammerflimmern entstehen
	2. Wahl	▶ **Verapamil** 5–10 mg i.v. oder 0,0375–0,15 mg/kg über 2 min (Erfolgsrate 90 % innerhalb von 2 min) ♦ Negative Inotropie, Hypotension
		▶ **Betablocker:** Metoprolol 2,5–5 mg i.v. (Bolus 2 min, 3x tgl.) ♦ Negative Inotropie, Asthma
		▶ **Digitalisglykoside** • Digoxin 0,5–1 mg i.v. oder Digitoxin 0,4–0,6 mg i.v. 1x tgl. ♦ Dosisreduktion bei gleichzeitiger Gabe von Verapamil
	3. Wahl	▶ **Klasse-IA-Antiarrhythmika** • **Ajmalin** 25–50 mg (maximal 1,0–1,5 mg/kg), langsam i.v.
		▶ **Klasse-IC-Antiarrhythmika** • **Flecainid** 1–2 (1,5–3,0) mg/kg i.v. über 10–30 min • **Propafenon** 0,5–1,0 mg/kg i.v. über 10–20 min

Empfehlungen zur Katheterablation	
Indikation	▶ Patienten mit symptomatischen und häufigen AVNRT ▶ Therapierefraktäre AVNRT ▶ Nicht tolerierte Nebenwirkungen einer medikamentösen Behandlung
Methoden	▶ **Modifikation/Ablation des slow pathway** Akute Erfolgsrate > 95 %, Langzeiterfolg 90 %, AV-Block III° in 0,5–2 % ▶ **Modifikation des fast pathway** Hohes Risiko eines AV-Blocks (≤ 25 %), gilt daher als „Reservetechnik“

4.3.2 Medikamentöse Rezidivbehandlung der AV-Knoten-Reentry-Tachykardie

Eine medikamentöse Behandlung von Rezidiven kommt ausschließlich dann in Frage, wenn der Patient eine Ablationsbehandlung ablehnt.

- **Vagale Manöver** (bei seltenen Rezidiven)
- **Kalziumantagonisten vom Nicht-Dihydropyridin-Typ oder Betablocker**
  - Verapamil 40–120 mg 3x tgl. oder 120–240 mg ret 2x tgl.
  - Diltiazem 60 mg 3x tgl. oder 90–180 mg ret 2x tgl.
  - Metoprolol 100–200 mg 1x tgl.
  - Bisoprolol 2,5–10 mg 1x tgl.
    (ggf. Kombination von Kalziumantagonisten vom Nicht-Dihydropyridin-Typ oder von Beta-Blockern mit Digitalis)
- **Klasse-IA- und -IC-Antiarrhythmika (Ajmalin, Flecainid, Propafenon)**
  - Ajmalin ist zur Einnahme p. o. nicht mehr verfügbar.
  - Flecainid 2x 100–200 mg tgl. oder 200 mg Flecainid XL 1x tgl.
  - Propafenon 3x 150–300 mg tgl. oder 225–425 mg Propafenon SR 1x tgl.

5 Atrioventrikuläre Reentry-Tachykardien (WPW-Syndrom)

Den verschiedenen Formen des Wolff-Parkinson-White Syndroms (WPW) liegen akzessorische atrioventrikuläre Leitungsbahnen, kurz akzessorische Bahnen (AB), zugrunde.

Es handelt sich um angeborene Muskelbrücken, die auf einer unzureichenden Rückbildung der embryonal bestehenden Kontinuität zwischen Vorhof- und Ventrikelmyokard beruhen. Die Patienten sind meist herzgesund, selten liegen gleichzeitig organische Herzfehler vor (Vorhofseptumdefekt, Ventrikelseptumdefekt, Ebstein-Anomalie) oder auch Kardiomyopathien (hypertroph).

Eigenschaften der akzessorischen atrioventrikulären Bahnen

- Bei Sinusrhythmus können sie die Erregung auf die Kammer übertragen.
- Zusammen mit dem normalen Reizleitungssystem über den AV-Knoten können sie den Kreis zu einer Makro-Reentry-Tachykardie schließen. Beteiligt an der Reentry-Kreiserregung sind Vorhof, AV-Knoten, Kammer und die akzessorische Bahn.
- Meist gleichen die akzessorischen Bahnen in den elektrophysiologischen Eigenschaften dem Vorhofgewebe. Die Überleitung über die AB auf die Kammer ist bis auf wenige Ausnahmen frequenzunabhängig und ermöglicht daher eine schnelle Überleitung von VHF auf die Kammer mit dem Risiko einer Degeneration in Kammerflimmern mit der Folge eines plötzlichen Herztodes (PHT).
- Im Gegensatz dazu nimmt bei der frequenzabhängigen „dekrementalen" Leitungseigenschaft des AV-Knotens die Leitungsgeschwindigkeit mit der Frequenz ab.
- Sonderformen sind selten (< 5 %).
  - Die Mahaim-Bahnen ziehen bis zum distalen Drittel des rechten Faszikels und leiten ausschließlich antegrad mit dekrementalen Leitungseigenschaften des AV-Knotens.
  - Die permanente junktionale Reentry-Tachykardie (PJRT) leitet nur unidirektional retrograd mit dekrementalen Leitungseigenschaften ähnlich wie beim AV-Knoten.

5.1 Manifestes Wolff-Parkinson-White-Syndrom

5.1.1 Manifestes offenes WPW-Syndrom

Definition

Zugrunde liegt eine AB, die intermittierend oder permanent schneller überleitet als der AV-Knoten und damit die physiologische Leitungsverzögerung des AV-Knotens umgeht (Kent-Bündel).

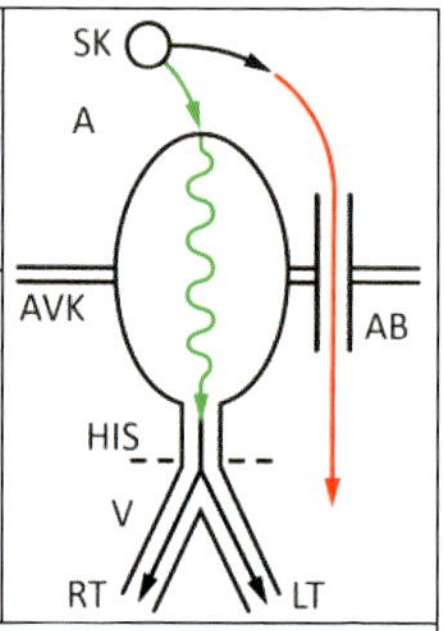

Abb. 17: Leitung bei manifestem offenen WPW-Syndrom

Durch die schnell über die AB geleitete Erregungswelle kommt es zu einer vorzeitigen Depolarisation der vorhofnahen Anteile der Kammermuskulatur (Deltawelle im EKG).

Leitung

Die über die AB geleitete Erregung breitet sich in der Kammermuskulatur nur langsam aus. Die über AV-Knoten und His-Bündel später ankommende („langsame") antegrade Erregungswelle kann sich im spezifischen Reizleitungssystem der Kammern schneller ausbreiten und erregt die distal gelegenen Anteile der Kammern (2. schmaler Anteil des QRS-Komplexes).

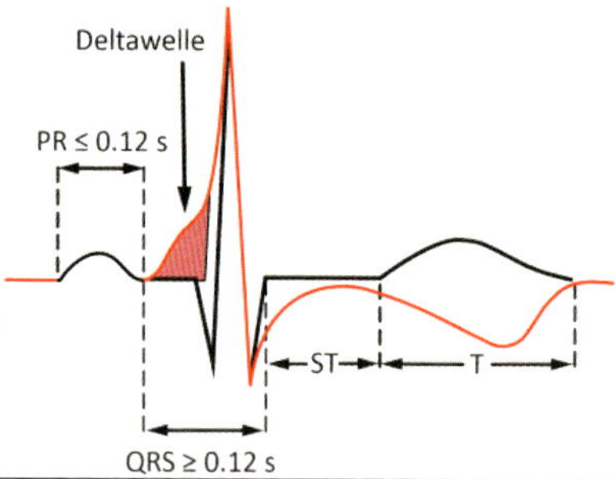

Abb. 18: EKG-Schema bei WPW-Syndrom (nach: Sandøe und Sigurd, 1984, 1991, Sigurd et al., 2014)

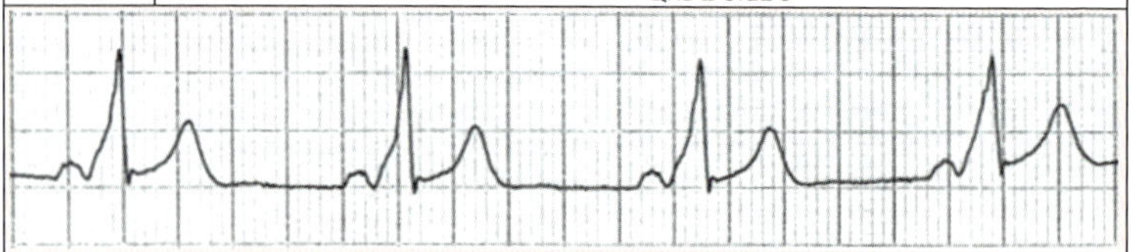

Abb. 19: EKG bei manifestem offenem WPW-Syndrom

EKG

- PQ(R) Zeit < 120 ms bei Sinusrhythmus
- QRS > 120 ms durch Deltawelle (vorzeitige Erregung vorhofnaher Kammeranteile über die akzessorische Bahn)
- ST-T stark deformiert (Repolarisationsstörung, T-Negativität)

- 2 EKG-Formen (nach Ausrichtung der Deltawelle)
  - Typ A: Deltawelle in Abl. V1 positiv (sternalpositiver Typ). Das EKG ähnelt einem Rechtsschenkelblock
  - Typ B: Deltawelle in Abl. V1 negativ (sternalnegativer Typ). Das EKG ähnelt einem Linksschenkelblock

5.1.2 Verborgenes WPW-Syndrom („concealed“ WPW-Syndrom)

Definition	Akzessorische Bahn mit nur retrograder Leitung (bei 20–30 % der Patienten)
Leitung	▶ **Antegrad** über die (langsame) AV-Leitung ▶ **Retrograd** über die (schnelle) akzessorische Bahn (orthodrome Reentry-Tachykardien möglich, *s. u.*)
EKG	*Abb. 20: Leitung bei verborgenem „concealed“ WPW-Syndrom* *Ruhe-EKG völlig unauffällig, keine Deltawelle*

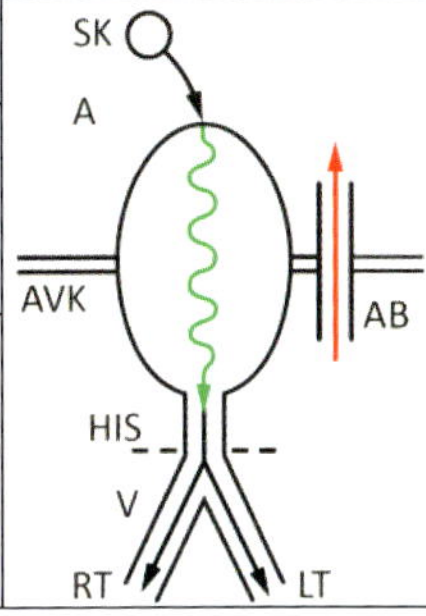

5.2 Tachykardien bei WPW-Syndrom

Die Reentry-Kreise werden durch den regulären Leitungsweg über den AV-Knoten und durch eine akzessorische Bahn gebildet.

- Bei der **orthodromen Reentry-Tachykardie** laufen die Tachykardien antegrad über den AV-Knoten und retrograd über die akzessorische Bahn.
- Bei der **antidromen Reentry-Tachykardie** laufen die Tachykardien antegrad über die akzessorische Bahn und retrograd über den AV-Knoten.

Klinik der atrioventrikulären Reentry-Tachykardien	
Asymptomatisch	▶ 50 % der Patienten mit atrioventrikulären Reentry-Tachykardien sind asymptomatisch. Die Prognose ist meist gut. Sie hängt ab von der Refraktärzeit der Bahn, die sich nicht-invasiv im Belastungs-EKG darstellen lässt. Bei Patienten mit asymptomatischem Prä-exzitations-EKG sollte eine Ergometrie durchgeführt werden.
Symptomatisch	▶ Palpitationen mit Dyspnoe und Thoraxschmerzen ▶ Schmerzen (häufig bei körperlicher Belastung) ▶ Schwindel ▶ Tachykardien sind häufig nur durch Interventionen zu beenden
Synkopen	▶ Synkopen sind nicht als sicherer Hinweis auf ein erhöhtes PHT-Risiko zu werten.

Elektrophysiologische Aspekte der Tachykardien	
Lokalisation der akzessorischen Bahnen	▶ In der Nähe der Klappenringe (Aorten/Mitralklappe), meist in der freien Wand zwischen Vorhof und Kammer links- und rechtsseitig. ▶ Die Lage der Bahn lässt sich aus der P-Wellenmorphologie im EKG erschließen. ▶ Multiple Leitungsbahnen sind selten (meist bei kongenitalen Vitien, z. B. bei Ebstein-Anomalie).
Leitungs-eigenschaften	▶ 65 % der akzessorischen Bahnen leiten antegrad und retrograd. ▶ 30 % leiten nur retrograd. Dann besteht im EKG keine Deltawelle (verborgenes oder „concealed“ WPW-Syndrom).

	▶ 5 % leiten nur antegrad (im EKG ist eine Deltawelle möglich).
	▶ Die Leitungseigenschaften der AB sind im Gegensatz zu den dekrementalen Eigenschaften des AV-Knotens meist frequenzunabhängig. Dadurch besteht bei der antegraden (antidromen) Leitung über das AB die Gefahr einer schnellen Überleitung von VHF mit dem Risiko einer Degeneration in Kammerflimmern mit einem PHT *(s. Kap. 5.3, Seite 93)*.
Sonderformen	▶ Sonderformen sind durch ungewöhnliche Leitungscharakteristika der akzessorischen Leitungsbahn definiert. ● Permanente junktionale Reentry-Tachykardie mit einer langsam unidirektional retrograd leitfähigen Bahn *(s. Kap. 5.2.3.1, S. 92)* ● Mahaim-Tachykardie mit antegrader Leitung über atriofaszikuläre Bahnen mit frequenzabhängigen dekrementalen Eigenschaften des AV-Knotens *(s. Kap. 5.2.3.3, Seite 93)*

5.2.1 Orthodrome WPW-Tachykardie

	Häufigste Tachykardie (≥ 90 %) bei einer akzessorischen Bahn (keine Deltawelle, QRS schmal)	
Leitung	▶ **Antegrad** über den AV-Knoten ▶ **Retrograd** über die akzessorische Bahn	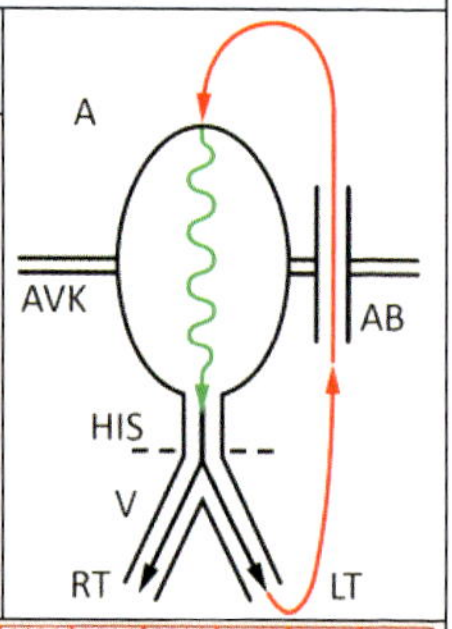
	Abb. 21: Leitung bei orthodromer Tachykardie 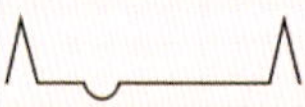 RP > 140 ms, aber RP < PR	
EKG	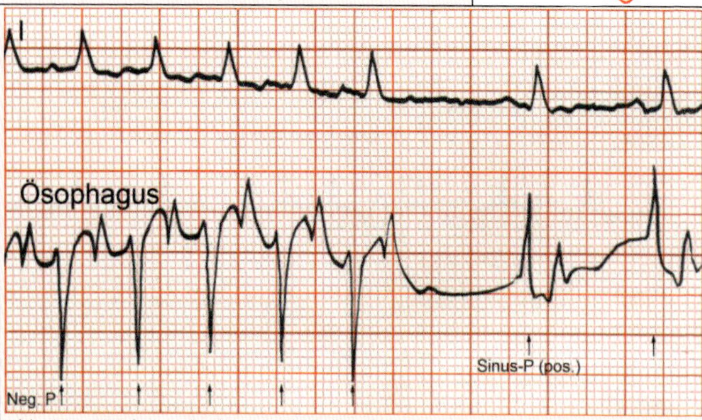 *Abb. 22: EKG bei orthodromer Tachykardie* *Im EKG bei Sinusrhythmus (obere EKG-Zeile, letzte beiden PQRS-Komplexe nach*	

	Sistieren der Tachykardie) unauffällige positive Sinus-P-Wellen und schmale QRS-Komplexe. Während der Tachykardie retrograd geleitete P-Wellen, negativ in II, III und aVF kurz nach QRS, meist nur im Ösophagus-EKG (untere Zeile) als große Ausschläge nach unten gut zu erkennen. (Aus: Sandøe und Sigurd, 1984, 1991, Sigurd et al., 2014)
	▶ Regelmäßige Tachykardie, Frequenz 150–220/min ▶ Retrograd geleitete P-Welle negativ in Abl. I, II, III und aVF, positiv in V1 ▶ P-Welle meist zwischen den QRS-Komplexen (hinter QRS, gelegentlich in T-Welle), P > 140 ms nach Beginn von QRS (RP < PR) ▶ QRS-Komplex schmal (Ausnahme bei einem vorbestehenden Schenkel-block), keine Deltawelle ▶ QRS-Alternans (gelegentlich Wechsel der QRS-Amplitude)

5.2.2 Antidrome WPW-Tachykardie

	Seltene WPW-Tachykardie (≤ 5 %) mit extrem breiten QRS-Komplexen (Deltawelle) bei manifestem WPW-Syndrom	
Leitung	▶ **Antegrad** über die linksseitige akzessorische Bahn ▶ **Retrograd** über AV-Knoten *Abb. 23: Leitung bei antidromer WPW-Tachykardie*	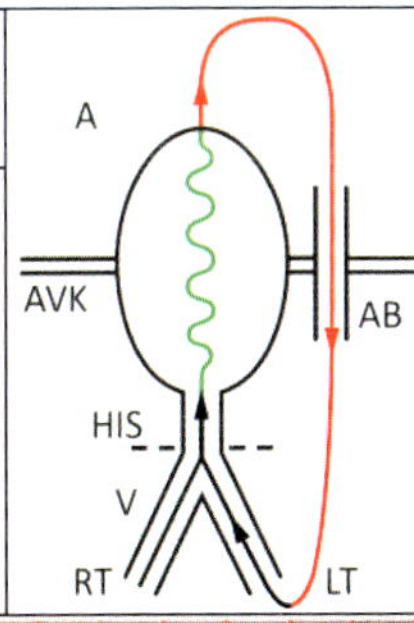
EKG	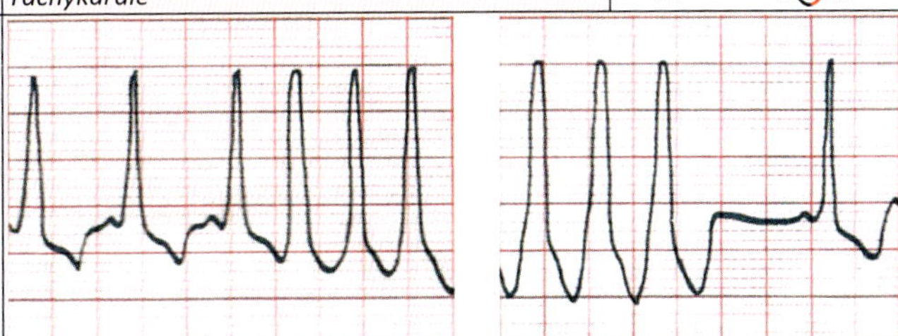	
	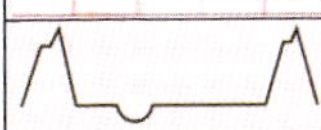	*Abb. 24: EKG bei antidromer WPW-Tachykardie. Im Ruhe-EKG Sinusrhythmus und WPW-Muster mit kurzem PQ-Intervall und verbreiterten QRS-Komplexen (Deltawelle) (s. Kammerkomplexe vor Beginn und nach Sistieren der Tachykardie). Während der Tachykardie (Frequenz 190/min) fällt eine weitere Zunahme der QRS-Breite bei gleicher Ausschlagrichtung wie im Ruhe-EKG auf. Sie dürfte auf einer aberranten intraventrikulären Erregungsausbreitung beruhen. (Aus: Sandøe und Sigurd, 1984, 1991, Sigurd et al., 2014)*

	▶ Regelmäßige Tachykardie, Frequenz 150–220/min ▶ P meist unmittelbar vor QRS mit Deltawelle (z. B. in V1) ▶ QRS-Komplex breit (Präexzitation) ▶ Tritt nur bei manifestem WPW-Syndrom auf ▶ Oft ist keine sichere Unterscheidung möglich zwischen einer • atrialen Tachykardie mit funktionellem Schenkelblock • einer Kammertachykardie oder • anderen atrialen Arrhythmien, die die akzessorische Bahn als Bystander benutzen

5.2.3 Sonderformen

5.2.3.1 Permanente junktionale Reentry-Tachykardie (PJRT)

Definition	Leichte, seltene Form der orthodromen WPW-Tachykardie bei verborgenem WPW-Syndrom
Leitung	▶ **Antegrad** über den AV-Knoten ▶ **Retrograd** über eine nur unidirektional (ventrikuloatrial) leitfähige meist links posteroseptal gelegene akzessorische Bahn mit dekrementalen Leitungseigenschaften, ähnlich denen des AV-Knotens *Abb. 25: Leitung bei orthodromer PJRT-Tachykardie* 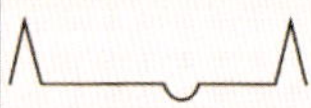 RP >> PR 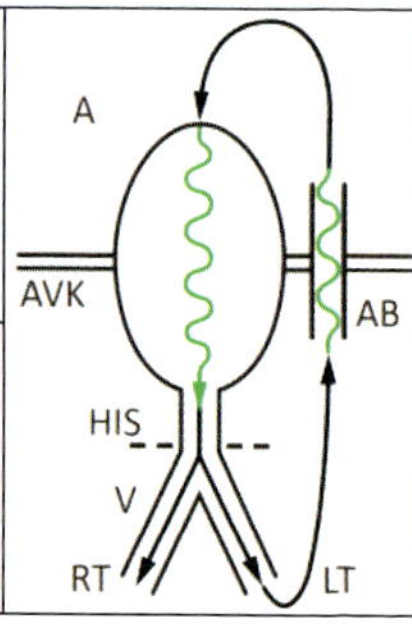
Klinik	Die Tachykardie entsteht meist aus einem Sinusrhythmus ohne ES. Die langen Leitungszeiten sowohl antegrad als auch retrograd begünstigen lange anhaltende und permanente „incessante" Tachykardien. Daraus resultiert oft ein langjähriger Verlauf mit der Gefahr einer Tachykardiomyopathie.
EKG	▶ Tachykardie mit schmalem QRS-Komplex ▶ Beginn ohne atriale Extrasystole aus dem Sinusrhythmus, sistiert häufig und hält jeweils nur kurze Zeit an ▶ Retrograd geleitete negative P-Wellen weit hinter den T-Wellen vor QRS in Ableitung II, III, aVF, V5 und V6 ▶ Frequenz 90–150/min ▶ RP > PR-Intervall. Wegen der langsamen ventrikuloatrialen Leitung gelangt die P-Welle erst spät nach QRS in den Vorhof, so dass dieser wieder erregbar ist. Eine Abgrenzung von einer atrialen Tachykardie oder einer Fast-slow-AVNRT ist im Oberflächen-EKG kaum möglich.
Therapie	Antiarrhythmika meist ohne Erfolg. Bei entsprechender Klinik Indikation einer Hochfrequenzablation

5.2.3.2 Syndrom des kurzen PQ-Intervalls („Lown-Ganong-Levine-Syndrom")

	▶ Meist grenzwertig kurze AV-Leitungszeit bei nur geringer AV-Verzögerung im AV-Knoten, häufig verbunden mit guter Leitung vorzeitig

	einfallender atrialer Impulse oder Impulsfolgen ▶ Nur selten Ausdruck einer akzessorischen Bahn zwischen Vorhof und AV-Knoten (James-Bündel)
EKG	PQ < 120 ms, keine Deltawelle, paroxysmale Tachykardien
Komplikation	Vorhofflimmern und Vorhofflattern kann tachykard übergeleitet werden (bei entsprechender Klinik Indikation zur AV-Knoten-Modulation)

5.2.3.3 Mahaim-Syndrom

Vier seltene akzessorische Bahnen	▶ Nodoventrikuläre Bahn ▶ Faszikuloventrikuläre Bahn ▶ Langsame atrioventrikulare (Kent-)Bahn ▶ Atriofaszikuläre Bahn mit einem akzessorischen AV-Knoten	
Definition	Seltene antidrome Reentry-Tachykardie. Meist antegrad über die atriofaszikulären Mahaim-Bahnen (mit dekrementalen Eigenschaften des AV-Knotens) zum apikalen Drittel des RV mit Anbindung an den re. Faszikel	
Leitung	▶ **Antegrad** über die Mahaim-Bahn mit frequenzabhängigen dekrementalen Eigenschaften des AV-Knotens ▶ **Retrograd** über den AV-Knoten	
	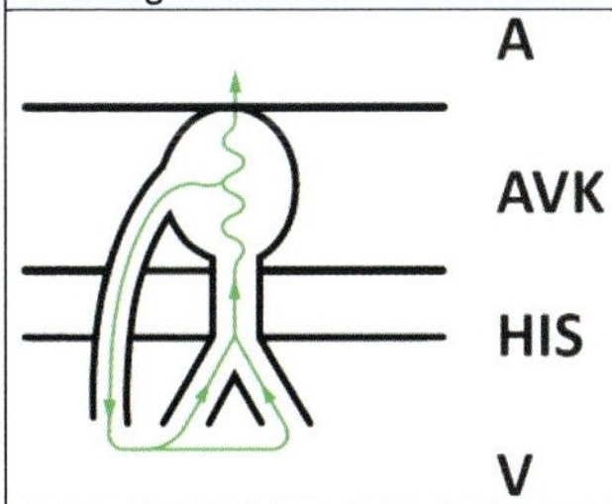 *Abb. 26: Leitung bei einer nodoventrikulären Mahaim-Tachykardie*	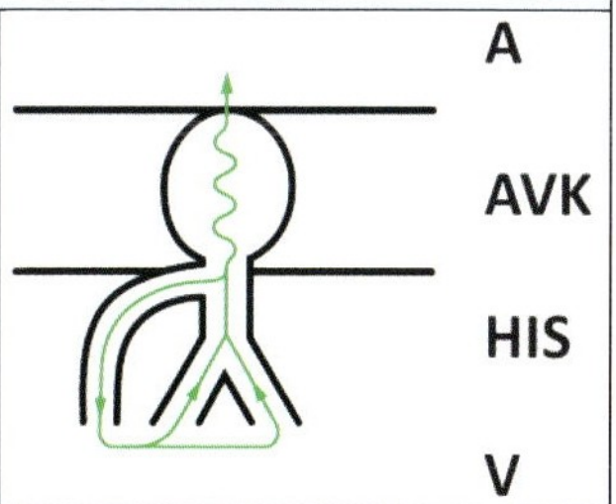 *Abb. 27: Leitung bei einer faszikuloventrikulären Mahaim-Tachykardie*
EKG	▶ Reentry-Tachykardie mit maximaler Präexzitation ▶ Linksschenkelblock-EKG mit Links- oder überdrehtem Linkstyp	
DD	Tachykardie mit Linksschenkelblock	

5.3 Vorhofflimmern und Vorhofflattern bei WPW-Syndrom

Leitung	Die frequenzunabhängige Leitung über eine akzessorische Bahn bei zumeist hoher antegrader Leitungskapazität begünstigt eine schnelle Überleitung von Vorhofflimmern und Vorhofflattern mit dem Risiko einer Degeneration in Kammerflimmern (PHT).	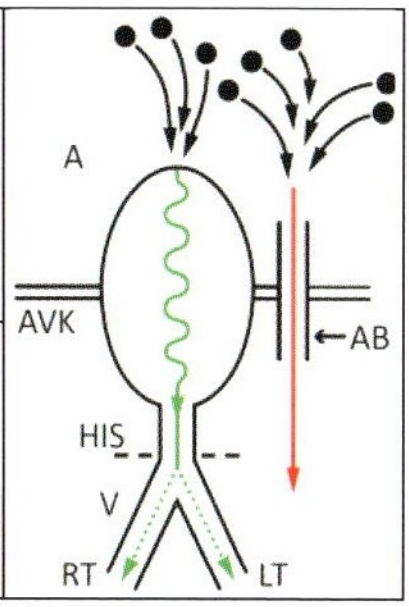
	Abb. 28: Antegrade Leitung von Vorhofflimmern bei WPW-Syndrom	

Generell ist die Kammerfrequenz abhängig von der Leitungskapazität der akzessorischen Bahn (effektive Refraktärzeit). Die Inzidenz von VHF liegt bei Patienten mit einer schnell leitenden AB bei 10–35 %. Alle atrialen Tachykardien können die akzessorische Bahn als Bystander benutzen.

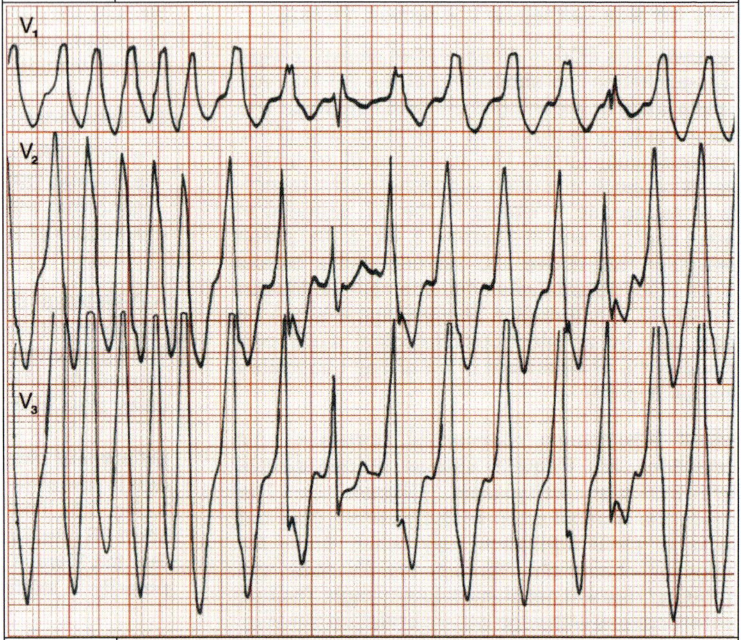

EKG

Abb. 29: EKG bei WPW-Syndrom mit antegrader Leitung von VHF (aus: Sandøe und Sigurd, 1984, 1991, Sigurd et al., 2014)

Im **Anfalls-EKG** fällt bei tachykard übergeleitetem Vorhofflimmern häufig eine variable Ausprägung einer oder mehrerer Präexzitationsmuster im Wechsel mit schmalen QRS-Komplexen auf, die intermittierend über den AV-Knoten antegrad geleitet werden. Diese schmalen QRS-Komplexe sind beweisend für die Diagnose eines WPW-Syndroms bei Vorhofflimmern.

- Kammerfrequenz 200–360/min (RR-Intervall bis < 200 ms)
- **FBI-EKG**: „fast, broad, irregular"
  - *Fast*: Kammerfrequenz bis 360/min
  - *Broad*: schmale und überwiegend breite bizarre Kammerkomplexe bis zu einer QRS-Breite von 200 ms (die schmalen QRS-Komplexe entstehen bei intermittierender Überleitung über den AV-Knoten)
  - *Irregular*: RR-Variabilität bis 100 % (nie bei Kammertachykardie!)
- Bedrohlich und Hinweis auf eine Degeneration zu Kammerflimmern ist eine Refraktärzeit der akzessorischen Leitungsbahn < 250 ms.
- Bei Vorhofflattern können die RR-Abstände regelmäßig sein.

Differentialdiagnose	Eine Differenzierung von **Vorhofflattern mit schneller Überleitung** und einer **Kammertachykardie** ist im EKG nicht immer sicher möglich (bei 60 % der Tachykardien mit breitem QRS und WPW-Syndrom liegt Vorhofflattern zugrunde). Gleiches gilt auch für alle SVT, die die akzessorische Bahn als Bystander benutzen.

Risiko des „plötzlichen Herztodes“ bei atrioventrikulären Reentry-Tachykardien	
Geringes Risiko	▶ Bei asymptomatischen Patienten (0,1–0,4 %/Patientenjahr)
Niedriges Risiko	▶ Lange Refraktärzeit der AB. Hinweise darauf sind • eine intermittierende Präexzitation, • ein Verschwinden der Deltawelle im Oberflächen-EKG nach Gabe von Ajmalin i.v. Die Refraktärzeit läßt sich durch ein Belastungs-EKG bestimmen.
Höheres Risiko	▶ Bei anamnestisch symptomatischen Tachykardien ▶ Bei familiärer Häufung an PHT ▶ Bei Ebstein-Anomalie (posterolaterale Bahn, meist multiple Bahnen) ▶ Bei RR-Intervallen bei VHF < 250 ms entsprechend einer Refraktärzeit der akzessorischen Bahn < 250 ms Eine EPU ist zur Einschätzung des Risikos unzureichend. Allerdings weist ein RR-Intervall von übergeleiteten präexzitierten Schlägen < 250 ms auf ein hohes Risiko (> 95 %) für eine Degeneration der Tachyarrhythmia absoluta in Kammerflimmern/PHT hin.

5.4 Therapie der atrioventrikulären Reentry-Tachykardien

Die bei dem Präexzitationssyndrom eingesetzten Antiarrhythmika wirken über eine Verlängerung der Leitungszeit und/oder der Refraktärzeit im AV-Knoten, in der akzessorischen Bahn oder in beiden Strukturen. Substanzen, die zu einer Abnahme der Refraktärzeit im akzessorischen Bündel führen, sind wegen der Gefahr einer schnellen Überleitung von VHF kontraindiziert.

5.4.1 Angriffspunkt der Antiarrhythmika bei atrioventrikulären Reentry-Tachykardien

Wirkort	Medikamente	Wirkmechanismus
Akzessorische Bahn (AB)	▶ Klasse-IA-Antiarrhythmika (Ajmalin)	▶ Verlängert Refraktärzeit der AB
AV-Knoten (AVK)	♦ Betablocker ♦ Kalziumantagonisten vom Nicht-Dihydropyridin-Typ (Verapamil)	▶ Verlangsamung der AV-Leitung ▶ Beschleunigung der Leitung im AB
	♦ Adenosin	▶ Vorübergehende Blockierung im AV-Knoten, dadurch Begünstigung einer Leitung über die AB mit „maximaler Präexzitation“

	♦ *Kontraindikation:* **Betablocker, Kalziumantagonisten vom Nicht-Dihydropyridin-Typ, Adenosin sowie Digitalis** beschleunigen die Überleitung über das akzessorische Bündel und sind bei Patienten mit Vorhofflimmern und Präexzitation wegen der Gefahr von Kammerflimmern/PHT kontraindiziert.	
Akzessorische Bahn und AV-Knoten	▶ Klasse-IC-Antiarrhythmika (Flecainid, Propafenon)	▶ Verlängerung der Leitungs- und Refraktärzeit im AVK und AB ▶ Gute Wirkung der Substanzen auch zur Terminierung von VHF
	▶ Klasse-III-Antiarrhythmika (Amiodaron)	▶ Verlängerung der Leitungs- und Refraktärzeit im AVK und AB. Wegen der initial langen Aufsättigungszeit nicht in der Akutphase einsetzbar

5.4.2 Notfalltherapie bei VHF mit antidromer tachykarder Überleitung

Vagusstimulation	▶ **Karotissinus-Druckversuch**, Valsalvamanöver, Bauchpresse, Trinken von Eiswasser ♦ *(s. Anm. in Kap. 1.2, Seite 4)*	
1. Wahl Klasse IA + Klasse IC	▶ Ajmalin ▶ Flecainid ▶ Propafenon	25–50 mg (maximal 1,0–1,5 mg/kg) langsam i.v. 1–2 (1,5–3,0) mg/kg i.v. über 10–30 min 0,5–1,0 mg/kg i.v. über 10–20 min
2. Wahl Klasse III	▶ Amiodaron	Die Wirkung von Amiodaron setzt mit Verzögerung ein. In Notfällen sollte daher eine Kardioversion durchgeführt werden.
Akute Kardioversion	**Therapie der 1. Wahl bei klinischen Notfällen**	
Kontraindikation	♦ **Digitalis, Betablocker, Verapamil, Adenosin** ♦ **Amiodaron** (wegen der initialen langen Aufsättigungszeit)	
Im Intervall	HF-Ablation der akzessorischen Bahn	

5.4.3 Anfallsprophylaxe bei rezidivierenden atrioventrikulären Reentry-Tachykardien

Eine medikamentöse Dauertherapie ist nur bei Patienten indiziert, bei denen eine Katheterablation nicht möglich ist.			
Indikation	**Substanzgruppe**	**Dosierung**	
Bei häufigen Episoden einer AVRT und nur intermittierender oder fehlender Präexzitation	▶ Betablocker ♦ Nicht bei intermittierendem VHF	Metoprolol	100–200 mg 1x tgl.
		Bisoprolol	2,5–10 mg 1x tgl.
	▶ Kalziumantagonisten vom Nicht-Dihydropyridin-Typ ♦ Nicht bei intermittierendem VHF	Verapamil	40–120 mg 3x tgl. *oder* 120–240 mg ret 1–2x tgl.
		Diltiazem	60 mg 3x tgl. *oder* 90–180 mg ret 2x tgl.
Bei VHF und Präexzitation	▶ Klasse-IA-Antiarrhythmika (Erfolgsrate 95 %, Rezidive bei 5 %)	Ajmalin	Zur Einnahme p. o. nicht mehr verfügbar

	▶ Klasse-IC-Antiarrhythmika	Flecainid	50–100 mg 2x tgl. *oder* 200 mg XL 1x tgl.
		Propafenon	150–300 mg 3x tgl. *od.* 225–425 mg SR 2x tgl.
	▶ Klasse-III-Antiarrhythmika	Amiodaron	200 mg 1x tgl. (nach Aufsättigung)

5.4.4 Empfehlungen zur Katheterablation bei WPW-Syndrom

Asymptomatische Patienten	▶ **Keine Indikation** • Bei asymptomatischen Patienten mit ventrikulärer Präexzitation (Risiko PHT 0,1–0,4 % in 3–22 Jahren)
	▶ **Einzelfall-Entscheidungen zur Ablation** • Häufige Tachykardien unter Medikation • Unverträglichkeit der Medikamente • Wunsch des Patienten, nach ausführlicher Aufklärung und unter Berücksichtigung des individuellen Risikos (z. B. Lage der Bahn/linksseitige Bahn, Gefahr eines AV-Blocks bei septumnaher Bahn) (Empfehlung Klasse IIa/Level B) ▶ **Ausnahmen mit Indikation zur Ablation** • Patienten mit Hochrisikoberufen (z. B. Piloten, Hochleistungssportler) mit ventrikulärer Präexzitation und keinen spontanen Arrhythmien oder bei einer Familienanamnese mit PHT • Patienten nach Reanimation mit Risikofaktoren • Während VHF RR-Intervalle < 250 ms oder bei symptomatischen atrialen Tachykardien mit schneller Überleitung über die akzessorische Bahn und unsicherer Wirkung der Medikamente (I/B) • Multiple akzessorische Bahnen (z. B. bei Ebstein-Anomalie)
	▶ **Indikation zur Ablation** Patienten mit PJRT, auch wenn sie asymptomatisch sind (wegen der hohen Gefahr einer Tachykardiomyopathie)
Symptomatische Patienten	▶ **Indikation I/B**

TEIL B: VENTRIKULÄRE TACHYARRHYTHMIEN

6 Grundlagen ventrikulärer Tachyarrhythmien

6.1 Elektrische Phänomene der Herztätigkeit

In elektrisch erregbaren Zellen liegt eine Potentialdifferenz von 90 mV zwischen dem Zellinneren und dem Zelläußeren vor. Wird dieses Ruhemembranpotential durch einen adäquaten Reiz auf einen kritischen Wert (Schwellenpotential) erniedrigt, kommt es innerhalb weniger Millisekunden zum Zusammenbruch dieser Potentialdifferenz (Depolarisation). In der darauf folgenden Phase wird die ursprüngliche Potentialdifferenz wiederhergestellt. Die Änderungen des Membranpotentials in einem Herzzyklus werden als Aktionspotential bezeichnet. Zugrunde liegen Änderungen der Leitfähigkeit der Zellmembran (Ionenkanäle) für Kalium-, Natrium-, Kalzium- und Chloridionen.

<table>
<tr><td>Phasen des Aktionspotentials</td><td>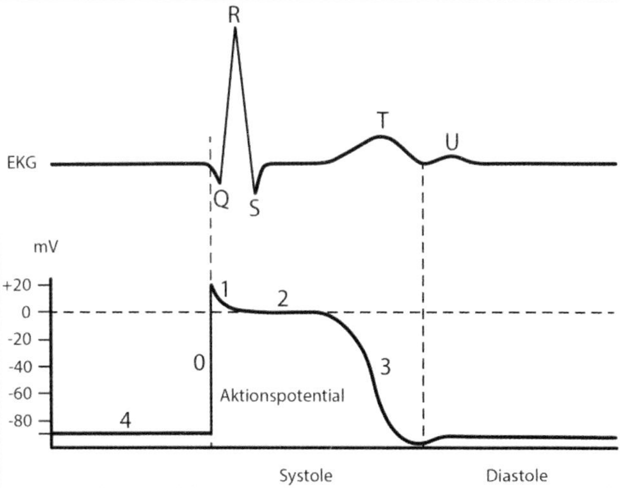

Abb. 30: EKG und zugehöriges Aktionspotential am Beispiel einer Zelle der Arbeitsmuskulatur des Herzens
▶ Phase 0: Schnelle Depolarisation
▶ Phase 1: Frühe schnelle Repolarisationsphase
▶ Phase 2: Plateauphase
▶ Phase 3: Späte Repolarisationsphase
▶ Phase 4: Diastole (Spontandepolarisation oder konstante Polarisation)</td></tr>
<tr><td>Phase 0</td><td>Frühe schnelle Repolarisationsphase
Das Aktionspotential der Herzmuskelzellen (atriale und ventrikuläre Myozyten, Purkinje-Zellen) ist Folge einer abrupten Änderung der Leitfähigkeit der Zellmembran für Natrium für eine kurze Zeit (Dauer 0,2–0,5 ms) und führt zu einer schnellen Potentialänderung, die über den Nullwert hinaus auf Werte von ca. +30 mV ansteigt. Bei Zellen des Sinus- und AV-Knotens hingegen handelt es sich um einen Einstrom von Kalziumionen.</td></tr>
</table>

Phase 1	Frühe schnelle Repolarisationsphase Der überschießende Anstieg des Membranpotentials in der Phase 0 auf +30 mV *(overshoot)* wird in der frühen Repolarisationsphase in wenigen Millisekunden auf einen Wert von 0 mV zurückgeführt.
Phase 2 und Phase 3	In Phase 2 (Plateauphase) (Dauer 200–300 ms) und der folgenden Phase 3 (späte schnelle Repolarisation) wird das ursprüngliche Ruhemembranpotential wiederhergestellt. In der Plateauphase und zu Beginn der Phase 3 können auch starke Stimuli keine Repolarisation auslösen (Refraktärzeit)
Phase 4	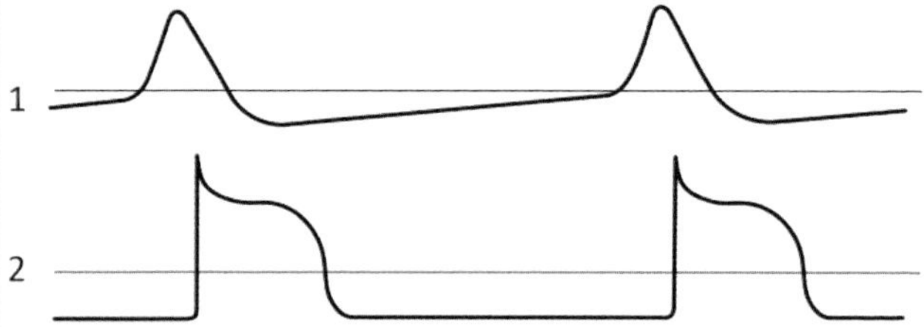 *Abb. 31: Membranpotential in Schrittmacherzellen (1) bzw. in den Zellen des Arbeitsmyokards (2) und Schwellenpotential (horizontale Linien)* Diastolische Spontandepolarisation ▶ In den Schrittmacherzellen (Sinusknoten, AV-Knoten, Purkinje-Zellen) kommt es in der Diastole zu einer langsamen, zunehmenden Depolarisation. Bei Erreichen eines Schwellenpotentials wird eine neue schnelle Depolarisation ausgelöst. Die Steigung der langsamen Depolarisation bestimmt die Frequenz der Aktionspotentiale der Schrittmacherzellen. Diese Frequenz ist am höchsten im primären Reizbildungszentrum (Sinusknoten) und nimmt im sekundären (AV-Knoten) und im tertiären Reizbildungszentrum (Purkinje-System) ab. ▶ In den Zellen des Arbeitsmyokards dagegen bleibt das Ruhepotential während der gesamten elektrischen Diastole konstant und erreicht den Schwellenwert nicht. Diese Zellen werden immer passiv depolarisiert.

6.2 Pathogenese ventrikulärer Tachyarrhythmien

Eine ventrikuläre Tachyarrhythmie besteht aus mehr als drei konsekutiven Komplexen mit einer Frequenz ≥ 100/min und einer QRS-Breite ≥ 120 ms. Das Arrhythmiesubstrat liegt unterhalb der Bifurkation des Erregungsleitungssystems im Kammermyokard.

Ursachen	▶ Störung der Erregungsbildung (fokale Impulsbildung, Automatie) ▶ Störung der Erregungsleitung (kreisende Erregung, Reentry-VT) ▶ Störung der Erregungsrückbildung (getriggerte Aktivität)
Störung der Erregungsbildung (fokale Impulsbildung)	
	Unterschiedliche Einflüsse können zu einer fokalen Impulsbildung führen: Hypoxie, Ischämie, Erhöhung der extrazellulären Elektrolytkonzentration und Überdehnung

Gesteigerte Automatie	▶ Die pathologischen Bedingungen (z. B. Hyperthyreose, Medikamentenüberdosierung) führen zu einer Beschleunigung der physiologischen Spontandepolarisation in den Schrittmacherzellen. ▶ Auf eine gesteigerte Automatie sind z. B. folgende Rhythmusstörungen zurückzuführen. • Gesteigerte junktionale Automatie • Akzelerierter idioventrikulärer Rhythmus. Diese Rhythmusstörung wird oft im Rahmen der Lysebehandlung eines akuten Myokardinfarktes beobachtet und ist in den meisten Fällen nicht therapiebedürftig *(s. Kap. 10.1, Seite 119)*.
Abnorme Automatie	▶ Bei einer geschädigten Zelle mit erniedrigtem Membranpotential kommt es zu einer pathologischen Spontandepolarisation. Unter Normalbedingungen weisen diese Zellen (z. B. Arbeitsmyokard der Ventrikel oder der Vorhöfe) keine diastolische Repolarisation auf. Je nach Geschwindigkeit der Spontandepolarisation kommt es zu einer Parasystolie oder zu einer Tachykardie (z. B. zu einer VT in der Frühphase eines Myokardinfarktes).
Störung der Erregungsleitung (kreisende Erregung, Reentry-Tachykardie)	
	Voraussetzungen einer kreisenden Erregung ▶ Vorhandensein verschiedener Leitungsbahnen mit unterschiedlicher (schnellerer und langsamerer) Leitungskapazität. ▶ Eine unidirektionale Blockierung, durch die ein Impuls in einer Richtung blockiert wird. ▶ Ein Wiedereintritt der Erregungsfront in den ursprünglich blockierten Leitungsweg nach seiner Erholung. Dadurch wird der Erregungskreis geschlossen.
Makro-Reentry	*Abb. 32: Leitungsschema einer Makro-Reentry-Tachykardie* 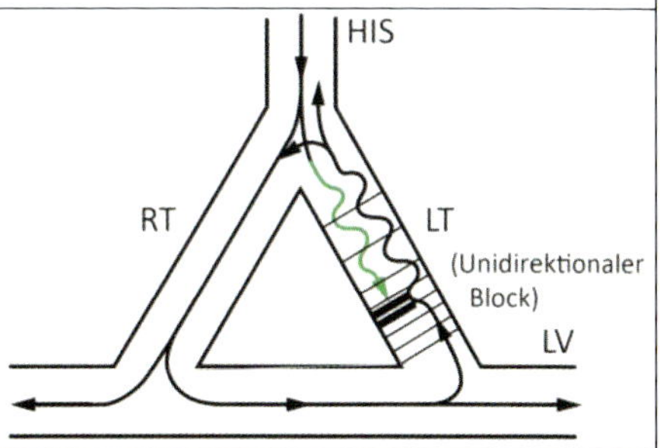 ▶ Ein Makro-Reentry ist der häufigste Entstehungsmechanismus einer tachykarden Rhythmusstörung. Er wurde bereits in Teil A beschrieben: atriale Reentry-Tachykardien, AV-Knoten-Reentry-Tachykardie, AV-Reentry-Tachykardie, typisches Vorhofflattern. ▶ Bei den ventrikulären Makro-Reentry-Tachykardien ist der Wiedereintritt einer Erregungsfront in den Erregungskreis nur durch Einbeziehung einer Zone mit langsamer Leitungskapazität möglich. • Nach einem Myokardinfarkt im chronischen Stadium (nach 4–6 Wo.) besteht das gut leitfähige Substrat aus Anteilen des Reizleitungssystems (z. B. Tawara-Schenkel und Purkinje-System) mit oder ohne benachbartes vitales Myokard. Das Areal mit langsamer Erregungs-

	leitung wird von den Randbezirken einer Infarktnarbe gebildet. ● Bei der dilatativen Kardiomyopathie oder bei der arrhythmogenen rechtsventrikulären Kardiomyopathie besteht das pathologische Substrat aus Myokardarealen mit fibrotischen Veränderungen.
Mikro-Reentry	▶ Der Wiedereintritt findet in Bereichen mit pathologisch verlangsamter Erregungsleitung statt (z. B. akut ischämisches, temporär refraktäres Gewebe). Dabei kann es zu Kammertachykardien und zu Kammerflimmern kommen (z. B. beim akuten Myokardinfarkt im Stadium der akuten Ischämie). ▶ Der gleiche Mechanismus findet sich bei Proarrhythmien durch leitungsverzögernd wirkende Antiarrhythmika.
Störung der Erregungsrückbildung	
Getriggerte Aktivität	▶ Die getriggerte Aktivität beruht auf pathologischen Nachpotentialen am Ende der Repolarisationsphase des Aktionspotentials. Sie ist stets Folge eines vorangegangenen Impulses („getriggert“).
	Frühe Nachpotentiale: Getriggerte Aktionen, die vor Abschluss der Repolarisationsphase noch während der Plateauphase des vorangegangenen Impulses auftreten, können zu Nachschwankungen des Aktionspotentials führen. Wird die Erregbarkeitsschwelle erreicht, entsteht eine getriggerte Aktivität. Eine frühe Nachpolarisation tritt bevorzugt bei einer Bradykardie auf, am häufigsten in Purkinje-Zellen, seltener in Zellen der Arbeitsmuskulatur. Auf eine frühe Nachpolarisation sind die Torsade-de-pointes-Tachykardien zurückzuführen *(s. Kap. 8.4, Seite 113)*. 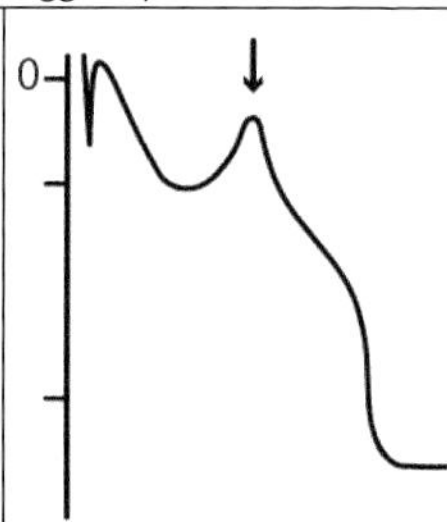 *Abb. 33: Aktionspotential bei frühen Nachpotentialen*
	Späte Nachpotentiale treten als Nachschwankungen des Aktionspotentials nach Abschluss der normalen Repolarisationsphase auf (bevorzugt bei höheren Frequenzen, nicht bei einer Bradykardie). Auf einer späten Nachpolarisation beruhen die durch Digitalis induzierten ventrikulären Tachyarrhythmien und akzelerierte junktionale Rhythmen.

6.3 Ursachen potentiell bedrohlicher ventrikulärer Tachyarrhythmien

Bei > 90 % treten ventrikuläre Tachyarrhythmien (VTs) bei Patienten mit einer strukturellen kardialen und extrakardialen Grunderkrankung auf. Neben einer exakten Klassifizierung der Rhythmusstörung muss daher eine komplette Abklärung der zugrunde liegenden Erkrankung erfolgen, da sie das Risiko und die Prognose der Rhythmusstörung bestimmt.

Primäres Ziel der Diagnostik ist eine Risikostratifizierung.

▶ **Potentiell bedrohliche ventrikuläre Tachyarrhythmien** mit einem hohen Risiko eines primären Herztodes (PHT) treten bevorzugt bei einer arrhythmiefördernden kardialen oder extrakardialen Erkrankung auf. Dazu gehören
- Strukturelle Erkrankungen des Herzens (> 90 %)
- Genetische (hereditäre) Erkrankungen des Herzens

- Primäre elektrische Erkrankungen des Herzens
- Genetisch determinierte myokardiale Erkrankungen *(s. u.)*
- Wichtig sind Faktoren, die ventrikuläre Tachyarrhythmien in einem arrhythmogenen Substrat begünstigen, wie Elektrolytstörungen, QT-Zeit verlängernde Medikamente, Chemotherapeutika, Drogen, Einflüsse des autonomen Nervensystems.

▶ **Idiopathische Kammertachykardien** haben bei einem fehlenden Nachweis einer strukturellen Erkrankung des Herzens ein sehr geringes Risiko für einen PHT.

6.3.1 Kardiale und extrakardiale Erkrankungen mit ventrikulären Tachykardien

6.3.1.1 Häufige strukturelle Erkrankungen des Herzens

KHK (80 %)	**Akute Ischämie und chronisches Infarktstadium** (häufigste Erkrankung mit ventrikulären Rhythmusstörungen)
Nicht-ischämische Kardiomyopathien (10–15 %)	▶ **Kardiomyopathie** (DCM; *Klassifikation s. Kap. 10.2, Seite 121*) ● Primäre Form ● Sekundäre Formen ● Häufiges Auftreten einer Faszikeltachykardie (Bundle-Branch-Reentry-VT), gleichbedeutend mit einer monomorphen ventrikulären Reentry-Tachykardie. Sie tritt bevorzugt bei DCM, KHK und bei Z. n. operativem Aorten- und Mitralklappenersatz auf *(s. Kap. 10.2.2, Seite 123)* ▶ **Hypertrophie des Herzens** (Hypertonie)

6.3.1.2 Hereditäre Erkrankungen (5 %)

Myokardiale Erkrankungen	▶ Hypertrophische (obstruktive) Kardiomyopathie (HCM, HOCM) ▶ Arrhythmogene rechtsventrikuläre Kardiomyopathie (ARVC)
Primär elektrische Erkrankungen (Ionenkanaldefekte)	▶ Bei normalem QT-Intervall ● Brugada-Syndrom ● Katecholaminerge polymorphe VT ▶ Bei Verlängerung des QT-Intervalls ● Long-QT-Syndrom (angeboren und erworben) ▶ Bei Verkürzung des QT-Intervalls ● Kurzes QT-Syndrom

6.3.1.3 Seltene Erkrankungen mit monomorphen ventrikulären Tachykardien

Angeborene Vitien (mit und ohne Korrektur-OP)	Häufigste Formen ▶ Fallot'sche Tetralogie ▶ Transposition der großen Gefäße ▶ Ventrikelseptumdefekt ▶ Pulmonalstenose
Herzklappen-Erkrankungen	▶ Aortenklappenstenose, Z. n. Aortenklappenersatz ▶ Z. n. Mitralklappenersatz

Entzündliche Herzerkrankungen	▶ Myokarditis, Perikarditis ▶ Riesenzell-Myokarditis
Autoimmun-erkrankungen	▶ Kardiale Sarkoidose
System-erkrankungen	▶ Sklerodermie ▶ Tumoren (auch kardial)
Extrakardiale Erkrankung	▶ Lungenembolie ▶ Hyperthyreose, Hypothyreose ▶ Lebererkrankungen (Hämochromatose), Nierenerkrankungen ▶ Neuromuskuläre Erkrankungen ▶ Amyloidose

6.3.2 Ventrikuläre Tachyarrhythmien ohne Nachweis einer strukturellen oder generalisierten Grunderkrankung (Idiopathische Kammertachykardien)

	Die idiopathischen Kammertachykardien haben ein sehr geringes Risiko für einen PHT *(s. Kap. 8.1, Seite 108).* ▶ **Idiopathische rechtsventrikuläre Ausflusstrakt-Tachykardie** (RVOT-VT) ▶ **Verapamilsensitive idiopathische linksventrikuläre Tachykardie** (faszikuläre ventrikuläre Tachykardie) ▶ **Idiopathische linksventrikuläre Ausflusstrakt-Tachykardie**

7 Differentialdiagnose der Tachykardien mit breitem QRS-Komplex

Tachykardien mit breitem QRS-Komplex ≥ 120 ms können atrialen und ventrikulären Ursprungs sein. Wegen der unterschiedlichen Prognose und Therapie ist eine schnelle Differenzierung nötig.

Dabei helfen Hinweise aus Anamnese und Klinik. Wesentlich genauer sind diagnostische EKG-Kriterien.

7.1 Hinweise aus Anamnese und Klinik

- 80 % der Tachykardien mit breitem QRS > 120 ms sind ventrikulären Ursprungs (VT).
- Nur 30 % aller atrialen Tachykardien gehen mit einer QRS-Verbreiterung einher.
  - SVT mit Schenkelblock
  - SVT mit antidromer Leitung über eine akzessorische Leitungsbahn
- Bei jüngeren Patienten mit Palpitationen in der Anamnese liegt eher eine atriale Tachykardie vor, bei älteren Patienten ist bei einem Erstereignis eine VT häufiger.
- Eine kardiale Grunderkrankung in der Anamnese weist auf eine VT hin.

7.2 EKG-Kriterien

7.2.1 EKG-Kriterium regelmäßige/unregelmäßige RR-Abstände

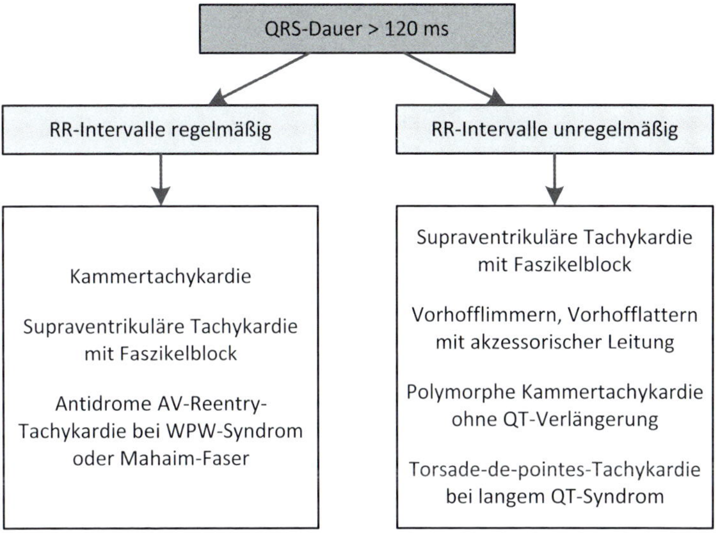

7.2.2 Weitere EKG-Kriterien als Hinweis auf eine ventrikuläre Tachykardie

Die nachfolgenden EKG-Kriterien weisen bei der Beurteilung einer Tachykardie mit breitem QRS-Komplex auf eine ventrikuläre Tachykardie hin, sofern es sich nicht um eine antidrome Tachykardie bei akzessorischer Leitungsbahn (WPW-Syndrom) handelt *(Nach: von Olshausen, 2005)*.

VT		Algorithmus zur Differentialdiagnose einer Tachykardie mit breiten QRS-Komplexen	EKG
VT	← Ja	▶ Negative und positive Konkordanz in allen BWA	▶ Nur QS- oder QR-Komplexe in allen BWA (der QRS-Komplex ist von V1–V6 negativ oder positiv) ▶ (DD zwischen positiver Konkordanz und antidromer Tachykardie bei WPW; *s. Kap. 7.2.4, Seite 107*)
		↓ Nein	
VT	← Ja	▶ RS-Abstand > 110 ms	▶ 2. Kriterium nach Brugada Längster Abstand vom Beginn der R-Zacke bis zum tiefsten Punkt der S-Zacke in einer BWA

		⇩ Nein	
VT	⇦ Ja	▶ **AV-Dissoziation** (retrograder VA-Block)	▶ **Bei 20–25 % der VTs besteht ein retrograder VA-Block mit** • **mehr Kammerkomplexen als P-Wellen im EKG.** Der niederfrequente Sinusrhythmus „läuft durch" *(s. EKG Abb. 37, Seite 112)* • Auftreten von **Einfangschlägen („capture beats")** Der Ventrikel wird durch die antegrad geleiteten Vorhofserregungen vorzeitig erregt (diese QRS-Komplexe sind schmaler als die der VT). • Auftreten von **Kombinations- oder Fusionsschlägen** Die Kammer wird gleichzeitig vom Vorhof und vom ventrikulären Fokus erregt (diese QRS-Komplexe sind breiter als bei Sinusrhythmus und schmaler als die der VT; *s. EKG Abb. 37, Seite 112*)
			♦ *Anmerkung: Bei retrograder VA-Leitung (in etwa 50 % der VTs) stellen sich im EKG die retrograd geleiteten P-Wellen mit negativen Ausschlägen in den Ableitungen II, III und aVF dar (s. EKG Abb. 35, Seite 111).*
		⇩ Nein	
VT	⇦ Ja	▶ **QRS-Hauptvektor „no-man's-land"** („Nord-West-Achse")	Der QRS-Hauptvektor im EKG liegt im Cabrera-Kreis im Segment < -90° bis -180°. In diesem Bereich liegen ausschließlich VTs, nicht jedoch die Achsen eines normalen EKG mit oder ohne Schenkelblock.
		⇩ Nein	
		SVT mit Schenkelblock	

7.2.3 Weniger spezifische EKG-Kriterien bei ventrikulärer Tachykardie

Eine Kammertachykardie kann auch vorliegen, wenn keines der sechs oben genannten EKG-Kriterien zutrifft.

Es sollten dann die folgenden Kriterien überprüft werden. Sie sind weniger spezifisch und können nur in Verbindung mit anderen Parametern auf eine Kammertachykardie hinweisen.

- ▶ **QRS-Breite**
  - Bei Rechtschenkelblock > 140 ms
  - Bei Linksschenkelblock > 160 ms
- ▶ **Bei Rechtsschenkelblockmorphologie**
  - In Ableitung V1 mono- oder biphasische QRS-Komplexe (qR, Qr oder RS)
  - In Ableitung V6 ist die R-Zacke kleiner als die S-Zacke (R/S-Relation < 1)
- ▶ **Bei Linksschenkelblockmorphologie**
  - In Abl. V1, V2 ein Intervall von > 60 ms vom Beginn von QRS bis zur Spitze von S
  - In Ableitung V1 breite, plumpe R-Zacke > 40 ms
  - Kleine Q-Zacke bei großer R-Zacke in V6
- ▶ **Kaninchenohr-Morphologie in V1/V2**
  - Rechtsschenkelblock mit einem rSR'-Muster in V1/V2 (die initiale r-Amplitude ist kleiner als R')
- ▶ Eine **Kammertachykardie während Vorhofflimmerns** endet mit einer postextrasystolischen Pause

7.2.4 EKG-Kriterien bei supraventrikulären Tachykardien mit breitem QRS

SV-Tachykardie	▶ **Frequenzänderung durch vagale Manöver**
VHF und VH-Flattern	▶ **Unregelmäßige Tachykardie** (Unterschiede der RR-Abstände > 60 ms)
VHF bei WPW-Syndrom	▶ **Bei VHF und einem WPW-Syndrom treten im EKG QRS-Komplexe unterschiedlicher Breite auf** *(s. Teil A: Kap. 5.3, Seite 93)* • Bei Leitung über die akzessorische Bahn „extrem" breit bis > 200 ms (maximale Präexzitation) • Bei Leitung über den AV-Knoten schmalere QRS-Komplexe ▶ Frequenz > 250/min (200–360/min)
Antidrome WPW-Tachykardie	WPW-Syndrom mit schneller antegrader Leitung über eine akzessorische (Kent-)Bahn *(s. Teil A: Kap. 5.2.2, Seite 91)* ▶ P-Welle meist vor QRS ▶ QRS „extrem breit", > 200 ms (maximale Präexzitation) ▶ Wie bei VTs kann rechtspräkordial eine monophasische, weniger häufig eine biphasische QRS-Morphologie auftreten. ▶ Bei einer antidromen WPW-Tachykardie sind die QRS-Komplexe in V4–V6 überwiegend positiv, bei den VTs überwiegend negativ. ▶ Eine Q-Zacke kommt in den BWA nicht vor.

8 Erscheinungsformen der ventrikulären Tachyarrhythmien

Einteilung nach Dauer	▶ **Nicht anhaltend** (> 3 QRS-Komplexe, Dauer < 30 s, Herzfrequenz > 100/min) ▶ **Anhaltend** (Dauer > 30 s) ▶ **Unaufhörlich, incessant** (Dauer > 6 Std/24 Std). Anhaltend oder nach kurzzeitiger Terminierung z. B. nach Elektroschock wiederkehrend. Häufig Indikation zur notfallmäßigen Katheterablation

Erscheinungs- formen	▶ Monomorph ▶ Polymorph (Torsades de pointes) ▶ Kammerflattern ▶ Kammerflimmern
Einteilung nach Prognose	▶ **Nicht anhaltende VT ohne strukturelle Herzerkrankung.** Prognose gut ▶ **Nicht anhaltende VT bei struktureller Herzerkrankung.** Hier ist eine weitere Evaluation der Prognose erforderlich, wichtiger prognostischer Parameter ist die LV-Funktion (LVEF) ▶ **Anhaltende VT ohne strukturelle Herzerkrankung (Idioventrikuläre Tachykardie).** Insgesamt gute Prognose, nur selten Degeneration in Kammerflimmern ▶ **Anhaltende VT bei struktureller Herzerkrankung.** Prognose ungünstig, häufig Degeneration in Kammerflimmern
Einteilung nach Hämodynamik	▶ **Hämodynamisch stabile VT**: Kammerfrequenz ≤ 150/min Unverzüglich Beginn der medikamentösen Behandlung ▶ **Hämodynamisch instabile VT**: Kammerfrequenz ≥ 150/min Sofortige Defibrillation erforderlich

8.1 Monomorphe ventrikuläre Tachyarrhythmien ohne kardiale Erkrankung (Idiopathische ventrikuläre Tachykardien)

Definition	Ventrikuläre Tachykardien werden als idiopathisch bezeichnet, wenn eine strukturelle Herzerkrankung ausgeschlossen wurde.

8.1.1 Idiopathische rechtsventrikuläre Ausflusstrakt-Tachykardie (RVOT-VT) (Katecholaminsensitive rechtsventrikuläre Ausflusstrakt-Tachykardie)

Patho- physiologie	▶ Gesteigerte Automatie oder getriggerte Aktivität im rechtsventrikulären Ausflusstrakt ▶ Zunahme unter sympathischer Stimulation (körperliche Belastung, Orciprenalin) ▶ Nur selten durch programmierte Stimulation auslösbar
Klinik	▶ Meist junge Patienten mit Schwindel, Präsynkope, Synkope ▶ Selten auch PHT durch Akzeleration in Kammerflimmern
EKG	▶ VES, Salven, nicht anhaltende und anhaltende monomorphe VTs ▶ Frequenz 120–150/min, meist kurz anhaltend ▶ Linksschenkelblock, QRS- Breite meist < 140 ms ▶ Steil- bis Rechtstyp
Prognose	▶ Gute linksventrikuläre Funktion ▶ Getrübt durch einen nur selten auftretenden PHT, daher Überprüfung der Indikation einer Katheterablation
DD	▶ Monomorphe anhaltende VT bei arrhythmogener rechtsventrikulärer Kardiomyopathie/Dysplasie (ARVC) *(Die ARVC ist eine genetisch determinierte Kardiomyopathie mit einer schlechten Prognose)* *(s. Kap. 10.4, Seite 125)*

8.1.2 Idiopathische linksventrikuläre Tachykardien

Formen	▶ Intrafaszikuläre (Bundle-Branch) Verapamil-sensitive Kammertachykardie ▶ Idioventrikuläre linksventrikuläre Ausflusstrakt-Tachykardie (LVOT-VT)
Patho-physiologie	**Intrafaszikuläre Verapamil-sensitive Kammertachykardie**
	Faszikuläre Reentry-Tachykardie (Bundle-Branch-Reentry-VT) unter Beteiligung des His-Purkinje-Systems oder getriggerte Aktivität
	▶ Meist keine oder nur geringe QRS-Verbreiterung mit dem EKG-Bild eines Rechtsschenkelblocks bei Linkstyp bis überdrehtem Linkstyp ▶ Spricht auf Verapamil, auf Betablocker und auf Klasse-IC-Substanzen an (Verapamil nur bei gesicherter Diagnose anwenden, bei anderen ventrikulären Tachykardien ist Verapamil kontraindiziert)
Klinik	▶ Häufig nur Palpitationen ▶ Meist paroxysmal, überwiegend längere Episodendauer, fast immer länger anhaltend ▶ Auslösbar und terminierbar durch programmierte Stimulation
EKG	▶ Linkstyp bis überdrehter Linkstyp ▶ Rechtsschenkelblock bei meist nur geringer QRS-Verbreiterung ▶ Häufig anhaltende Tachykardie-Episoden, nur selten nicht anhaltende Tachykardien
	Idioventrikuläre Tachykardie im linksventrikulären Ausflusstrakt
	Besonderheit dieser seltenen Form ist die Nähe der Foci zu den Koronararterien. Vor einer Katheterablation sollte daher eine Koronarangiographie erfolgen.

8.1.3 Therapie der idiopathischen Kammertachykardien

Akuttherapie	▶ **RVOT-Tachykardie**: spricht auf Betablocker (ggf. auch Sotalol) und auf Propafenon oder Flecainid an ▶ **Verapamil-sensitive Tachykardie**: Verapamil nur bei gesicherter Diagnose. Ansonsten Klasse-IC-Substanzen ▶ **LVOT-Tachykardie**: Betablocker, Propafenon
Dauertherapie und Rezidiv-prophylaxe	Gleiche Substanzen wie bei der Akuttherapie
Katheterablation	▶ **RVOT-Tachykardie**: hohe Erfolgsrate (> 90 %), geringes Risiko. Wegen der seltenen Fälle eines PHT wird die Indikation zur Katheterablation gestellt bei: • symptomatischen Patienten, • Versagen der medikamentösen Therapie, • Abnahme der LV-Funktion oder auf Wunsch des Patienten (Empfehlung Klasse I/Level B). ▶ **Intrafaszikuläre Verapamil-sensitive Tachykardie (Bundle-Branch)**: (Empfehlung Klasse I/C)

	▶ **LVOT-Tachykardie**: vor Ablation im Aortenbulbus (oder epikardial) ist wegen der Möglichkeit einer Läsion einer Koronararterie eine Koronarangiographie erforderlich. Die Ablationsbehandlung sollte daher erst bei einem Versagen der medikamentösen Therapie in einem Zentrum mit großer Erfahrung erfolgen (Empfehlung Klasse IIa/Level B). *(s. Kap. 11.1, Seite 135)*

8.2 Anhaltende monomorphe ventrikuläre Tachyarrhythmie

Die monomorphe VT ist mit > 50 % die häufigste Form einer Kammertachykardie. Im EKG besteht eine konstante QRS-Morphologie.	
Ätiologie	▶ Meist KHK/Myokardinfarkt, Kardiomyopathien (DCM, HCM, HOCM) und hypertensive CMP ▶ Valvuläre Erkrankungen (z. B. bei angeborenen Vitien vor und nach operativer Korrektur, seltener auch nach prothetischem Aorten- und Mitralklappenersatz) ▶ Arrhythmogene rechtsventrikuläre Kardiomyopathie/Dysplasie (ARVC) ▶ Postmyokarditisch, bei Systemerkrankungen (z. B. Sklerodermie), bei Tumoren und bei Autoimmunerkrankungen (kardiale Sarkoidose, Riesenzell-Myokarditis)
Patho-physiologie	▶ Meist Reentry-Tachykardien ▶ Selten gesteigerte Automatie oder getriggerte Aktivität (z. B. unter Digitalis oder Antiarrhythmika)
Prognose	Jede anhaltende Kammertachykardie ist als akuter Notfall zu betrachten. Grundsätzlich kann es bei einem vorgeschädigten Herzen jederzeit zu einer Degeneration in eine hämodynamische Instabilität kommen. Eine i.v.-Gabe von Antiarrhythmika sollte unter Monitoring in Reanimations-bereitschaft erfolgen. (Zur schnellen Differenzierung des EKG mit breitem QRS-Komplex in einen supraventrikulären und einen ventrikulären Ursprung *s. Kap. 7, Seite 104*)
Klinische Formen	▶ Hämodynamisch stabile Kammertachykardie ▶ Hämodynamisch instabile (wirksame) Kammertachykardie
Symptomatik	Große Variationsbreite, abhängig von der Frequenz der Tachykardie, der Dauer und der LV-Funktion (von Palpitationen und Schwindel bis zur schweren Kreislaufdepression mit Kollaps, kardiogenem Schock und Synkopen/PHT)
EKG	▶ RR-Intervalle regelmäßig ▶ Gleichförmige monomorphe verbreiterte Kammerkomplexe (QRS meist > 0,14 s) ▶ Zykluslänge konstant ▶ QT-Zeit normal ▶ Kammerendteile diskordant

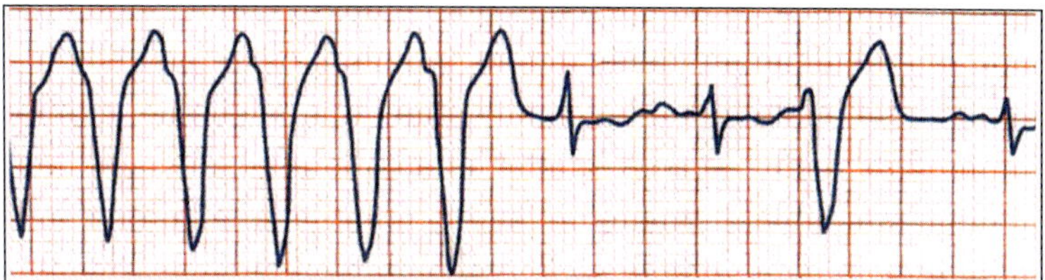

Abb. 34: EKG bei monomorpher ventrikulärer Tachykardie
Im EKG-Beispiel bestätigen einzelne ES gleicher Morphologie mit kompensatorischer Pause (monomorphe VES) den ventrikulären Ursprung der Tachykardie. (Vorhandene P-Wellen bei einem ventrikuloatrialen Block sind meist nur bei einer niedrigen Frequenz der VT zu erkennen.) (Aus: Sandøe und Sigurd, 1984, 1991, Sigurd et al., 2014)

Bei erhaltener ventrikuloatrialer Leitung (etwa 50 % der monomorphen VTs) kommt es nach dem QRS-Komplex zu einer retrograd geleiteten P-Welle.

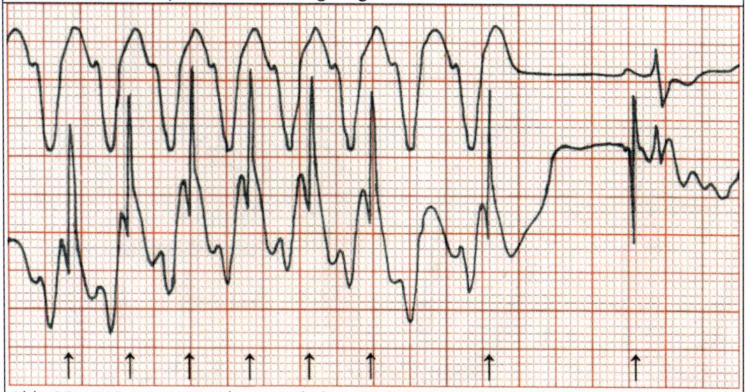

Abb. 35: EKG: Monomorphe ventrikuläre Tachykardie mit ventrikuloatrialer Leitung
Monomorphe ventrikuläre Tachykardie, QRS-Komplexe verbreitert. Die retrograd geleiteten P-Wellen zeigen in der Ösophagusableitung (Zeile 2) eine den Sinus-P-Wellen entgegengesetzte Ausschlagrichtung (durch Pfeile markiert) und folgen den verbreiterten QRS-Komplexen. (Aus: Sandøe und Sigurd, 1984, 1991, Sigurd et al., 2014)

Bei der AV-Dissoziation infolge eines ventrikuloatrialen Blocks werden Vorhöfe und Ventrikel unabhängig voneinander aktiviert.

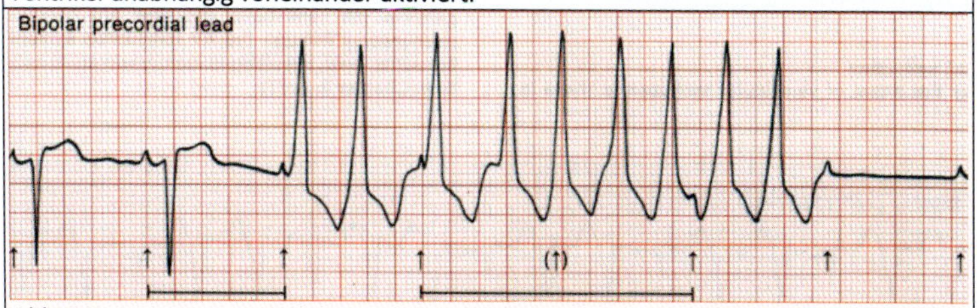

Abb. 36: EKG: Monomorphe ventrikuläre Tachykardie mit AV-Dissoziation
Es finden sich mehr Kammer-Komplexe als Vorhofaktionen, der niederfrequente Sinusrhythmus läuft durch (Pfeile). (Aus: Sandøe und Sigurd, 1984, 1991, Sigurd et al., 2014)

Bei langsamen Formen können „capture beats" oder „fusion beats" auftreten. Durch die antegrad geleiteten Vorhofserregungen wird der Ventrikel vorzeitig erregt, erkennbar durch schmale QRS-Komplexe mit vorangehender P-Welle innerhalb der VT.

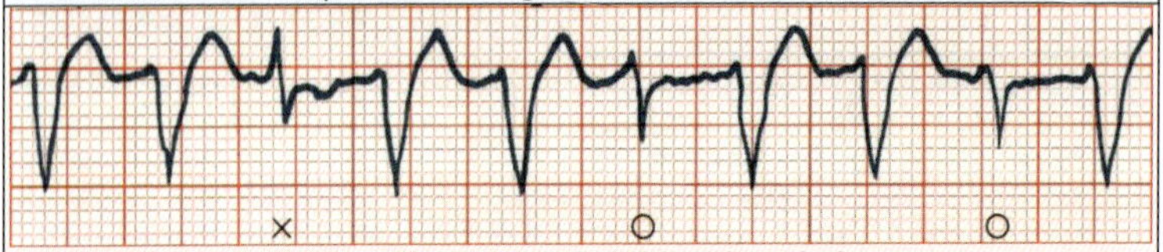

Abb. 37: EKG bei monomorpher VT mit ventrikuloatrialem Block
***Capture beats** sind markiert durch „x" (schmale QRS-Komplexe mit vorangehender P-Welle innerhalb der VT. Die **Kombinations- oder Fusionsschläge** sind markiert mit „o" (QRS schmaler als die Komplexe der VT, breiter als die antegrad geleiteten P-Wellen). (Aus: Sandøe und Sigurd, 1984, 1991, Sigurd et al., 2014)*

Diagnostik	▶ Wichtig: eine **akute Ischämie** sollte bei einer anhaltenden monomorphen VT ursächlich ausgeschlossen werden ▶ **Medikamentenanamnese, Elektrolytkontrolle** ▶ **Abklärung der Grundkrankheit** (vorhanden bei > 90 % der Patienten) • vollständige nicht-invasive und invasive Diagnostik, ggf. • MRT (Myokarditis, arrhythmogene rechtsventrikuläre Dysplasie) • Elektrophysiologie (Entstehungsmechanismus der Tachykardie, Auslösbarkeit, Prüfung der Möglichkeit einer Ablation)

8.3 Interfaszikuläre Reentry-Tachykardie (Bundle-Branch-Reentry-VT)

Definition	Seltene monomorphe Kreiserregung, die über das ventrikuläre Faszikelsystem führt. Einbezogen in den Reentry-Kreis sind His-Bündel, das spezifische ventrikuläre Reizleitungssystem mit einem geschädigten Faszikel und septales Myokard. *(s. Kap. 10.2.2, Seite 123)*.
Ätiologie	Zugrunde liegt meist eine **erworbene strukturelle Herzerkrankung** mit einer Leitungsstörung im His-Purkinje-System bei ▶ **Ischämischer oder nicht-ischämischer CMP** (Am häufigsten bei Patienten mit DCM; bei 30 % liegt gleichzeitig VHF vor.) ▶ **Z. n. herzchirurgischen Eingriffen an Aorten- oder Mitralklappe**
Klinik	▶ Hochfrequente VT (z. T. >200/min) mit Präsynkope/Synkope oder PHT ▶ Linksventrikuläre Dysfunktion mit Herzinsuffizienz
Erregungs-leitung	Die Erregung wird vom His-Bündel über den intakten Faszikel antegrad geleitet und kann in den geschädigten Faszikel mit einem unidirektionalen Block nur distal eintreten und retrograd zu seinem Ausgangspunkt gelangen. Damit schließt sich der Erregungskreis.
EKG	Je nach dem geschädigten Tawara-Schenkel stellt sich im EKG ein Schenkelblock dar (RSB, LSB, LAH oder LPH; *vgl. Abb. 32*).

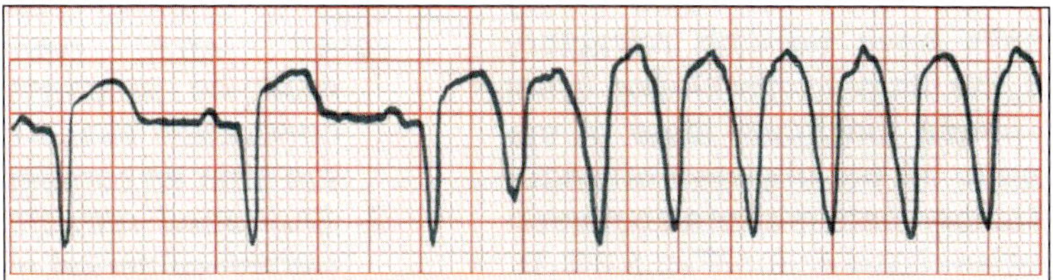

Abb. 38: EKG bei einer interfaszikulären Reentry-Tachykardie
Im EKG-Beispiel stellt sich eine hochfrequente monomorphe VT mit verbreiterten QRS-Komplexen dar. (Aus: Sandøe und Sigurd, 1984, 1991)

Therapie	Katheterablation des geschädigten Faszikels

8.4 Polymorphe ventrikuläre Tachyarrhythmien

Definition	Ständig wechselnde QRS-Morphologie mit Änderung der Achse und des Schenkelblockbildes und gelegentlich auch der Frequenz. Instabile VT, Terminierung meist nach kurzer Zeit spontan oder Degeneration in Kammerflimmern
Formen	▶ Polymorphe ventrikuläre Tachykardie bei normalem QT-Intervall ▶ Polymorphe ventrikuläre Tachykardie bei Brugada-Syndrom (QT-Intervall normal) ▶ Torsade-de-pointes-Tachykardien bei Verlängerung des QT-Intervalls ● Angeborenes Long-QT-Syndrom ● Erworbenes Long-QT-Syndrom
Polymorphe ventrikuläre Tachyarrhythmie bei normalem QT-Intervall	
Ätiologie	▶ Bedeutsame strukturelle Herzerkrankung (meist bei akuter myokardialer Ischämie, seltener bei DCM) ▶ Ionenkanalerkrankungen bei normalem QT-Intervall ● Brugada-Syndrom *(s. Kap. 10.6.1, Seite 128)* ● Katecholaminerge polymorphe ventrikuläre Tachykardie (CPVT) mit polymorphen und bidirektionalen VT *(s. Kap. 10.6.2, Seite 130)*
EKG	▶ QRS > 0,12 s, Morphologie variiert *(s. EKG Abb. 37)* ▶ QT-Intervall normal ▶ Einleitung meist durch R-auf-T-Phänomen ▶ Frühzeitige Degeneration in VF
Therapie	*s. Kap. 10.6 , Seite 127, unter dem jeweiligen Krankheitsbild*
Prognose	Ernst
Torsade-de-pointes-Tachykardien (Spitzenumkehrtachykardien) bei Verlängerung des QT-Intervalls	
Patho-physiologie	▶ Meist bei Verlängerung des QT-Intervalls, selten bei normalem QT ▶ Frühe Nachpotentiale bei verlängertem Aktionspotential lösen eine getriggerte Aktivität aus *(s. Kap. 6.2, Seite 100)*. ▶ Nicht durch programmierte Stimulation auszulösen, da kein Reentry-Mechanismus

Klinik	▶ Hochfrequente ventrikuläre Tachyarrhythmie mit schneller periodischer Änderung von Frequenz und Amplitude des Hauptvektors ▶ Meist spontan terminierend, hohes Risiko einer Degeneration zu Kammerflimmern
Ätiologie	▶ Long-QT-Syndrom bei • **angeborener Ionenkanalerkrankung** *(s. Kap. 10.7.1, Seite 131)* • **Erworbenes Long-QT-Syndrom:** QT-Verlängerung durch Medikamente, meist durch Antiarrhythmika *(s. Kap. 10.7.2, Seite 133)*
EKG	▶ Typische „Spitzenumkehrtachykardie" mit hochfrequenten meist kurz anhaltenden ventrikulären Tachykardien ▶ Der Hauptvektor nimmt bei Richtungsänderung periodisch zu und ab ▶ Beginn meist mit einem Long-Short-Phänomen ▶ Meist kurz anhaltend und selbstlimitierend ▶ Häufig Übergang in Kammerflimmern ▶ Zwischen den Anfällen AV-Block oder QT-Verlängerung oder beides

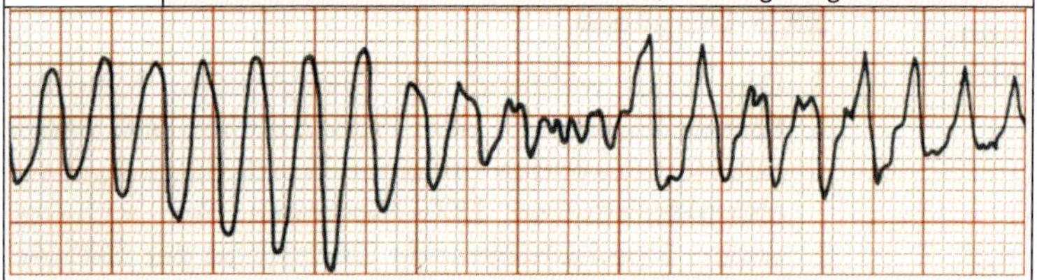

Abb. 39: EKG bei Torsade-de-pointes-Tachykardie
Polymorphe VT mit Folgen von jeweils 5–20 Komplexen. Die Amplitude des Hauptvektors nimmt periodisch zu und ab (spindelförmig). Gleichzeitig wechselt die Hauptausschlagrichtung stetig um die Isoelektrische in die Gegenrichtung zurück.
(Aus: Sandøe und Sigurd, 1984, 1991, Sigurd et al., 2014)

Therapie	Hochdosiert Magnesium, Betablocker/Katecholamine *(s. Kap. 10.7, Seite 131)*

8.5 Kammerflattern

Definition	▶ Regelmäßige elektrische Aktivität, Frequenz 200–350/min, meist > 250/min, QRS > 120 ms • Gleichmäßige „haarnadelförmig" konfigurierte Kammerkomplexe mit meist hoher Amplitude. • Die Erregungsausbreitung lässt sich nicht mehr von der Erregungsrückbildung unterscheiden. • Eine isoelektrische Grundlinie lässt sich nicht mehr erkennen.
Pathophysiologie	▶ Hochfrequente ventrikuläre Reentry-Tachykardie oder ▶ Schneller ektoper Fokus
Ätiologie	▶ **Strukturelle Herzerkrankung** mit höhergradig eingeschränkter LVEF ▶ **Akute myokardiale Ischämie**
Prognose	▶ Ungünstig (hochfrequente monomorphe VT bei schwerer kardialer Erkrankung). Häufig Degeneration in Kammerflimmern

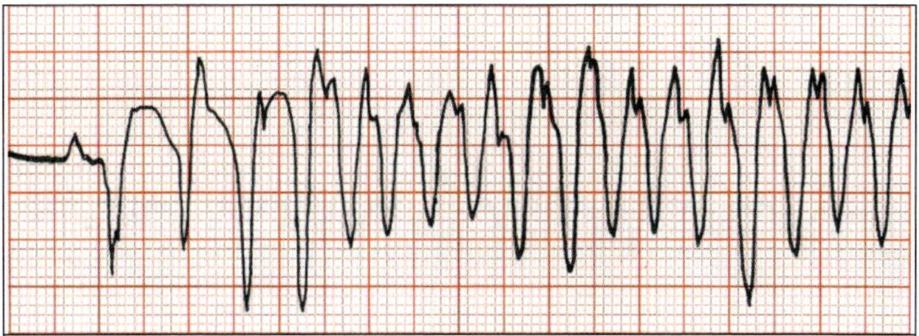

Abb. 40: EKG bei Kammerflattern (Aus: Sandøe und Sigurd, 1984)

EKG	▶ Regelmäßige, voneinander abgrenzbare QRS, „haarnadelförmig" ▶ Man erkennt keine isoelektrische Linie, eine Unterscheidung zwischen Ausbreitung und Rückbildung der Erregung ist nicht mehr möglich

8.6 Kammerflimmern

Definition	▶ Ventrikuläre Tachyarrhythmie, hohe Frequenz > 350/min mit ungeordneter elektrischer Aktivität meist geringer Amplitude (multiple Mikro-Reentry-Kreise auf Kammerebene) • Kammerkomplexe nach Form und Amplitude nicht mehr erkennbar. • Auftreten meist bei KHK (70–80 %), danach folgen Kardiomyopathien (DCM, HCM) und Klappenvitien. • Nur selten ist keine Grunderkrankung nachweisbar („Idiopathisches Kammerflimmern"; *s. Kap. 10.1, Seite 119*).
Ätiologie	▶ Tritt auf nach **früh einfallenden VES** (vulnerable Phase) und bei **Degeneration einer VT** oder **Torsade-de-pointes-Tachykardie**. • 70–80 % aller VF-Episoden bei akuter myokardialer Ischämie. • Danach folgen Kardiomyopathien (DCM, HCM) und Klappenvitien. ▶ Bei 8 % der Patienten tritt VF bei Patienten ohne Hinweise auf eine strukturelle Herzerkrankung oder eine elektrische Ursache auf (Idiopathisches Kammerflimmern; *s. Kap. 10.1, Seite 119*).
Prognose	▶ Nur sehr selten spontane Terminierung. In der Regel führt VF zum sofortigen Sistieren der Auswurfleistung mit Bewusstlosigkeit und PHT, sofern keine Reanimation erfolgt.

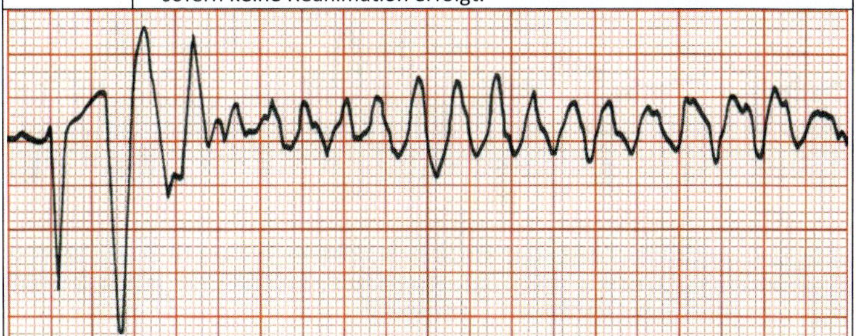

Abb. 41: EKG bei Kammerflimmern (Sandøe u. Sigurd, 1984, 1991, Sigurd et al., 2014)

EKG	▶ Beginn meist mit einer früh einfallenden VES („R auf T“) • Ungeordnete elektrische Aktivität mit hoher Frequenz (250–400/min), unterschiedlicher Form und geringer ständig wechselnder Amplitude • QRS-Komplexe lassen sich nicht mehr erkennen

9 Akut- und Notfalltherapie ventrikulärer Tachyarrhythmien

Jede Tachykardie mit verbreiterten Kammerkomplexen sollte bis zum Beweis des Gegenteils als Kammertachykardie betrachtet werden. Klinisch ist sie bei Frequenzen ≥ 150/min symptomatisch und hämodynamisch wirksam.

Entscheidend für die Art der Akutbehandlung ist die Differenzierung zwischen
- ▶ hämodynamisch stabiler ventrikulärer Tachyarrhythmie und
- ▶ instabiler ventrikulärer Tachyarrhythmie

9.1 Akutbehandlung hämodynamisch stabiler ventrikulärer Tachykardien

Wurde eine Tachykardie mit breiten QRS-Komplexen ≥ 120 ms nach den Algorithmen in Kapitel 7 als ventrikulär identifiziert, sollte unverzüglich die medikamentöse Behandlung unter stationären Bedingungen eingeleitet werden *(s. Kap. 8.2, Seite 110)*.

Monomorphe VT	▶ **Bei fehlenden Hinweisen auf eine relevante strukturelle Erkrankung des Herzens** • **Ajmalin** 25–50 mg (max. 1–1,5 mg/kg) langsam i.v. (≤ 10 mg/min) (wirksam auch bei unklarer Differenzierung zwischen VT und SVT mit Schenkelblock und bei VHF mit schneller Überleitung bei WPW-Syndrom) ▶ **Bei struktureller Erkrankung des Herzens** • **Amiodaron** Bolus 300 mg i.v. über 10–15 min ggf. 1x Wiederholung mit 150 mg • Dann Infusion mit 900 mg/24 Std, danach Erhaltungsdosis ▶ Weitere Therapieoptionen • Evtl. Terminierung der VT durch Überstimulation • Bei nicht erfolgreicher Medikation elektrische Kardioversion • Bei einer incessanten (unaufhörlichen) VT Indikation zur notfallmäßigen Katheterablation
Polymorphe VT	▶ **Sofern nicht durch Repolarisationsverlängerung ausgelöst** • Amiodaron *(s. o.)* • Elektrolytausgleich • Behandlung der kardialen Grunderkrankung • Bei Degeneration in VF Defibrillation *(s. Teil E: Kap. 23.1 „Basisreanimation“, Seite 220)*

Torsade-de-pointes-Tachykardie	▶ Bei QT-Verlängerung (kongenital oder erworben) • Magnesium (2 g i.v.) • Betablocker oder Katecholamine *(s. Kap. 10.7, Seite 131)* • Bei Degeneration in VF sofortige Defibrillation ▶ Kontraindiziert sind repolarisationsverlängernde Antiarrhythmika (z. B. Sotalol, Ajmalin, Chinidin, Amiodaron; *s. Kap. 10.7.2, Seite 133*)

9.2 Akutbehandlung hämodynamisch instabiler ventrikulärer Tachykardien

Eine instabile VT (Frequenz ≥ 150/min) führt zu einem Herz- Kreislauf-Stillstand mit Präsynkopen, Synkopen, kardiogenem Schock, Lungenödem oder Angina pectoris. Bei einer Degeneration in Kammerflimmern ist eine sofortige Defibrillation erforderlich.

Sofortige Defibrillation (in Kurznarkose)	▶ **Defibrillation**, Beginn mit 200–300 J *(s. Ablaufschema in Teil E: Kap. 23.1, Seite 220)* • Bei Ineffizienz 2 Wiederholungen mit maximaler Energie (360 J, biphasischer Schock, synchronisiert) ▶ Bei **fortbestehender VT nach dreimaligem Defibrillationsversuch** zusätzlich Gaben von Amiodaron 300 mg i.v. über 10–15 min und erneute Defibrillation • Wiederholung der Gabe von Amiodaron alle 10–15 min bis zu 2 g innerhalb 24 Std oder Perfusor (900 mg/24 Std) und erneute Defibrillation
	▶ **Bei Herz-Kreislauf-Stillstand und defibrillationsrefraktärem Kammerflimmern** oder einer Asystolie • Sofortiger Beginn der kardiopulmonalen Reanimation (CPR) mit Herzdruckmassage 30 : 2, Beatmung und Defibrillationen *(s. Ablaufschema in Teil E: Kap. 23.1, Seite 220)* • Nach dem 3. Schock bei weiterhin defibrillierbarem VF Gaben von Adrenalin und Amiodaron und weitere Defibrillationen bei Fortführung der CPR ▶ **Bei einer Asystolie oder pulsloser elektrischer Aktivität** wird die CPR ohne Defibrillationen fortgeführt
Begleittherapie	▶ **Kaliumsubstitution** (auf hochnormale Werte) ▶ **Evtl. Magnesium** 2 g Kurzinfusion, insbesondere bei Torsade-de-pointes-Tachykardien *(s. Kap. 10.7, Seite 131)* ▶ **Sauerstoffgabe** bei Hypoxie ▶ **Absetzen arrhythmogener Medikamente** ▶ **Ausschluss einer Ischämie** ▶ **Einleitung einer Herzinsuffizienz-Therapie**

9.3 Rezidivprophylaxe

Mittels einer anschließenden Rezidivprophylaxe soll die Wiederholung eines PHT durch lebensbedrohliche ventrikuläre Tachyarrhythmien verhindert werden.

In den USA versterben jährlich etwa 450 000 Menschen im Alter > 35 Jahren an einem plötzlichen Herztod (PHT), das sind 63 % aller kardialen Todesfälle. In Deutschland erleiden jährlich etwa 100 000 Menschen einen PHT. Die häufigste Ursache ist mit einem Anteil von 75 % eine ventrikuläre Tachyarrhythmie. Die effektivste Therapie zur Verhinderung des rhythmogenen PHT ist der implantierbare Kardioverter-Defibrillator (ICD): die ventrikuläre Tachyarrhythmie wird durch eine Elektrostimulation (antitachykardes Pacing) oder durch Schockabgabe terminiert.

Implantation eines transvenösen ICD	
Transvenöser ICD	Die ICD-therapie wird in Teil D („Plötzlicher Herztod") ausführlich behandelt. Schwerpunkt ist die Indikation eines ICD bei Erkrankungen mit dem Risiko eines PHT. Dabei ist zu unterscheiden: ▶ Primärprophylaxe: Die ICD-Therapie erfolgt bei Patienten, die ein hohes Risiko für den PHT aufweisen und bei denen noch keine lebensbedrohlichen ventrikulären Tachyarrhythmien dokumentiert wurden. ▶ Sekundärprophylaxe: Die Patienten haben bereits einen Herzstillstand, eine hämodynamische Beeinträchtigung oder eine Synkope aufgrund einer ventrikulären Tachyarrhythmie überlebt.
Alternativen zur Implantation eines transvenösen ICD	
Subkutaner ICD	▶ In den neuen ESC-Leitlinien 2015 wird erstmals ein subkutan implantierter ICD (S-ICD) als Alternative zu einem transvenösen ICD-System in Betracht gezogen (Klasse-IIa-Empfehlung) bei • Problemen mit dem venösen Zugang, • Patienten, bei denen zuvor ein transvenöser ICD wegen Infektion entfernt werden musste oder • jungen Patienten mit Indikation einer langfristigen ICD-Prophylaxe. Dies gilt nicht für Patienten, die nur antitachykard oder antibradykard stimuliert werden sollen oder eine CRT benötigen.
Defibrillatorweste	▶ Ebenfalls neu sind seit 2015 die Empfehlungen der ESC und DGK zu einer vorübergehenden Versorgung mit einer tragbaren Defibrillatorweste (WCD) für folgende Patientengruppen: • Patienten mit systolischer LV-Dysfunktion, bei denen vorübergehend ein erhöhtes Risiko für den PHT besteht - z. B. Patienten ohne ICD, die auf der Warteliste für eine Herztransplantation stehen - Patienten, bei denen nach Explantation eines ICD z. B. wegen Infektion eine sofortige Neuimplantation nicht möglich ist, - Frauen mit Kardiomyopathie in der peri- oder postpartalen Phase, bei denen eine Besserung erwartet wird, - Patienten mit einem Myokardinfarkt vor < 40 Tagen und hochgradig eingeschränkter LV-Funktion
Katheterablation	*(siehe Kap. 11, Seite 134)*
Medikamentöse antiarrhythmische Behandlung	
Amiodaron	▶ Datenlage • Bei Patienten mit struktureller Herzerkrankung ist Amiodaron effektiver als ein Klasse-I-Antiarrhythmikum, welches sich bei der EPU als effektiv erwies. Amiodaron kann die Zahl der VT-Rezidive

	reduzieren, ohne einen Einfluss auf die Gesamtmortalität zu haben. ● Bei Patienten mit eingeschränkter LVEF < 35 % ist eine ICD-Therapie der Gabe von Amiodaron überlegen. ● Amiodaron sollte bei eingeschränkter EF < 35 % nur eingesetzt werden bei Kontraindikation einer ICD-Implantation, bei Ablehnung des ICD durch den Patienten oder bei häufigen ICD-Schocks infolge VTs. ● Bei einer LVEF > 35 % und VT bewirkt eine ICD-Therapie keine Verbesserung der Prognose. ● Bei Patienten mit stabiler VT ohne hämodynamische Beeinträchtigung ist die Gesamtsterblichkeit vergleichbar mit der Häufigkeit einer hämodynamisch instabilen VT. (25 % der Betroffenen entwickeln längerfristig auch VTs mit einer Zykluslänge < 250 ms.) ▶ Die Indikation zur ICD-Implantation ist nicht gegeben bei Patienten mit anhaltenden hämodynamisch wirksamen ventrikulären Tachykardien, die auf transiente behebbare Faktoren zurückzuführen sind (z. B. akute Ischämie, Myokardinfarkt vor < 48 Std, Elektrolytstörungen, durch Antiarrhythmika induzierte polymorphe VTs)

10 Pathophysiologie und Therapie ventrikulärer Tachyarrhythmien

10.1 Herzrhythmusstörungen bei koronarer Herzkrankheit

Die koronare Herzkrankheit ist mit einem Anteil von 80 % die häufigste Ursache für das Auftreten ventrikulärer Tachyarrhythmien mit einem PHT.

Epidemiologie	▶ Plötzliche Todesfälle treten bei KHK zur Hälfte im akuten Stadium und zur Hälfte im chronischen Langzeitverlauf auf. ▶ Bei 15 % der Patienten ist der PHT erste Manifestation einer KHK. ● 80 % aller Episoden von Kammerflimmern ereignen sich in den ersten 6 Std nach einem Infarkt mit Maximum in der 1. Std. ● In den ersten 48 Std besteht ein Risiko für einen PHT um 15 %.
	Nicht anhaltende monomorphe ventrikuläre Tachykardien
Definition	3 QRS-Komplexe mit einer Herzfrequenz > 100/min und Dauer < 30 s
Häufigkeit	Bei 65 % der Infarktpatienten
Prognose	Gut, keine erhöhte Mortalität bei Auftreten in der Akutphase (≤ 48 Std)
	Anhaltende ventrikuläre Tachykardien (Dauer > 30 s)
Häufigkeit	Im akuten Infarktstadium selten (um 3 %), bevorzugtes Auftreten im chronischen Postinfarktstadium
Prognose	▶ Bei **monomorpher** Form günstig, meist hämodynamisch stabil ▶ Bei **polymorpher** Form eher ungünstig. Sie treten meist in der chronischen Infarktphase auf, ausgelöst durch eine verzögerte Leitung in den Randbezirken von Narben. Häufig sind sie hämodynamisch instabil (Frequenz > 150/min mit Degeneration in VF)
Therapie	▶ **Kalium** (Ziel > 4,5 mmol/l). **Magnesium** (Ziel 2,0 mval/l; *s. Kap. 10.7.2 „Erworbenes Long-QT-Syndrom", Seite 133*) ▶ **Hämodynamisch tolerierte stabile VT (HF < 150/min)** ● Amiodaron *(s. Kap. 9.1, Seite 116)* ▶ **Hämodynamisch nicht tolerierte instabile Form (HF > 150/min)**

	• Sofortige elektrische Kardioversion *(s. Kap. 9.2, Seite 117)* • Bei Ineffektivität oder Wiederauftreten nach 3 Kardioversionsversuchen Gaben von Amiodaron und erneute Kardioversionen • Bei defibrillationsrefraktärem VF unter Amiodaron sollten bei einem Herz-Kreislauf-Stillstand oder einer Asystolie weitere Defibrillationen nach Applikation von Adrenalin durchgeführt werden *(Algorithmus s. Kap. 9.2, Seite 117, und Teil E: Kap. 23.1 „Basisreanimation", Seite 220)*
	▶ Im Intervall Implantation eines Kardioverter-Defibrillators *(Indikation s. Teil D: Kap. 20.1.1.2 „PHT", Seite 193)*
	Kammerflimmern
Primäres VF	**Plötzliches unerwartetes Auftreten bevorzugt im akuten Infarktstadium < 48 Std** 60 % aller Todesfälle beim akuten Myokardinfarkt treten auf, bevor der Patient die Klinik erreicht. Ursache ist Kammerflimmern (Mikro-Reentry in Bereichen mit verlangsamter Erregungsleitung im akut ischämischen Gewebe). Danach ist die Prognose bei Patienten, die frühes Kammerflimmern überleben, identisch mit Patienten ohne diese Herzrhythmusstörung (1-Jahresmortalität 2,7 %).
Spätes VF	**Beginn > 48 Std nach Infarktbeginn.** Meist bei Patienten mit ausgedehntem Infarkt und LV-Dysfunktion. Die Prognose ist bei hoher Rezidivrate ungünstig.
Sekundäres VF	**Tritt meist im protrahierten Stadium einer Herzinsuffizienz oder im kardiogenen Schock auf.** Ursache ist meist eine durch Narben ausgelöste polymorphe ventrikuläre Tachyarrhythmie mit Degeneration in Kammerflimmern.
Therapie	▶ **Sofortige Reanimationsmaßnahmen** *(s. Teil E: Kap. 23.1 „Basisreanimation", Seite 220)* • Kardioversion, bei Ineffektivität 2 Wiederholungen • Danach Kardioversionen alle 3–5 min nach Gaben von Amiodaron und Adrenalin • Bei Hinweisen auf eine Asystolie oder elektromechanische Dissoziation Fortführung der Basisreanimation mit Adrenalin alle 3–5 min, Thoraxkompression und Beatmung 30 : 2 ▶ **Im Intervall ICD-Implantation** *(s. Teil D: Kap. 20.1.1, Seite 191)*
	Akzelerierter idioventrikulärer Rhythmus
Definition	**Benigne ventrikuläre Rhythmusstörung, die bei 30–40 % der Patienten bevorzugt in der Reperfusionsphase des akuten Infarkts auftritt.** Geht zurück auf ein abnormes Automatiezentrum in einem tertiären Schrittmacherzentrum des ventrikulären Reizleitungssystems.
EKG	▶ Monomorphe VT, Frequenz meist niedrig (40–100/min, max. 120/min) ▶ Meist selbst terminierend ▶ AV-Dissoziation mit Fusionsschlägen
Prognose	Gut
Therapie	Meist keine Therapie erforderlich. Gelegentlich ist eine Terminierung durch Anhebung der Sinusknotenfrequenz durch Atropin sinnvoll.

Anhang: Idiopathisches Kammerflimmern	
Definition	Bei 8 % der Patienten mit überlebtem PHT infolge VF findet sich bei der Diagnostik kein Hinweis auf eine strukturelle oder elektrische Ursache.
Prognose	Rezidivhäufigkeit in 5 Jahren 30 %
Ursache	Im klinischen Verlauf finden sich häufig Hinweise auf eine abgelaufene Myokarditis. Vermutlich liegt gelegentlich auch eine Störung auf molekulargenetischer Ebene bei einer bislang nicht bekannten Erkrankung vor.
Therapie	▸ Eine ICD-Implantation wird bei Patienten mit einem überlebten PHT empfohlen (Empfehlung Klasse I/Level B) ▸ Bei Patienten mit rezidivierendem durch vorzeitig einfallende VES ausgelöstes VF mit konsekutiver ICD-Intervention wird eine Katheterablation der polymorphen VES empfohlen (Klasse I/Level B)

10.2 Ventrikuläre Tachykardien bei nicht-ischämischen Kardiomyopathien

Unter den nicht-ischämischen Kardiomyopathien wird eine heterogene Gruppe von Erkrankungen des Herzmuskels mit mechanischen oder elektrischen Funktionsstörungen zusammengefasst.

Sie gehen üblicherweise mit einer unangemessenen Hypertrophie oder Dilatation eines oder beider Ventrikel einher. Häufig sind sie genetisch determiniert.

Einteilung der nicht-ischämischen Kardiomyopathien	
Klassifikation (nach WHO)	▶ Dilatative Kardiomyopathie (DCM)
	▶ Hypertrophische Kardiomyopathie (HCM, HOCM), genetisch determiniert
	▶ Restriktive Kardiomyopathie (RCM)
	▶ Arrhythmogene rechtsventrikuläre Kardiomyopathie (ARVC)
	▶ Unklassifizierte Kardiomyopathien

10.2.1 Dilatative Kardiomyopathie (DCM)

Definition	Häufigste Form der Kardiomyopathie mit Dilatation und Funktionseinschränkung eines oder beider Ventrikel
Klinik	▶ Herzinsuffizienz, arterielle Thromboembolien. Tod durch Rhythmusstörungen oder Herzinsuffizienz • PHT bei ca. 30 %, eher bei den Patienten mit einer wenig stark gestörten LV-Funktion • Bei schlechter Pumpfunktion überwiegt der Tod infolge Herzinsuffizienz
Ätiologie	▶ Primäre Form • Ursache häufig nicht bekannt • Genetische Defekte • Häufig abgelaufene Virusmyokarditis ▶ Sekundäre oder spezifische Formen (klinische Bilder wie bei DCM) • Myokarditis (meist viral), Riesenzellmyokarditis

	• Toxisch (z. B. Alkohol, Chemotherapeutika, Antidepressiva) • Tachykardieinduziert, peripartal, endokrinologisch (z. B. Diabetes mellitus, Hyperthyreose) • Rheumatisch, Autoimmunerkrankungen (z. B. M. Bechterew, systemischer Lupus erythematodes, Sklerodermie)
Diagnostik	▶ Kardiologische Diagnostik einschließlich Herzkatheter, ggf. MRT, EPU und Myokardbiopsie ▶ Abklärung der sekundären Formen
Rhythmusstörungen	▶ **Atriale Tachykardien** (meist VHF) ▶ **Ventrikuläre Tachyarrhythmien**: Das arrhythmogene Substrat ist bei diffuser Schädigung komplex. Als Ursache findet sich eine gesteigerte Automatie oder getriggerte Aktivität. Ventrikuläre Tachyarrhythmien sind die häufigste Todesursache bei DCM. Das Risiko für einen PHT wächst mit dem Ausmaß der LV-Dilatation und -Funktionseinschränkung (Anstieg von 15 % auf 70 % der Fälle) • **VES-Ketten** und **nicht anhaltende Kammertachykardien** sind häufig (bei ca. 60 % der Patienten) • **Anhaltende Kammertachykardien** (ca. 5 % der Patienten), meist polymorph und mit Degeneration zum VF haben ein hohes Risiko für einen PHT. Synkopen bei hochfrequenten polymorphen VT sind Prädiktoren für einen PHT.

Therapie der DCM	▶ **Basistherapie der Herzinsuffizienz** (Diuretika, Betablocker, ACE-Hemmer, Aldosteron-Antagonisten) ▶ **Fortgeschrittene Therapie der Herzinsuffizienz** (Substanzklasse der Angiotensin-Rezeptor-Neprilysin-Inhibitoren (ARNI), Ivabradin, kardiale Resynchronisationstherapie (CRT)) (ESC-Leitlinien 2016) ▶ **Amiodaron** führt zu einer Verbesserung der Überlebenszeit nur bei Patienten mit einer LVEF > 35 % *(s. Kap. 9.3, Seite 117)*. ▶ **Implantation eines (biventrikulären!) ICD-Systems** bei Patienten mit einer LVEF < 35 %. Durch die ICD-Therapie erreichen die Patienten einen ähnlichen Überlebensvorteil wie die Patienten nach Myokardinfarkt im chronischen Infarktstadium. ▶ **Katheterablation**, nur selten möglich *(s. Kap. 11.3, Seite 136)* ▶ **Herztransplantation**
Indikation zur ICD-Implantation	▶ **Primärprävention** *(s. Teil D: Kap. 20.1.2, Seite 194 und Teil F: Kap. 29.2.2.3, Seite 274)* ▶ **Sekundärprävention**: Patienten nach einem überlebten PHT, nach einer rhythmogenen Synkope oder nach anhaltenden klinisch signifikanten, hämodynamisch instabilen Tachyarrhythmien (Klasse-IA-Empfehlung) *(s. Teil D: Kap. 20.2, Seite 201)*

10.2.2 Interfaszikuläre Reentry-Tachykardie (Bundle-Branch-Reentry-VT)

Definition	Ventrikuläre Schenkelblock-Reentry-Tachykardien mit einer Aktivierung des Myokards über das in seiner Leitfähigkeit eingeschränkte His-Purkinje-System. Einbezogen in den Erregungskreis sind entweder beide Tawara-Schenkel oder der links-anteriore und links-posteriore Faszikel.
Patho-physiologie	Zugrunde liegt meist eine erworbene strukturelle Herzerkrankung mit einer Leitungsstörung im His-Purkinje-System. ▶ Ischämische oder nicht-ischämische CMP (Am häufigsten bei Patienten mit DCM; bei 30 % dieser Patienten liegt auch VHF vor) ▶ Z. n. herzchirurgischen Eingriffen an Aorten- oder Mitralklappe
Klinik	▶ Hochfrequente VT (z. T. > 200/min) mit Präsynkope, Synkope oder PHT ▶ Linksventrikuläre Dysfunktion mit Herzinsuffizienz
EKG	Schenkelblockbild je nach dem einbezogenen Tawara-Schenkel (LSB, RSB, oder LAH/LPH) *(s. Abb. 38 in Kap 8.3, Seite 112)*

	Therapie der interfaszikulären Reentry-Tachykardien
Medikamentös	Kaum effektiv
Katheterablation	▶ **Therapie der Wahl:** Ablation einer der betroffenen tachykardie-relevanten Strukturen des spezifischen Reizleitungssystems (entweder Ablation des rechten Schenkels oder von Anteilen des linken Schenkels) ▶ Bei einem verlängerten HV-Intervall besteht ein erhöhtes Risiko für einen AV-Block III° und zusätzlich die Indikation einer **Schrittmacherimplantation** *(s. Kap. 11.5, Seite 136)*
ICD	▶ Indikation einer Sekundärprävention *(s. Teil D: Kap. 20.2, Seite 201)*

10.3 Hypertrophische Kardiomyopathie (HCM, HOCM)

Definition	▶ Genetisch determinierte Erkrankung mit Myokardhypertrophie (HCM) ▶ Bei 25 % mit einem Druckgradienten zwischen Spitze und Ausflusstrakt des LV (hypertrophisch obstruktive Kardiomyopathie, HOCM)
Morphologie	Ausgeprägte Verdickung des linksventrikulären Myokards mit wechselnder topographischer Verteilung der Hypertrophie bei Fehlanordnung der Myofibrillen, Hypertrophie der Myozyten und vermehrter Myokardfibrose. Im Spätstadium linksventrikuläre Dilatation
Klinik	▶ Dyspnoe, fehlender Blutdruckanstieg bei Belastung, Angina pectoris ▶ Atriale Arrhythmien (häufig Vorhofflimmern). Selten AV-Überleitungsstörung ▶ Herzinsuffizienz, Synkopen, PHT infolge anhaltender ventrikulärer Tachykardien (am häufigsten bei asymptomatischen jüngeren Patienten < 30 Jahren)
Diagnostik	EKG: ▶ P-sinistroatriale ▶ Lagetyp meist Linkstyp ▶ Linkshypertrophie mit Repolarisationsstörung (hohe R-Amplituden in I,

	aVL und V4–V6, Sokolow-Lyon-Index > 3,5 mV) ▶ QRS verbreitert bis Linksschenkelblock ▶ Selten AV-Überleitungsstörung
	▶ Echokardiographie • Verteilung und Ausmaß der linksventrikulären Hypertrophie, intraventrikulärer Druckgradient • Septumhypokinesie • Mitralklappenanomalie mit Klappeninsuffizienz ▶ Langzeit-EKG • Meist VES-Salven und nicht anhaltende VT (Indikator für ein hohes PHT-Risiko, prognostisch ungünstig) • SV-Tachyarrhythmien, AV-Leitungsstörung ▶ Ergometrie • Geringer oder fehlender Blutdruckanstieg, evtl. Blutdruckabfall ▶ Herzkatheter • Ausschluss KHK, intraventrikulärer Druckgradient, Ausmaß der Mitralklappeninsuffizienz, diastolische Dysfunktion
Risikofaktoren für PHT	▶ Besonders gefährdet sind Jugendliche (häufigster PHT bei Sportlern) ▶ Z. n. PHT, Z. n. einer spontan aufgetretenen anhaltenden VT ▶ Anamnestisch unklare Synkope innerhalb des letzten Jahres ▶ PHT in Familie ▶ LV-Hypertrophie (Septum > 30 mm) ▶ Fehlender RR-Anstieg bei Belastung ▶ Nichtanhaltende VTs im LZ-EKG
Prognose	▶ Das PHT-Risiko ist bei mehr als zwei der o. g. Risikofaktoren erhöht auf > 2 %/a ▶ Risiko einer schweren Herzinsuffizienz (bei einem LVOT-Gradienten > 30 mm Hg)

	Therapieempfehlungen
Medikamentöse Therapie	▶ **Betablocker** oder ▶ **Kalziumantagonisten** vom Nicht-Dihydropyridin-Typ (Verapamil) ▶ **Vermeidung sportlicher Aktivitäten**
	▶ Weder Betablocker noch Verapamil noch Antiarrhythmika der Klasse I oder III sind zur Prophylaxe des PHT geeignet. ▶ **Amiodaron** ist das Antiarrhythmikum der Wahl zur Behandlung supraventrikulärer und ventrikulärer Tachykardien.
Operative Therapie	**Indikation:** bei symptomatischen Patienten mit einem Ausflusstraktgradienten > 30 mm Hg in Ruhe
	▶ **Septale Myektomie**, ggf. mit Eingriffen im Bereiche von Mitralklappe und deren Halteapparat. Der Eingriff wurde weitgehend durch die interventionelle transkutane transluminale Septumablation abgelöst. ▶ **Transkutane transluminale Septumablation (TASH).** Eine Alkoholinjektion in die septalen Koronargefäßabgänge führt zu einer Infarzierung/Narbenbildung des basalen Septums mit Reduktion der Obstruktion im LVOT mit • signifikanter Reduktion des Ausflusstraktgradienten und

	• weitgehender (90 %) Besserung der Symptomatik ▶ Komplikationen • Mortalität 1–2 % • Höhergradige AV-Blockierung mit Schrittmacherbedürftigkeit (im Langzeitverlauf um 8 %)
Herz-transplantation	▶ Symptomatische und therapierefraktäre Patienten mit einer nicht-obstruktiven HCM, für die eine Septumreduktion keine Behandlungsoption darstellt
Herz-schrittmacher	▶ Klasse-IIB-Empfehlung *(s. Teil C: Kap. 18.6, Seite 182)* • Bevorzugt bei älteren Patienten mit hohem LV-Gradienten und eingeschränkter Operabilität* sowie • Bei medikamentös induzierter Bradyarrhythmie
	* Bei Patienten mit HOCM kann unter AV-synchroner rechtsventrikulärer Stimulation durch die stimulationsinduzierte ventrikuläre Desynchronisation gelegentlich eine Reduktion des linksventrikulären Ausflusstraktgradienten erreicht werden. Ein dauerhafter Therapieeffekt konnte allerdings nicht sicher nachgewiesen werden.
Auswahl des SM-Aggregats	DDD/VDD (wichtig ist eine AV-sequentielle Stimulation von RA/RV, daher atriale Stimulation mit einer erhöhten Frequenz > 80/min)
ICD-Indikation	▶ Primär- und Sekundärprävention *(s. Teil D: Kap. 20, Seite 190)*

10.4 Arrhythmogene rechtsventrikuläre Kardiomyopathie/Dysplasie

Definition	Angeborene, genetisch determinierte Erkrankung des RV mit progressiver lokalisierter oder generalisierter Degeneration und Atrophie des Myokards und nachfolgendem Ersatz durch Fett- und Bindegewebe
Patho-physiologie	Bevorzugt betroffen ist der rechte Ventrikel im Bereich von Basis, Apex und Ausflusstrakt (RVOT). Selten ist der linke Ventrikel beteiligt.
Klinik	▶ Monomorphe ventrikuläre Reentry-Tachykardien, QRS-Morphologie linksschenkelblockartig ▶ Auslösung durch Stress oder körperliche Belastung ▶ Durch Progredienz treten im Langzeitverlauf verschiedene Tachykardie-Morphologien auf ▶ Herzinsuffizienz ▶ PHT (überwiegend rhythmogen: monomorphe, selten polymorphe VT mit Degeneration in Kammerflimmern) ▶ Häufige Ursache eines PHT bei jungen Sportlern im 2.–4. Lebensjahrzehnt (bei 23 % als Erstmanifestation der Erkrankung)
Diagnostik	▶ Anamnese: familiär gehäufter PHT vor 35. LJ. ▶ Ruhe-EKG:
	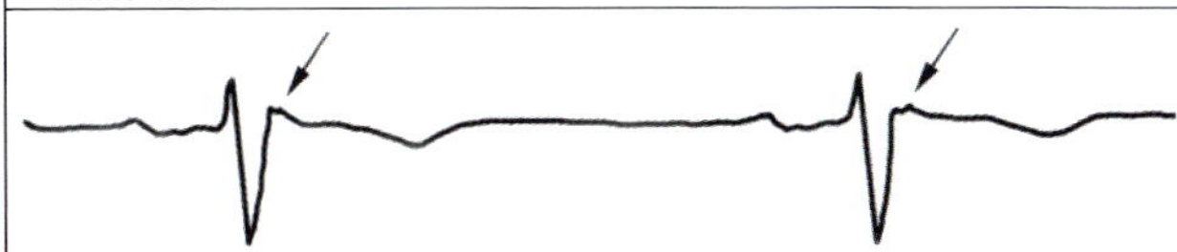 *Abb. 42: EKG bei arrhythmogener rechtsventrikulärer Kardiomyopathie*

	EKG-Kriterien ▶ Steil- bis Rechtstyp ▶ Meist unvollständiger Rechtsschenkelblock und T-Negativität in Ableitung V1–V3 ▶ QRS-Verbreiterung in Ableitung V1 **Epsilon-Zacke** (r') in V1 als Ausdruck eines Spätpotentials des rechten Ventrikels (*s. Pfeile in Abb. 42*; nicht immer vorhanden)

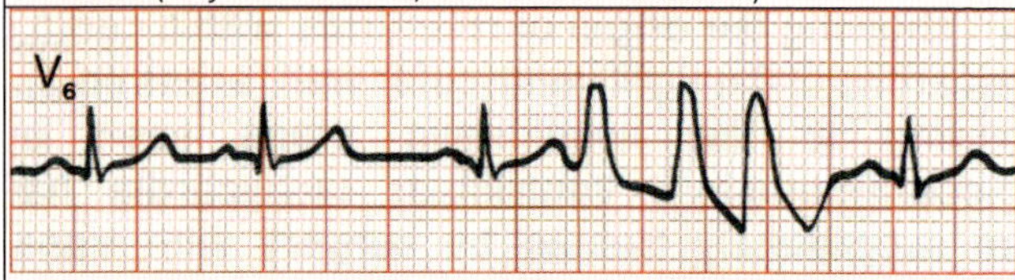

Abb. 43: EKG mit ventrikulären Salven bei rechtsventrikulärer Dysplasie (aus: Sandøe und Sigurd, 1984, 1991, Sigurd et al., 2014)

	▶ Häufige LSB-konfigurierte VES/Salven und VTs bei überdrehtem Linkstyp (spontan terminierend oder anhaltend) ▶ Frequenz 160–220/min
	▶ EPU: Die VT lässt sich durch programmierte Ventrikelstimulation auslösen (durch Orciprenalin erleichtert) und terminieren ▶ Echo/MRT: Dilatation des RV, Einschränkung der RV-Funktion ▶ RV-Myokardbiopsie ▶ Genetische Untersuchungen
Prognose	▶ Risikoprofil für PHT (0,1–3 %/a, in 10 Jahren um 5–25 %) ● Vergrößerung/Dilatation des RV ● Beteiligung des LV selten, dann prognostisch ungünstig ● Synkope, provoziert durch Sport, jüngeres Alter ● PHT in Familie vor dem 35. LJ.

	Therapie	EmG	EvG
Antiarrhythmika	Bevorzugt Sotalol, Amiodaron (Sotalol wird in Deutschland wegen häufiger kardialer Proarrhythmien nur selten verordnet).	IIa	C
Zusätzlich Katheterablation	Bei rezidivierenden VTs trotz optimaler antiarrhythmischer Behandlung	IIa	B
ICD-Indikation	Primär- und Sekundärprävention *(s. Teil D: Kap. 20, Seite 190)*		

10.5 Seltene Erkrankungen mit monomorphen ventrikulären Tachykardien

10.5.1 Autoimmunerkrankungen

Kardiale Sarkoidose	Granulomatöse infiltrative Erkrankung mit nicht seltener Mitbeteiligung des Herzens
	▶ Hohe Mortalität ▶ Hohes Risiko für einen PHT EPU: Das Risiko lässt sich durch EPU beurteilen.

	ICD-Implantation: auch ohne linksventrikuläre Dysfunktion indiziert (IIa) **SM-Indikation:** bei gelegentlichen höhergradigen AV-Blockierungen
Riesenzell-Myokarditis	Seltene Myokarditis unklarer Ursache.
	Histologisch lymphozytär-monozytäre Infiltrate mit auffälligen mehrkernigen Riesenzellen ▶ Progrediente Herzinsuffizienz, hohe Mortalität
	▶ ICD-Therapie: Primärprävention (Klasse-IIa-Empfehlung) ▶ Häufig Herztransplantation

10.5.2 Systemerkrankungen (z. B. Sklerodermie), Tumoren (auch kardial)

Seltene Erkrankungen mit anhaltenden ventrikulären Tachykardien. Bei der Sklerodermie führt eine progrediente Verengung kleiner Koronararterien über Nekrosen zu einer zunehmenden Fibrosierung des Myokards. Selten ICD-Indikation.

10.5.3 Angeborene und erworbene Vitien

Angeboren (vor und nach OP)	▶ Häufigste Formen • Fallot'sche Tetralogie • Ventrikelseptumdefekt • Transposition der großen Arterien • Pulmonalstenose ▶ Meist ventrikuläre Makro Reentry-Tachykardien
	▶ Ablationsbehandlung (Erfolgsrate 90–95 %) ▶ ggf. ICD-Implantation *(s. Teil D: Kap. 20.1.3.2, Seite 196)*
Erworben	▶ Meist Faszikel-VT, bevorzugt nach Aorten- und Mitralklappenersatz

10.6 Polymorphe ventrikuläre Tachyarrhythmien bei normalem QT-Intervall

Definition	Instabile VTs, die häufig und schnell zu Kammerflimmern degenerieren
Ätiologie	▶ Am häufigsten bei **strukturellen Erkrankungen des Herzens mit instabiler Situation** (meist bei KHK im Rahmen einer akuten Ischämie, weniger häufig bei DCM) ▶ **Ionenkanalerkrankungen** (primär elektrische Erkrankungen) • **Brugada-Syndrom** • **Katecholaminerge polymorphe ventrikuläre Tachykardie** (CPVT) mit polymorphen und bidirektionalen ventrikulären Tachykardien
Klinik	Häufig Degeneration zu VF/PHT
EKG	▶ QRS > 0,12 s, Morphologie variiert ▶ QT-Zeit normal ▶ Einleitung meist durch R-auf-T-Phänomen ▶ Frühzeitige Degeneration in VF
Therapie	▶ KHK, DCM • Behandlung der Grundkrankheit. Verbesserung der Hämodynamik • Betablocker/Antiarrhythmika (Amiodaron) • ggf. akute Kardioversion,

	• Im Intervall ICD-Implantation, Prognose ernst *(s. Teil D: Kap. 20.1.2, Seite 194)* ▶ **Brugada-Syndrom** *(s. Kap. 10.6.1, Seite 128)* ▶ **Katecholaminerge polymorphe ventrikuläre Tachykardie (CPVT)** *(s. Kap. 10.6.2, Seite 130)*

10.6.1 Polymorphe ventrikuläre Tachyarrhythmien bei Brugada-Syndrom

Definition	Genetisch determinierte Ionenkanalerkrankung (Abnahme des Natriumeinstroms) mit Auftreten schneller polymorpher VT mit Übergang in Kammerflimmern und Synkopen/PHT	
	▶ Typische EKG-Veränderungen • Rechtsschenkelblockkonfiguration • T-Strecken-Hebungen am J-Punkt in den Ableitungen V1–V3 *(s. u.)*	
	▶ Keine strukturelle Herzerkrankung	
Epidemiologie	▶ Autosomal dominante Vererbung (familiäres Auftreten), multiple Mutationen (Männer/Frauen 8 : 1) ▶ Manifestation im Mittel im 38. LJ. (1–70) ▶ Endemisch in Südostasien	
Klinik	Synkopen/PHT bei jüngeren Patienten infolge schneller polymorpher VTs oder Kammerflimmern bevorzugt nachts oder frühmorgendlich, gelegentlich unter Fieber	
EKG	EKG-Veränderungen sind entweder manifest oder intermittierend oder nicht sichtbar. ▶ **Drei Manifestationsformen im EKG** • Bei allen 3 EKG-Formen: - Rechtsschenkelblockkonfiguration in den rechtspräkordialen Ableitungen • **Typ-1-EKG („typisches EKG“)** - Nach oben konvexbogige („coved“) ST-Segmentelevation am J-Punkt von > 2 mm mit einer nachfolgenden - symmetrisch negativen T-Welle in mindestens einer rechtspräkordialen Ableitung von V1–V3 • Typ-2-EKG - ST-Streckenelevation am J-Punkt > 2 mm mit sattelartiger Morphologie („saddlebag“) des weiterhin erhöhten ST-Segments > 1 mm - keine präterminal negative T-Welle • Typ-3-EKG - Sattelartige ST-Streckenelevation von nur < 1 mm, ansonsten wie bei Typ-2-EKG	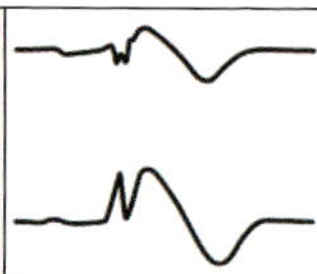 *Abb. 44: Typ-1-EKG („typisch“)* 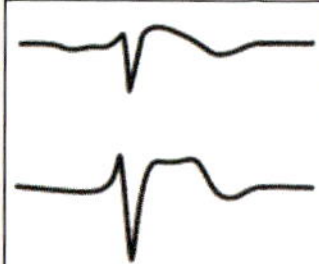 *Abb. 45: Typ-2-EKG* 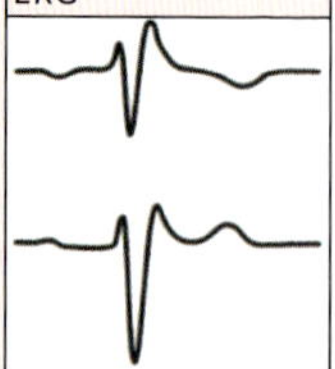 *Abb. 46: Typ-3-EKG*
	Prognose: Ein EKG vom Typ 2 oder 3 wird erst bei einer Überführung in ein Typ-1-EKG unter Provokation diagnostisch bedeutsam.	

	Bei Patienten mit Brugada-Syndrom wird nicht ganz selten Vorhofflimmern beobachtet, daneben finden sich gelegentlich Leitungsstörungen im His-Purkinje-System, eine duale AV-Leitung mit Reentrytachykardien und akzessorische Leitungsbahnen.

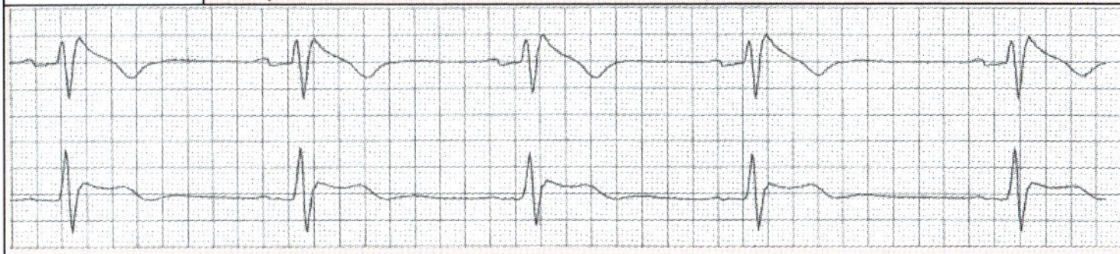

Abb. 47: Brugada Typ 1-EKG

	Brugada-EKG ▶ RSB-Bild mit Anhebung des J-Punktes in V1 und V2 und deszendierender (bogenförmiger) ST-Hebung • Symmetrische T-Negativierung in V2 ▶ Anfalls-EKG: • Ventrikuläre Arrhythmien (polymorphe VT / Kammerflimmern) • Bevorzugt nachts oder frühmorgens
Diagnostik	**Ein Brugada-Syndrom wird diagnostiziert bei folgenden EKG-Kriterien:** ▶ PHT und Typ-1-EKG spontan oder nach Gabe eines Natriumblockers ▶ Synkope und Typ-1-EKG ▶ Induzierbarkeit polymorpher ventrikulärer Tachyarrhythmien oder von Kammerflimmern bei einem Typ-1-EKG ▶ Typ-1-EKG bei positiver Familienanamnese für den PHT ▶ PHT bei einem Familienmitglied < 45. Lebensjahr
Spezielle Diagnostik	▶ Molekulargenetische Untersuchung ▶ EPU: Bei etwa 80 % der Patienten mit Brugada-Syndrom können anhaltende polymorphe ventrikuläre Tachykardien ausgelöst werden. Über die Wertigkeit der programmierten Stimulation besteht unter den Experten kein Konsens. In neueren Untersuchungen ließ sich für die Induzierbarkeit ventrikulärer Tachyarrhythmien kein erhöhtes Risiko für einen PHT nachweisen. Es konnte lediglich gezeigt werden, dass die Nichtinduzierbarkeit von Kammerflimmern mit einem geringen Risiko eines PHT assoziiert ist. ▶ **Pharmakologische Provokation** mit Natriumkanal-Blockern (Ajmalin, Flecainid). Indiziert bei unklaren EKG-Veränderungen und Hinweisen auf ein Brugada-Syndrom

Ajmalin-Test	1 mg/kg über 5–10 min (max. 10 mg/min)	Durchführung in Reanimationsbereitschaft und kontinuierliche EKG-Registrierung 10 mm/s
Flecainid-Test	2 mg/kg über 10 min (max. 150 mg)	

▶ Abbruchkriterien
- Auftreten eines Typ-1-EKG
- ST-Segmenterhöhung auf ≥ 2 mm bei Typ-2- oder Typ-3-EKG
- QRS-Verbreiterung um > 25 %
- Auftreten von Kammerarrhythmien

DD des Brugada-EKG	▶ Ausschluss einer kardialen oder extrakardialen Ursache, die Kammerflimmern auslösen könnte (z. B. KHK, Dilatative Kardiomyopathie, rechtsventrikuläre Kardiomyopathie/Dysplasie, langes QT-Syndrom) durch Echokardiographie, CT/MRT, Koronarangiographie ▶ Ausschluss von Krankheiten, die zu einem Rechtsschenkelblock und zu einem Herzkreislaufstillstand führen können (Lungenembolie, mediastinale Prozesse) ▶ Hyperkalzämie, Hyperkaliämie
Therapie	▶ **Medikamentöse Behandlung** • Grundsätzlich ist die Prognose auch bei asymptomatischen Patienten mit Brugada-Syndrom schlecht und lässt sich nicht durch Medikamente verbessern • Kontraindiziert sind Medikamente, die ein Brugada-Syndrom induzieren (z. B. Ajmalin, Flecainid; s. www.brugadadrugs) • Chinidin kann häufige Entladungen des ICD (elektrischer Sturm) günstig beeinflussen • Chinidin ist die wirksamste Medikation für Patienten, wenn kein ICD implantiert werden kann • Fieberschübe sollten bei einem Brugada-Patienten unverzüglich behandelt werden ▶ **ICD-Indikation** (Primär- und Sekundärprävention) *(s. Teil D: Kap. 20, Seite 190)*

10.6.2 Katecholaminerge polymorphe ventrikuläre Tachyarrhythmie (CPVT) (Bidirektionale ventrikuläre Tachykardie)

Definition	Genetisch determinierte Ionenkanalerkrankung mit einem deutlich erhöhten Risiko für Synkopen und/oder PHT bevorzugt bei Kindern und Jugendlichen
	Die polymorphen oder bidirektionalen VTs werden ausgelöst durch adrenerge Stimulation (physische Anstrengung oder emotionalen Stress).
Pathophysiologie	Auftreten eines Kalzium-Leckstromes unter Belastung mit der Folge eines intrazellulären Kalzium-Overload und einer nachfolgenden späten Nachdepolarisation, die ventrikuläre Tachyarrhythmien triggert
EKG	▶ Ruhe-EKG unauffällig ▶ Bei Belastung Auftreten von polymorphen oder bidirektionalen ventrikulären Tachykardien bei normalem QT-Intervall ▶ Degeneration in Kammerflimmern möglich ▶ Selten atriale Tachykardien
Klinik	Bevorzugt bei Kindern und Jugendlichen, seltener bei Erwachsenen unter 40 Jahren. Synkopen/PHT
Diagnostik	▶ **Ergometrie** (Provokation der VTs) ▶ **Kardiale Diagnostik** zur DD anderer Ursachen des PHT (z. B. ARVC; *s. Kap. 10.4, Seite 125*) ▶ **Familienanamnese** ▶ EPU. Sofern diese auch unter Provokation mit Katecholaminen nicht sensitiv ist: ▶ **Molekulargenetisches Screening**

Therapie	▶ **Medikamentöse Behandlung:** Betablocker in Kombination mit Flecainid bei Ablehnung durch den Patienten oder Kontraindikation einer ICD-Therapie oder bei häufigen ICD-Schockabgaben ▶ **ICD-Indikation** (Primär- und Sekundärprävention) *(s. Teil D: Kap. 20, Seite 190)*

10.7 Polymorphe ventrikuläre Tachyarrhythmien bei langem QT-Intervall

10.7.1 Angeborenes Long QT-Syndrom

Definition	Gruppe genetisch determinierter Ionenkanal-Erkrankungen (Natrium-/ Kaliumkanal) mit einer Verlängerung des QT-Intervalls und einer erhöhten Neigung zu Torsade-de-pointes-Tachykardien (TdP) mit Synkopen und gehäuftem PHT
Epidemiologie Prognose	▶ Inzidenz 1 : 10 000–12 000 (5–10 % der Patienten werden symptomatisch). Die Mortalität ist bei Unbehandelten hoch. • Mortalität nach 1. Synkope um 20 % innerhalb eines Jahres • Bei Betablockertherapie noch 5 % Synkopen/a, PHT-Risiko 0,9 %/a
Formen	▶ **Jervell-Lange-Nielsen-Syndrom:** autosomal-rezessiv mit angeborener Taubheit ▶ **Romano-Ward-Syndrom:** autosomal dominant ohne Innenohrschwerhörigkeit
Klinik	▶ Erstmanifestation meist in Kindheit/Adoleszenz ▶ Schwindelattacken, Synkopen (häufigste Manifestation), Herzstillstand bei Torsade-de-pointes-Tachykardien oder Kammerflimmern (die Häufigkeit korreliert mit dem Ausmaß der QT-Verlängerung) ▶ Auftreten bei Stress, Belastung, Sport (z. B. Schwimmen). Nicht auslösbar durch EPU
EKG	▶ **Torsade-de-pointes-Tachykardie:** polymorphe ventrikuläre Tachykardie, die in Morphologie und Amplitude ständig um die Nulllinie wechselt (Spitzenumkehrtachykardie)
	EKG-Abb. s. Kap. 4.3, Seite 86
	▶ Ruhe-EKG • Häufig bradykarder Sinusrhythmus • Pathologisches QT-Intervall ≥ 480 ms • Häufig U-Wellen • T-Wellenveränderungen (biphasisch, erhöhte Amplitude, Kerbungen im absteigenden Schenkel) ▶ Anfalls-EKG • **Hochfrequente VT mit schneller periodischer Änderung von Frequenz und Amplitude des Hauptvektors** • Polymorphe, meist kurze und spontan sistierende VT, Frequenz 160–280/min • Beginn meist mit einem Long-short-Phänomen • Meist kurz anhaltend und selbstlimitierend, häufig Degeneration in Kammerflimmern

	• Auslösbar durch Stress (Sport), nicht durch EPU
Diagnostik	▶ Familienanamnese ▶ Ruhe-EKG-Veränderungen ▶ Molekulargenetisches Screening ▶ Ergometrie (inadäquater Frequenzanstieg, kann QT-Verlängerung provozieren)
Differential-diagnose	▶ Erworbene Verlängerung des QT-Intervalls durch Medikamente *(s. Kap. 10.7.2, Seite 133)*
Risiko-stratifizierung	Risikofaktoren sind: ▶ Jugendliches Alter (< 5 Jahre) ▶ Anamnestisch PHT in Familie ▶ Kongenitale Taubheit ▶ Weibliches Geschlecht der Patienten (unterschiedlich für die Unterformen) ▶ Symptome (z. B. Synkope oder dokumentierte TdP oder VF) ▶ Dauer des QT-Intervalls ▶ Genetischer Subtyp Trigger für Synkopen: ▶ Starke körperliche Belastung, laute Geräusche

Therapieempfehlungen beim angeborenen Long QT-Syndrom	
Akutbehandlung	▶ Sofortige Defibrillation bei Degeneration der TdP in VF ▶ Magnesium i.v. (Dosierung *s. Kap. 10.7.2, Seite 133*) ▶ Bei Ineffektivität von Magnesium Frequenzanhebung • Medikamentös Orciprenalin (0,5–1 mg langsam i.v.) oder Atropin (0.5–1 mg i.v.) • Alternativ temporäre Schrittmacherstimulation ▶ ggf. Ausgleich einer Hypokaliämie
Allgemein-maßnahmen	Vermeidung von physischem Stress, Sport und Medikamenten mit einem erhöhten Torsaden-Risiko *(s. „Medikamentenliste Erworbenes Long-QT-Syndrom" Kap. 10.7.2, Seite 133)*
Medikation	▶ Betablocker ohne intrinsische Aktivität (auch bei asymptomatischen Patienten) ▶ Selten chirurgische Grenzstrangresektion
Antibradykarder Schrittmacher	▶ Torsade-de-pointes-Tachykardien aus einer Bradykardie oder aus typischer Long-Short-Zyklus-Konstellation ▶ Bei einer Bradykardieneigung oder hämodynamisch wirksamer Bradykardie unter unverzichtbarer Medikation (Betablocker)
SM-Parameter	▶ Anhebung der Herzfrequenz durch atriale Stimulation mit einer Frequenz $\geq$ 80/min ▶ Bei der Programmierung keine Algorithmen verwenden, die Pausen begünstigen(!) ▶ Präferenz von Stimulationsalgorithmen, die die Stimulationsfrequenz nach Extrasystolen erhöhen
ICD	▶ Primär- und Sekundärprävention *(s. Teil D: Kap. 20, Seite 190)*
Cave	♦ Die Betarezeptoren-Medikation muss auch nach Herzschrittmacher-/ICD-Implantation fortgeführt werden!

10.7.2 Erworbenes Long-QT-Syndrom

<table>
<tr><td>Definition</td><td colspan="2">Sekundär erworbene Verlängerung des QT-Intervalls mit Torsade-de-pointes-Tachykardien</td></tr>
<tr><td>Ursachen</td><td colspan="2">Repolarisationsverlängernde Medikamente
▶ Häufigste Ursachen: Antiarrhythmika der Klassen I und III
▶ Seltener bei nicht kardialen Medikamenten</td></tr>
<tr><td rowspan="6">Repolarisation-verlängernde Medikamente
siehe:
www.qtdrugs.org</td><td>Antiarrhythmika</td><td>▶ Sotalol (TdP-Risiko bis 7 %)
▶ Chinidin (bei niedrigem Plasmaspiegel)
▶ Ajmalin, Propafenon, Flecainid
▶ Amiodaron (TdP-Risiko < 1 %)</td></tr>
<tr><td>Antibiotika</td><td>Makrolid-Antibiotika, Trimethoprim-Sulfamethoxazol</td></tr>
<tr><td>Antidepressiva</td><td>Amitryptilin, Clomipramin, Doxepin, Imipramin, Fluoxetin, Citalopram</td></tr>
<tr><td>Neuroleptika</td><td>Thioridazin, Chlorpromazin, Haloperidol, Droperidol</td></tr>
<tr><td>Antihistaminika</td><td>Diphenylhydramin</td></tr>
<tr><td>Malariamittel</td><td>Chinin, Mefloquin, Halofantrin</td></tr>
<tr><td>Begünstigende Faktoren</td><td colspan="2">▶ Myokardiale Hypertrophie
▶ Linksherzinsuffizienz
▶ Einnahme von Diuretika, Hypokaliämie, Hypomagnesiämie, Hypokalzämie
▶ Hohe Plasmaspiegel von Antiarrhythmika mit Verlängerung des QT-Intervalls (begünstigt durch Niereninsuffizienz, Hemmung der Metabolisierung durch das Zytochrom-P450-System)
▶ Ausnahme: Chinidin, hier führen eher niedrige Plasmaspiegel zu Torsaden
▶ Vorbestehende Bradykardie oder QT-Verlängerung</td></tr>
<tr><td rowspan="5">Therapie</td><td>▶ Aussetzen der auslösenden Medikamente</td><td></td></tr>
<tr><td>▶ Substitution von Magnesium</td><td>● 2 g als Bolus über 2–5 min
● Wiederholung nach 5–15 min
● Anschließend Perfusor 2–20 mg/min</td></tr>
<tr><td>▶ Substitution von Kalium</td><td>● Perfusor 50 mmol/50 ml (= 5–15 mmol/Std)</td></tr>
<tr><td>▶ VVI-Schrittmacher</td><td>● gelegentlich notfallmäßig transvenös, (Unterdrückung von Torsade-de-pointes-Tachykardien bei Bradykardie)
● Stimulationsfrequenz 100–120/min</td></tr>
<tr><td>▶ Defibrillation</td><td>● Bei rezidivierenden Torsaden oder Kammerflimmern</td></tr>
</table>

10.8 Polymorphe ventrikuläre Tachyarrhythmien bei kurzem QT

Definition	Seltene genetisch determinierte Ionenkanalerkrankung mit extrem kurzem QT-Intervall, gehäuft auftretendem VHF und gehäuftem PHT

Patho-physiologie	Vermehrter Kaliumausstrom und Störung der Dauer der Repolarisation, Störung der Kalziumkanäle mit Kalziumverlust
Klinik	Manifest bereits bei Neugeborenen Intermittierend VHF (im jüngeren Alter sonst ungewöhnlich!) Synkopen/PHT
EKG	▶ Frequenzkorrigierte QT-Zeit < 330 ms ▶ Überhöhte T-Welle rechtspräkordial und septal ▶ Häufig VHF
Therapie	Die ESC nimmt in ihren Leitlinien zu dieser seltenen Krankheit nicht Stellung. Die folgenden Empfehlungen basieren deshalb auf dem Konsensuspapier mehrerer internationaler Fachgesellschaften *(s. Teil D: Kap. 20.1.3.3, Seite 197).*
	ICD-Therapie (Einzelfallentscheidung) ▶ Primär- und Sekundärprävention *(s. Teil D: Kap. 20, Seite 190)*
	Medikamentös: ▶ Chinidin (nur noch p. o. verfügbar) oder Propafenon
	♦ *Cave:* häufig inadäquate Schocks wegen Doppelzählung der T-Wellen (bei kurzem RT-Intervall und hoher T-Wellenamplitude) und infolge VHF

10.9 Postmortale DNA-Analyse

Bei etwa der Hälfte der Fälle tritt der PHT bei Menschen auf, bei denen keine Herzkrankheit bekannt war. Nicht selten liegt ursächlich eine genetisch determinierte kardiale Ionenkanalerkrankung oder Kardiomyopathie zugrunde. In den neuen Leitlinien zum Management von Patienten mit ventrikulären Arrhythmien und zur Prävention des PHT der ESC 2015 wurde daher folgende Empfehlung aufgenommen:

Bei den Opfern eines unerklärlichen plötzlichen Todes, insbesondere bei jüngeren Verstorbenen sollte eine Autopsie mit Entnahme histologischer Proben und eine DNA-Analyse durchgeführt werden, um die ebenfalls betroffenen und vom PHT bedrohten Verwandten zu identifizieren.

11 Empfehlungen zur Katheterablation ventrikulärer Tachyarrhythmien

Die Behandlung von anhaltenden VT und von Kammerflimmern war bislang bei Patienten mit struktureller Herzerkrankung und hochgradig eingeschränkter LV-Funktion primär Gegenstand der ICD-Therapie. Die Katheterablation einer lebensbedrohlichen VT ist auch nach den neuen ESC-Leitlinien 2015 nur als zusätzliche Therapie eingestuft, wenn die Rhythmusstörung nicht auf die ICD-Therapie oder Antiarrhythmika anspricht.

Defibrillatoren terminieren die meisten VT und VF und führten bei Patienten mit einer strukturellen Herzerkrankung und deutlich reduzierter LVEF zu einer Senkung der Mortalität. Allerdings sterben etwa 20 % der ICD-Träger an einem PHT. Weitere ICD-Patienten versterben an einem elektrischen Sturm *(s. Teil D:* Kap. *21.2.3, Seite 208),* an rezidivierenden oder inzessanten VT oder an einer Herzinsuffizienz infolge einer anhaltenden „Slow VT“.

Katheterablation

Die Katheterablation ist das einzige Verfahren mit einem kurativen Ansatz. Begünstigt durch neue diagnostische Verfahren (bevorzugt 3D-Mapping, ICD, CRT) wird der Ursprung der VT bei bekanntem Arrhythmiemechanismus (Reentry, fokale Impulsbildung) lokalisiert und mit HF-Strom beseitigt. In den neueren Studien ließ sich für viele Anwendungen der Ablationstechnik eine hohe Erfolgsrate bei langjähriger Rezidivfreiheit nachweisen.

Antiarrhythmika

Antiarrhythmika können die Häufigkeit von VT reduzieren, ohne jedoch einen Überlebensvorteil zu bieten.

11.1 Katheterablation bei idiopathischen ventrikulären Tachyarrhythmien

Definition	Monomorphe ventrikuläre Tachykardien fokalen Ursprungs auf der Basis einer getriggerten Aktivität bei Patienten, bei denen eine strukturelle Herzerkrankung ausgeschlossen wurde.
Tachykardieformen und Indikation der Ablation	▶ Idiopathische Ausflusstrakt-Tachykardie fokalen Ursprungs auf dem Boden einer getriggerten Aktivität • RVOT (rechtsventrikulärer Ausflusstrakt) (Klasse I/Level B) • LVOT (linksventrikulärer Ausflusstrakt) (Klasse IIa/Level B) ▶ Intrafaszikuläre Verapamil-sensitive Kammertachykardie (Bundle-Branch-Reentry-VT) (Klasse I/Level C)
Erfolgsrate	Die Erfolgsrate der Katheterablation liegt bei den drei Tachykardieformen nahezu bei 100 %, die Rezidivrate ist sehr klein. Eingeschränkt ist die Indikation der Katheterablation lediglich bei einer LVOT-Tachykardie. Bei einer Ablation im LVOT (Aortenbulbus, auch von epikardial) besteht die Gefahr größerer Komplikationen (Myokardruptur, Läsion der Aorta oder einer Koronararterie). Die Ablationsbehandlung sollte hier erst nach einer Angiographie der Koronararterien erfolgen, ggf. nach einem medikamentösen Therapieversuch (Empfehlung daher Klasse IIa/Level B)

11.2 Ablation ventrikulärer Tachyarrhythmien bei chronischem Infarkt

Definition	Am häufigsten treten Reentry-Tachykardien in den Randbezirken von Narben im chronischen Stadium 4–6 Wochen nach einem akuten Infarkt auf. Eine Induktion ist möglich.
Indikation	Eine Ablationsbehandlung sollte bei häufigen Schockabgaben infolge therapierefraktärer monomorpher VT nach ICD-Implantation als adjuvante Therapie erwogen werden (Empfehlung Klasse I/Level B). *(Zur Sonderform der Bundle-Branch-Reentry-VT s. u.)*
Erfolgsrate	Sie ist abhängig von der Induzierbarkeit und von der Anzahl der induzierten VT. Die Erfolgsrate liegt bei ca. 70–90 %, die Rezidivrate bei 20–30 %.
ESC-Leitlinien 2015	In den neuen ESC-Leitlinien wird bei KHK-Patienten mit einem ICD eine Katheterablation bereits nach der ersten Episode einer anhaltenden VT in Betracht gezogen (Empfehlung Klasse IIa/Level B).

11.3 Ablation ventrikulärer Tachyarrhythmien bei nicht-ischämischen Kardiomyopathien

Definition	Das arrhythmogene Substrat ist komplex und besteht bei der diffusen myokardialen Schädigung im Rahmen einer nicht-ischämischen Kardiomyopathie (DCM) aus Myokardarealen mit fibrotischen Veränderungen.
Indikation	▶ Bei Vergleich mit einer ischämischen Kardiomyopathie ist die Langzeitprognose für eine Katheterablation der DCM schlechter (IIb/C). ▶ Die Indikation einer Katheterablation beschränkt sich meist auf die Form der incessanten VT (Empfehlung Klasse I/Level B; *s. u.*). ▶ Bei Vorliegen einer Bundle-Branch-Reentry-VT ist die Prognose einer Katheterablation ebenfalls günstiger (Empfehlung Klasse I/Level B).

11.4 Katheterablation bei incessanten ventrikulären Tachykardien

Definition	Nach der Definition besteht eine incessante VT > 50 % am Tag und lässt sich weder durch Antiarrhythmika noch durch elektrische interne oder externe Kardioversion dauerhaft terminieren. In den neuen Leitlinien der ESC 2015 wird eine sofortige Katheterablation mit der Empfehlung Klasse I/Level B gegeben *(s. Teil D: Kap. 21.2.3, Seite 208)*.
	Eine incessante VT tritt bevorzugt bei Patienten mit DCM und eingeschränkter LV-Funktion auf.
Indikation	Sofern keine transienten Ursachen für die Rhythmusstörung vorliegen, stellt die Katheterablation die einzig mögliche Therapie dar. Die Erfolgsrate liegt bei 90–100 %. Da die Katheterablation kein kuratives Verfahren darstellt, muss nachfolgend eine ICD-Implantation erfolgen.

11.5 Ablation bei Faszikeltachykardie (Bundle-Branch-Reentry)

Definition	Es handelt sich um eine Sonderform der monomorphen Kammertachykardie. Sie tritt häufiger bei der DCM als im chronischen Infarktstadium auf. Die Kreiserregung bezieht das ventrikuläre Faszikelsystem ein, viele Patienten weisen einen Schenkelblock im EKG auf.
Indikation	Bei der elektrophysiologischen Untersuchung (EPU) lässt sich dieser Leitungsweg induzieren. Die Tachykardie kann durch Ablation der relevanten Struktur des Reizleitungssystems unterbrochen werden (z. B. bei Beteiligung des rechten Faszikelsystems durch Induktion eines RSB) (I/B).

11.6 Ablation bei arrhythmogener rechtsventrikulärer Kardiomyopathie

Indikation	Vergleichbares Vorgehen wie bei Tachykardien im chronischen Infarktstadium und bei DCM. Meist bestehen mehrere dysplastisch veränderte Myokardareale mit verzögerter inhomogener Erregungsleitung und Reentry-Tachykardien. Die akute Erfolgsrate der Ablation ist hoch (80–90 %) mit einer hohen Rezidivrate um 20–40 %, vermutlich infolge einer Progression der Grundkrankheit (Empfehlung Klasse IIa/Level B).

11.7 Katheterablation nach vorausgegangener Implantation eines ICD

Indikation	Indikation zur Katheterablation bei ICD-Patienten ▶ **Elektrischer Sturm**: wenn mehr als 2 anhaltende VT innerhalb 24 Std mit mehr als 2 adäquaten ICD-Therapien auftreten (andere Definition: wenn rezidivierende VT und/oder häufige ICD-Schocks auftreten) und Antiarrhythmika ineffektiv sind, unabhängig von der Grunderkrankung (Empfehlung Klasse I/Level B) *(s. Teil D: Kap. 21.2.3, Seite 208)* ▶ Das klinische Bild eines elektrischen Sturms bietet sich auch, wenn zahlreiche adäquate ICD-Schocks ausgelöst werden durch gehäuftes VF und/oder durch rezidivierende Attacken von VT infolge frühzeitig auftretender VES. ▶ Beim Auftreten einer Herzinsuffizienz infolge länger anhaltender VT mit einer Frequenz unterhalb der ICD-Detektionsgrenze (**Slow VT**) (Empfehlung Klasse I/Level B) ▶ Bei Diskriminierungsproblemen des ICD zwischen VT und SVT

11.8 Ablation bei ventrikulären Tachykardien bei angeborenen Herzfehlern

Definition	Nach der Korrekturoperation eines angeborenen Herzfehlers treten, bevorzugt im Intervall, Reentry-Tachykardien um Narbenareale auf.
	Die am häufigsten betroffenen Vitien sind Ventrikelseptumdefekt, Transposition der großen Arterien, Pulmonalstenose, Fallot'sche Tetralogie.
Indikation	Die Erfolgsrate der Katheterablation liegt bei 90–95 %, Rezidive treten bei 10–25 % auf.

11.9 Katheterablation gehäufter ventrikulärer Extrasystolen

Indikation	Ventrikuläre Extrasystolen mit einer Häufigkeit von > 24 % aller Herzaktionen können bei Herzgesunden und bei Patienten mit einer strukturellen Herzkrankheit zu einer zunehmenden Schädigung des linken Ventrikels führen. Folgen können Herzinsuffizienz und Rhythmusstörungen mit Kammertachykardien und Kammerflimmern sein. 60 % der VES stammen aus dem rechtsventrikulären Ausflusstrakt. In den ESC-Leitlinien 2015 wird eine Katheterablation empfohlen: ▶ Bei einem gehäuften Auftreten **symptomatischer** ventrikulärer Extrasystolen (Empfehlung Klasse IIa/Level B). ▶ Zur Prävention einer durch gehäufte ventrikuläre Extrasystolen induzierten Kardiomyopathie (Empfehlung Klasse IIa/Level B).

TEIL C: BRADYKARDE HERZRHYTHMUSSTÖRUNGEN (HERZSCHRITTMACHER)

Die Empfehlungen zur Herzschrittmacher- und kardialen Resynchronisationstherapie werden von den kardiologischen Fachgesellschaften in Leitlinien formuliert und veröffentlicht. Diese Leitlinien stellen eine wissenschaftliche Analyse und Stellungnahme auf der Grundlage des aktuellen Wissensstands dar und geben Empfehlungen zur angemessenen Diagnostik und Therapie. Sie sind im Gegensatz zu Richtlinien nicht bindend und schließen eine abweichende ärztliche Evaluation des individuellen Patienten mit einer abweichenden Entscheidung nicht aus. In Vergleichsstudien konnte belegt werden, dass sich die Prognose bei einer leitlinienkonformen Therapie verbessert.

Die in den Leitlinien gegebenen Empfehlungen werden mit einem bestimmten Empfehlungsgrad (Empfehlungsstärke) bewertet. Daneben wird auch die Qualität der vorhandenen Daten (Evidenzlevel) bestimmt. In der folgenden Tabelle sind die Definitionen der Empfehlungsgrade und Evidenzlevel zusammengestellt.

Empfehlungsgrad	
Klasse I	▶ Evidenz und/oder allgemeine Übereinkunft, dass eine Therapieform oder eine diagnostische Maßnahme effektiv, nützlich oder heilsam ist
Klasse II	▶ Widersprüchliche Evidenz und/oder unterschiedliche Meinungen über den Nutzen / die Effektivität einer Therapieform oder einer diagnostischen Maßnahme • IIa: Die Evidenzen/Meinungen favorisieren den Nutzen oder die Effektivität einer Maßnahme. • IIb: Nutzen und Effektivität einer Maßnahme sind weniger gut durch Evidenzen/Meinungen belegt.
Klasse III	▶ Es besteht eine Evidenz oder allgemeine Übereinkunft, dass eine Therapieform oder eine diagnostische Maßnahme nicht effektiv, nicht nützlich oder nicht heilsam ist und im Einzelfall schädlich.
Evidenzniveau	
Level A	▶ Die Empfehlung resultiert aus mehreren, randomisierten klinischen Studien oder Meta-Analysen.
Level B	▶ Die Daten basieren auf einer randomisierten oder mehreren großen nicht randomisierten Studien.
Level C	▶ Die Empfehlung beruht auf der Konsensmeinung von Experten oder kleinen Studien, retrospektiven Studien oder Registern

Die letzte von der Deutschen Gesellschaft für Kardiologie (DGK) erarbeitete Leitlinie zur Implantation von Herzschrittmachern und Resynchronisationssystemen wurde 2005 veröffentlicht. Inzwischen werden die Leitlinien von der European Society of Cardiology (ESC) in Kooperation mit den nationalen Fachgesellschaften verfasst. Sie werden für den deutschsprachigen Raum von der Deutschen Gesellschaft für Kardiologie (DGK) übersetzt und mit einem Kommentar und speziellen Empfehlungen für das deutsche Gesundheitssystem ergänzt. Die letzte Leitlinie der ESC aus dem Jahr 2013 hat eine neue und einfachere Struktur mit Änderungen, die sich mehr am klinischen Bild als an der Pathophysiologie orientieren.

12 Klassifikation von Bradykardien

12.1 Grundlagen

Definition	Eine bradykarde Herzrhythmusstörung wird von der WHO definiert als Frequenz < 50/min bei regelmäßigem oder unregelmäßigem Rhythmus.
Ursachen	▶ Eine **Reizbildungsstörung** im Sinusknoten ▶ Eine **Reizleitungsstörung** • vom Sinusknoten zum Vorhof (sinuatrialer Block) • im AV-Leitungssystem • oder im intraventrikulären Reizleitungssystem (His-Purkinje) Eine Störung von Reizbildung und Reizleitung kann kombiniert auftreten. Medikamente spielen nur bei der Akutbehandlung der Bradykardien eine Rolle, danach stellt sich in der Regel die Frage einer Schrittmacherimplantation.
Einteilung der Bradykardien (ESC 2013)	▶ Permanente Bradykardien ▶ Intermittierende Bradykardien • Mit EKG-Dokumentation • Vermutete Bradykardie (nicht EKG-dokumentiert)

Einteilung der Bradykardien nach dem klinischen Bild

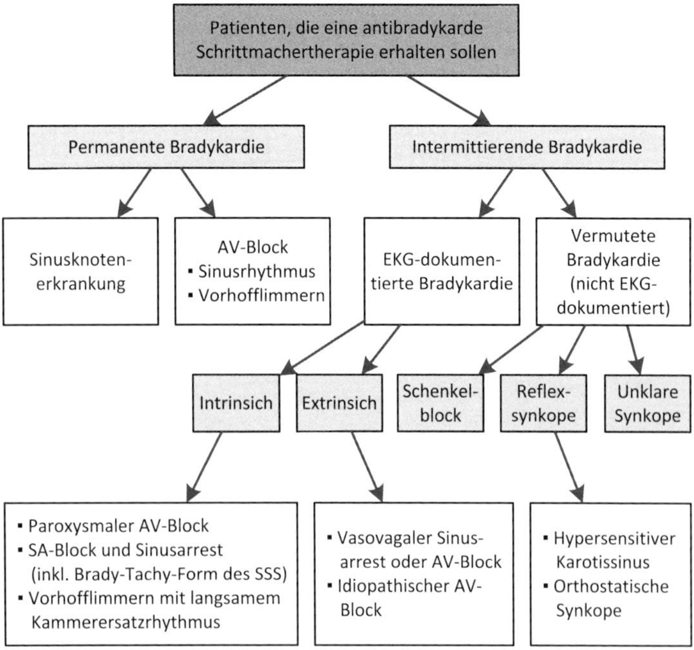

Nach den ESC-Leitlinien 2013

Wichtige Fragen vor der Indikationsstellung einer Schrittmachertherapie
▶ Art der Rhythmusstörung und der kardialen Grunderkrankung und Ausmaß der LV-Schädigung ▶ **Kausalzusammenhang** zwischen der klinischen Symptomatik und der dokumentierten Herzrhythmusstörung ▶ Unterscheidung zwischen • Permanenter nicht reversible Bradykardie In der Regel kann sie nicht durch eine medikamentöse Dauertherapie behandelt werden und führt häufig zur - Implantation eines permanenten Herzschrittmachers • Intermittierender (transitorischer, passagerer) reversibler Bradykardie Eine **intermittierende Bradykardie** kann aus variablen Anteilen intrinsischer und extrinsischer Mechanismen resultieren. Gelegentlich ist die - Implantation eines temporären Herzschrittmachers erforderlich
Nach den ESC-Leitlinien 2013 ist für die Entscheidung zur Schrittmacherimplantation das klinische Bild von größerer Bedeutung als die Ätiologie.

12.2 Permanente Bradykardien

Definition	Permanente Bradykardien beruhen auf dauerhaften Störungen des Reizleitungssystems und lassen sich mit einem einfachen Ruhe-EKG dokumentieren.
Diagnostik	In der Regel genügen das Ruhe-EKG und die anamnestische Angabe eher unspezifischer Symptome wie Leistungsminderung, Müdigkeit, Konzentrationsschwäche und Herzinsuffizienz.
SM-Indikation	Sie richtet sich mehr nach dem Ausmaß der Bradykardie als nach der Ätiologie. Dabei ist ein klarer Zusammenhang der Symptomatik mit einer Bradykardie erforderlich. Allerdings orientiert sich die Indikationsstellung unverändert an der Ursache der Bradykardie.
Formen	Zugrunde liegt eine intrinsische Funktionsstörung des Sinus- und AV-Knotens mit: ▶ Sinusknotensyndrom ▶ AV-Block • Bei Sinusrhythmus • Bei Vorhofflimmern

12.3 Intermittierende Bradykardien mit EKG-Dokumentation

Die EKG-Dokumentation ist bei den intermittierenden Bradykardien wichtig und gelingt in der Regel durch Verlängerung der EKG-Überwachung. Dies kann insbesondere bei seltenen Rezidiven schwierig und zeitaufwendig sein. Ursächlich können sowohl intrinsische als auch extrinsische Faktoren eine Rolle spielen, z. B vagale Mechanismen, Ischämie, Medikation und Störungen im Elektrolythaushalt.

Symptomatik	Typische Symptome wie Präsynkopen oder Synkopen
Diagnostik	▶ Bei Verdacht auf eine intermittierende Bradykardie sollte eine EKG-Dokumentation angestrebt werden. Die Untersuchungsmethode orientiert sich an der Häufigkeit der Synkopen:

	• Täglich — 24 Std Langzeit-EKG • Alle 2–3 Tage — 48–72 Std Langzeit-EKG • Jede Woche — 7-Tage Langzeit-EKG • Jeden Monat — 14–30 Tage externer Ereignisrekorder • Seltener als 1x/Monat — Implantierbarer Loop-Rekorder
	▶ Die EKG-Diagnostik lässt sich ergänzen durch Testverfahren, die häufig schneller zu einem Ergebnis führen: • Karotissinus-Massage, Kipptischuntersuchung • Elektrophysiologische Untersuchung • Belastungs-EKG
Formen	▶ Überwiegend intrinsische Funktionsstörungen verursachen einen • Paroxysmalen AV-Block oder einen • Sinuatrialen Block, Sinusarrest (einschließlich Tachykardie-Bradykardie-Form des Sinusknotensyndroms) • Vorhofflimmern mit langsamer Ventrikelfrequenz ▶ Überwiegend extrinsische Faktoren führen zu einem • Vagal induzierten Sinusarrest oder AV-Block oder einem • Idiopathischen AV-Block (durch Adenosin vermittelt)

12.4 Vermutete intermittierende Bradykardien ohne EKG-Dokumentation

Symptomatik	Synkopen
Diagnostik	Vor einer Therapie muss der Zusammenhang zwischen einer Bradykardie und der klinischen Symptomatik nachgewiesen werden. ▶ Ein prolongiertes EKG-Monitoring wird ergänzt durch ▶ Provokations-Tests (Karotissinus-Massage, Kipptisch-Untersuchung, elektrophysiologische Untersuchung, Belastungs-EKG)
Formen	▶ Reflexsynkopen • Karotissinussyndrom *(s. Kap. 18.3, Seite 179)* • neurokardiale oder vasovagale Synkope *(s. Kap. 18.4, Seite 180)* ▶ Synkopen bei Schenkelblock-EKG *(s. Kap. 15.3.2, Seite 168)* ▶ Synkopen ohne Schenkelblock, die auch nach kompletter Diagnostik unklar bleiben (Unklare Synkopen, *s. Kap. 15.4, Seite 169*)
	Grundsätzlich ist bei Patienten nach einer Synkope oder unklarem Sturz ohne Nachweis einer Bradykardie oder Leitungsstörung keine Schrittmacherimplantation indiziert.

12.5 Schrittmacheraggregat und Stimulationsmodus

Herzschrittmacher sind implantierbare Systeme bestehend aus einem Aggregat (Elektronik, Batterie) und 1–3 Sonden. Das Aggregat wird meist rechts subpektoral implantiert und nach Punktion der V. cephalica oder V. subclavia über die Sonden mit dem Herzen verbunden. Je nach der erforderlichen Betriebsart enden die Sonden im rechten Vorhof oder im rechten Ventrikel. Zusätzlich wird gelegentlich bei Patienten mit Herzinsuffizienz und Linksschenkelblock eine dritte Elektrode über eine Koronarvene zum lateralen/posterolateralen Segment des linken Ventrikels eingeführt.

Bei der Herzschrittmachertherapie muss für den betroffenen Patienten ein Schrittmacheraggregat mit dem erforderlichen Stimulationsmodus nach den vorliegenden hämodynamischen und elektrophysiologischen Kriterien ausgewählt werden.

> Bei der Auswahl des Schrittmachers sind neben der Art der zugrunde liegenden Herzrhythmusstörung auch deren Häufigkeit, die kardiale Grunderkrankung, die Hämodynamik, die notwendige antiarrhythmische Medikation sowie Prognose und Alter des Patienten zu berücksichtigen.

Zur Charakterisierung der Stimulationsarten von Schrittmacheraggregaten wurde ein Nomenklaturcode in fünf Klassen (I–V) entwickelt:

Schrittmachercode (Revidierter NBG-Code) (Bernstein et al., 2002)				
I Ort der Stimulation	II Ort der Wahrnehmung	III Betriebsart	IV Frequenz-adaptation	V Antitachykarde Funktionen
0 = keine	0 = keine	0 = keine Maßnahme	0 = ohne Frequenz-modulation	0 = keine
A = Atrium	A = Atrium	I = Inhibierte Stimulation	R = Frequenz-modulation	P = Stimulation
V = Ventrikel	V = Ventrikel	T = getriggerte Stimulation	P = pro-grammierbar	S = Schock
D = Dual (A + V)	D = Dual (A + V)	D = Dual	M = multipro-grammierbar	D = Dual

Häufigste Schrittmacher-Betriebsarten

NBG-Code	Schrittmacher-Betriebsart
	Einkammerschrittmacher
VVI	▶ Einkammer-SM mit 1 Ventrikelelektrode • SM detektiert Kammersignale, die ihn inhibieren. • Eine Kammerstimulation erfolgt, sobald der SM kein Signal innerhalb eines programmierten Zeitintervalls erkennt. • Die Herzfrequenz kann bei Eigenrhythmus schneller, aber nie langsamer sein als die programmierte Schrittmacherfrequenz.
AAI	▶ Einkammer-SM mit 1 Vorhofelektrode • Arbeitsweise wie VVI-SM, jedoch - Inhibition durch Vorhofsignale und - Stimulation im Vorhof bei fehlender Eigenaktion
V00 A00 D00	▶ Die SM stimulieren starr mit der programmierten Grundfrequenz. • Wird nur selten kurzzeitig programmiert im Rahmen diagnostischer Maßnahmen (früher bei MRT, inzwischen nicht mehr nötig) oder operativen Maßnahmen mit elektrischen Störsignalen (Elektrokauter) Keine Detektion intrakardialer Signale. Es besteht bei Eigenaktionen der Kammer die Möglichkeit der Stimulation in der vulnerablen Phase mit der Gefahr von Kammerflimmern. (Der Stimulations-

	modus sollte daher jeweils nur kurzzeitig aktiviert und im EKG überwacht werden. Außerdem sollte die programmierte Stimulationsfrequenz über der Eigenfrequenz liegen.)
	Zweikammerschrittmacher
DDD	▶ Zweikammer-SM mit jeweils 1 Elektrode zu Vorhof und Ventrikel • Häufigste Stimulationsform mit der Möglichkeit einer konsekutiven Stimulation von Vorhof und Ventrikel („physiologische Stimulation“). • Eigenaktionen im Vorhof inhibieren den atrialen Impuls und triggern den ventrikulären Impuls. • Bei einer Vorhoffrequenz unter der SM-Programmfrequenz wird der Vorhof stimuliert. Falls keine AV-Überleitung erfolgt, wird auch die Kammer stimuliert. • Eigenaktionen werden in Vorhof und Kammer erkannt und führen bei einer Frequenz > der SM-Programmfrequenz zu einer Inhibition. • Der DDD-SM beinhaltet die Funktionen der AAI- und VVI-Stimulation • Die Schrittmacherfrequenz schwankt je nach der Sinusknotenaktivität zwischen der SM-Grundfrequenz und einer oberen Grenzfrequenz (die der SM nicht überschreiten kann).
VDD	▶ Sonderform eines 2-Kammerschrittmachers mit nur 1 Elektrode zum RV, die im RA nur 1 Sensor zur Wahrnehmung hat und von hier aus die Stimulation im Ventrikel triggert. Indikation nur bei höhergradigem AV-Block und normaler Sinusknotenfunktion
DDI	▶ Zweikammersystem mit 2 Elektroden wie DDD • Stimulation und Inhibition in Vorhof und Ventrikel. • AV-synchrone Funktionsweise, wenn die Vorhoffrequenz die programmierte Stimulationsfrequenz unterschreitet. • Übersteigt die Vorhoffrequenz die programmierte Frequenz, wird der SM inhibiert. Dadurch werden atriale Tachykardien wahrgenommen, können wegen des inhibierten Modus jedoch nicht auf die Kammer übertragen werden.
	Dreikammerschrittmacher (Biventrikuläre SM-Systeme)
CRT-P	▶ Meist Dreikammerschrittmacher mit 3 Elektroden (zu RA, RV und zum LV (epikardial lateral/dorsolateral) • Implantation bei Herzinsuffizienz NYHA II–IV (ambulant), eingeschränkter LV-Funktion (LVEF ≤ 35 %) und Linksschenkelblock. • Das System ermöglicht eine simultane Stimulation beider Ventrikel und kann die durch den Linksschenkelblock ausgelöste Dyssynchronie der beiden Ventrikel resynchronisieren *(s. Kap. 16, Seite 170)*.
Wichtige Begriffe, Zusatzfunktionen und seltene Programmparameter der SM-Therapie	
Frequenzadaption *(Rate response)*	Sensoren im SM-System können bei einer chronotropen Inkompetenz die SM-Stimulationsfrequenz von Ein- und Zweikammersystemen erhöhen. Verwendete biologische Signale sind z. B Körperaktivität, Atemminutenvolumen, QT-Intervall, kardiale Impedanzänderungen.

Telemetrie	Alle SM-Programmparameter lassen sich über ein externes Programmiergerät anpassen. Daneben lassen sich Batteriedaten, gespeicherte kardiale Signale und Rhythmusstörungen abrufen. Dies wird zunehmend ergänzt durch eine (automatisierte) Fernabfrage.
Unipolare/ bipolare Stimulation	Die Kathode der Sonde ist immer in der Elektrodenspitze. ▶ Bei der unipolaren Sonde ist das SM-Gehäuse als Anode geschaltet. ▶ Bei der bipolaren Sonde ist die Anode nahe der Kathode in der Elektrodenspitze. Bipolare Elektroden sind gegenüber Störsignalen weniger empfindlich und benötigen weniger Energie. Der SM-Spike im EKG ist sehr klein.
Reizschwelle	Die Reizschwelle ist die kleinste Impulsamplitude und -dauer, die zur Stimulation des Herzens erforderlich ist. Sie wird bei Implantation intraoperativ gemessen, steigt in der frühen postoperativen Phase an und muss dann ggf. umprogrammiert werden. Eine optimale Einstellung verlängert die Laufzeit der Batterie.
Sensitivität	Eingangsempfindlichkeit des SM-Eingangsverstärkers zur Erkennung der intrakardialen Signale. Eine Eigenaktion wird nur erkannt, wenn sie die programmierte Mindestspannung erreicht (Sensingschwelle). ▶ Oversensing: zu empfindliche Einstellung. Dadurch werden z. B. Muskelpotentiale als Störsignale wahrgenommen und als Eigenaktionen fehlgedeutet. ▶ Undersensing: Eigenaktionen werden vom SM nicht erkannt. Die SM-Stimulation wird nicht inhibiert.
Grundfrequenz	Frequenz zum Beginn der Stimulation bei fehlender Eigenaktion
Oberer Grenzfrequenz	Maximale atriale Frequenz, die der SM auf den Ventrikel triggern kann. Eine weitere Erhöhung bleibt ohne Wirkung.
Magnetfrequenz	Asynchrone Stimulationsfrequenz bei Auflage eines Magneten auf das Aggregat. Sie ist meist herstellertypisch und nimmt mit der Batterieerschöpfung ab.
AV-Intervall	Zeitintervall zwischen Vorhof- und Kammerstimulation bei bifokaler Stimulation. Bei vorhofgetriggerter Kammerstimulation Intervall zwischen Detektion des Vorhofsignals und der Kammerstimulation. Eine retrograd geleitete Kammerstimulation kann schrittmacherinduzierte Reentry-Tachykardien auslösen.
Hysterese	Programmierbare Verlängerung des Interventionsintervalls nach Detektion einer spontanen Herzaktion zur Eigenrhythmusstabilisierung.
Refraktärzeit	Zeitintervall, in dem nach Stimulation oder Wahrnehmung der Eigenaktion weder ein Impuls abgegeben noch ein Signal registriert wird.
Mode Switching	Automatischer Wechsel der Betriebsart: Bei Auftreten einer atrialen Tachyarrhythmie schaltet der SM auf einen vorhofunabhängigen Stimulationsmodus um, z. B von DDD(R) auf VVI(R). Nach der Tachyarrhythmie stellt sich wieder eine AV-sequentielle Stimulation ein.
Exitblock	Ineffektive Stimulation z. B. bei Reizschwellenerhöhung, Batterieerschöpfung, Elektrodendefekt.
EOL (= EOS)	*End of life / End of service*: Ausfall des SM bei Batterieerschöpfung.
ERI	Ansage, dass der SM innerhalb von 3 Mo. ausgetauscht werden sollte.

13 Sinusknotenerkrankungen

Definition	In dem Syndrom des kranken Sinusknotens sind mehrere nicht ventrikuläre Arrhythmien zusammengefasst, deren Ursache in einer Störung des Sinusknotens (SK) und beider Vorhöfe liegt.
Formen	▶ **Sinusknotenschädigung** mit • Persistierender Sinusbradykardie auf dem Boden einer Reizbildungsstörung (Frequenz ständig < 40/min, keine adäquate Frequenzzunahme bei Belastung) und • Intermittierender Bradykardie: sinuatriale Blockierung (SA-Block) und Sinusknotenstillstand, die nicht medikamentös bedingt sind ▶ **Tachykardie-Bradykardie-Syndrom:** Wechsel einer Sinusknotenschädigung mit atrialen Tachykardien (selten Vorhofflattern, meist Vorhofflimmern mit langen präautomatischen Pausen nach Sistieren von Vorhofflimmern)
Pathophysiologie	Zugrunde liegt eine interstitielle Fibrose des Sinusknotens mit Übergreifen auf die Perinodalregion und auf das Myokard beider Vorhöfe mit Störung der Sinusknotenfunktion.
Ätiologie	Am häufigsten KHK und Hypertonie. Selten Myokarditis, Kardiomyopathie, Hyperthyreose, infiltrative Prozesse. Früher häufig Diphtherie.
Symptomatik	▶ **Persistierende Sinusbradykardie:** Bradykardie mit Müdigkeit, Schwindel , Leistungsminderung, Herzinsuffizienz ▶ **Intermittierende Sinusknotenerkrankung:** Präsynkopen, Synkopen (erhebliche Sinusbradykardie, Sinusknotenstillstand, SA-Blockierung) ▶ **Tachykardie-Bradykardie-Syndrom:** atriale Tachykardie, meist paroxysmales Vorhofflimmern mit verlängerter posttachykarder Pause beim Übergang zum Sinusrhythmus

13.1 Formen der Sinusknotenerkrankung

Persistierende Sinusbradykardie	
	Reizbildungsstörung im Sinusknoten mit bradykarder Sinusknoten-Frequenz < 40/min und inadäquater Frequenzzunahme bei Belastung
	Ursachen ▶ Kardial (intrinsisch): KHK, Hypertonie, Aortenklappenstenose ▶ Extrakardial: Hypoxie, Hirndruck, Hypothyreose, Ikterus, Vagusstimulation ▶ Toxisch: Antiarrhythmika, Digitalis, Antidepressiva

<table>
<tr><th colspan="2">Sinuatriale Blockierungen (SA-Block-Typen)</th></tr>
<tr><td rowspan="4">SA-Block I°</td><td>Verzögerte Erregungsleitung vom Sinusknoten zum Vorhofmyokard (Sinuatriale Leitungszeit, normal 70–120 ms)</td></tr>
<tr><td>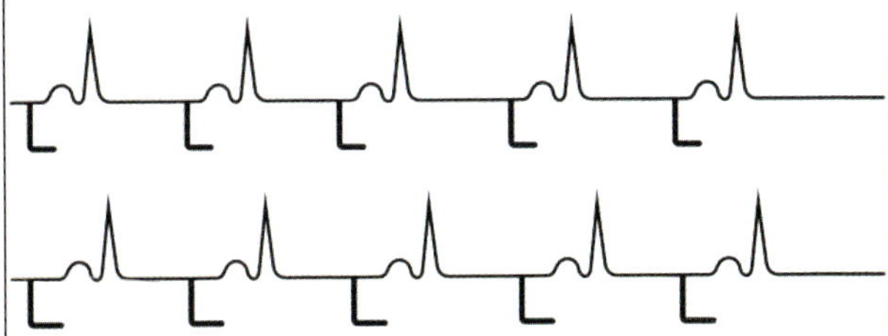
Abb. 48: EKG-Schema: Sinuatrialer Block I°
Zeichenerklärung: L = Zeitpunkt der Sinusknotenerregung und Länge der sinuatrialen Leitungszeit; o = Ausfall der Sinusknotenerregung oder fehlende Überleitung (Sandøe und Sigurd, 1984, Sigurd et al., 2014)</td></tr>
<tr><td>▶ Da die Sinusknotendepolarisation nicht im Oberflächen-EKG sichtbar ist, kann auch das Intervall zwischen Sinusknoten und Vorhofdepolarisation nicht gemessen werden.
▶ Die Verlängerung der SA-Leitungszeit führt im EKG zu einem bradykarden Sinusrhythmus (untere Zeile).</td></tr>
<tr><td>Prognose: Keine klinische Bedeutung</td></tr>
<tr><td rowspan="3">SA-Block II°
Typ Mobitz 1
(Wenckebach)</td><td>Progrediente Verzögerung der Erregungsleitung zwischen Sinusknoten und Vorhof bis zum Ausfall einer Herzaktion (mit P-Welle und QRS)</td></tr>
<tr><td>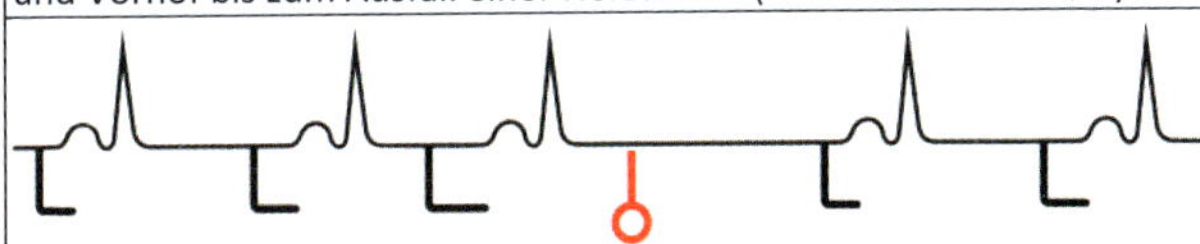
Abb. 49: EKG-Schema: SA-Block II° Typ Mobitz 1 (Wenckebach)
Zeichenerklärung: L = Zeitpunkt der Sinusknotenerregung und Länge der sinuatrialen Leitungszeit; o = Ausfall der Sinusknotenerregung oder fehlende Überleitung (Sandøe und Sigurd, 1984, Sigurd et al., 2014)</td></tr>
<tr><td>Im EKG ist die Sinusknotendepolarisation nicht sichtbar. Für das Verständnis ist wichtig:
▶ Die SA-Leitungszeit nimmt von Impuls zu Impuls zu, bis ein Sinusimpuls nicht mehr übergeleitet wird und die Periodik neu beginnt.
▶ Gleichzeitig nimmt der Zuwachs der Verzögerung der SA-Zeit von Impuls zu Impuls ab. Bei konstanter AV-Leitungszeit nehmen die PP-Intervalle bis zum Ausfall von QRS kontinuierlich ab. Die Pause nach Ausfall eines P bis zum nächsten P ist kürzer als zwei PP-Intervalle.</td></tr>
</table>

SA-Block II° Typ Mobitz 2	Intermittierende Unterbrechung der sinuatrialen Überleitung mit Ausfall von einer oder mehreren Herzaktionen ohne vorherige Änderung des PP-Abstandes. Die Dauer der Pause beträgt das Doppelte oder ein ganzzahliges Vielfaches des vorangehenden PP-Intervalls. Im EKG erkennt man plötzliche Pausenintervalle mit Ausfällen von einer oder mehreren Herzaktionen (P-Welle und QRS-Komplex) ohne vorherige Änderung der P-Wellen Morphologie oder des PP-Intervalls. Die entstehende Pause entspricht dem Doppelten oder dem einfachen ganzzahligen Vielfachen eines PP-Intervalls. 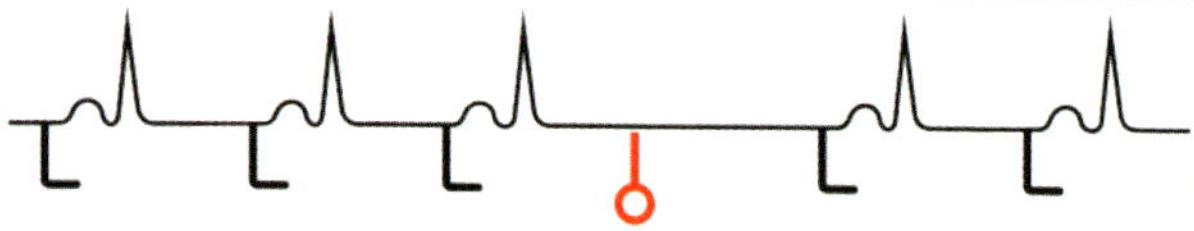 *Abb. 50: EKG-Schema: SA-Block II° Typ Mobitz 2* *Regelmäßiger Sinusrhythmus mit plötzlichem Ausfall von einem P-QRS-Komplex ohne vorherige Änderung des PP-Abstandes* *Zeichenerklärung:* **L** *= Zeitpunkt der Sinusknotenerregung und Länge der sinuatrialen Leitungszeit;* **o** *= Ausfall der Sinusknotenerregung oder fehlende Überleitung (Sandøe und Sigurd, 1984, Sigurd et al., 2014)* 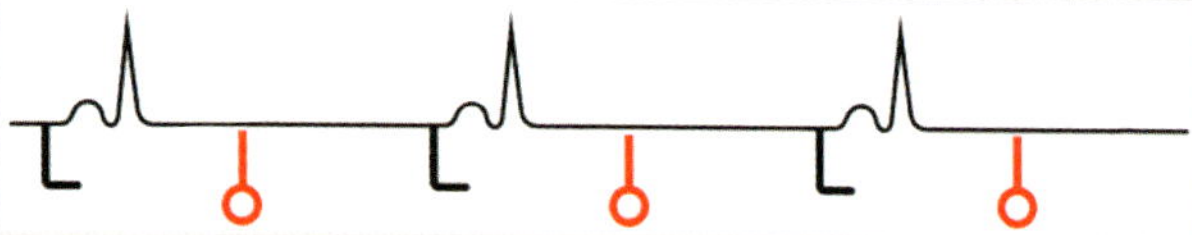 *Abb. 51: EKG-Schema: SA-Block II° Typ Mobitz 2 mit 2:1-Überleitung* *Bei dem regelmäßigen 2:1-Block stellt sich ein „bradykarder Sinusrhythmus" mit einer Halbierung der Frequenz dar.*
SA-Block III°	Vollständige Unterbrechung der sinuatrialen Überleitung meist mit Einsetzen eines sekundären oder tertiären Erregungsbildungszentrums 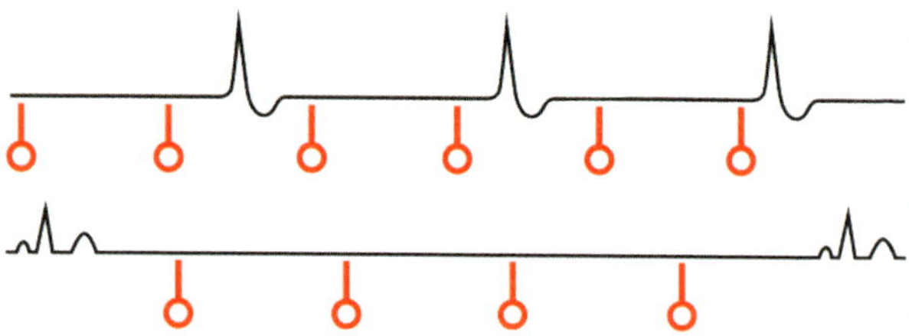 *Abb. 52: EKG-Schema: SA-Block III°* ▶ *mit ventrikulärem Ersatzrhythmus (Zeile 1)* ▶ *ohne ventrikulärem Ersatzrhythmus (Asystolie mit einem Pausenintervallen von 5,0 s ohne Auftreten eines sekundären oder tertiären Ersatzrhythmus) (Zeile 2)*
Sinusknoten- stillstand	Bei der Terminierung von Vorhofflimmern tritt häufig ein Sinusknotenstillstand (Sinusarrest) in Form einer Asystolie auf (mit ruhiger Grundlinie ohne Flimmerwellen, gefolgt von einem Ersatzrhythmus). Er ist im Oberflächen-EKG nicht vom SA-Block III° zu unterscheiden.

13.2 Diagnostik bei Sinusknotenerkrankung

Ruhe-EKG	Das Ruhe-EKG ist nur bei einer permanenten Bradykardie auffällig. *Anmerkung:* Normale Sinusknotenfrequenz in Ruhe 50–60/min, physiologisch bei Herzgesunden und Sportlern bis 40–50/min, nachts bis 30/min. Im Alter sind Werte ≤ 40/min pathologisch.
Diagnostik	▶ **Bei der permanenten Sinusbradykardie genügt das Ruhe-EKG** ▶ **Bei den Formen der intermittierenden Bradykardien** *(s. Kap. 12.3, Seite 141)* • häufig mehrfache EKG-Aufzeichnungen: Ruhe-EKG, LZ-EKG (Überwachung von 24 Std bis 1 Woche) und ggf. Implantation eines Loop-Rekorders • selten eine EPU *(s. u.)*
Ergometrie	Chronotrope Inkompetenz (definiert als Maximalfrequenz bei Ausbelastung < 100 min, Frequenz an der anaeroben Schwelle ≤ 90/min)
Testen des autonomen Tonus	Bei Sinusknotenschädigung häufig pathologischer Karotisdruckversuch
EPU	▶ **Atriale Stimulation zur Beurteilung von Reizbildung und Reizleitung** • Indiziert bei symptomatischen Patienten bei V. a. Sinusknotenschädigung und bislang noch nicht dokumentierten Episoden • Nicht indiziert bei symptomatischen Patienten und dokumentierter Bradykardie sowie bei asymptomatischen Patienten mit Sinusbradykardien und Pausen ▶ **Sinusknoten-Erholungszeit:** Nach schneller atrialer Überstimulation Messung der Zeit zwischen der letzten durch Stimulation bedingten Vorhoferregung bis zur ersten durch spontane Sinusknotenaktivität ausgelösten Vorhofaktion ▶ **Sinuatriale Leitungszeit:** Nach einer vorzeitigen atrialen Einzelstimulation Messung der Zeit bis zur induzierten atrialen Zusatzerregung *Anmerkung:* Die Methoden haben eine schlechte Sensitivität, Spezifität und Reproduzierbarkeit und werden nur noch selten eingesetzt.

13.3 Schrittmacherimplantation bei Sinusknotenerkrankungen

Grundsätzliche Erwägungen zur Schrittmacherimplantation bei Sinusknotenerkrankung	
Prognose	Beim Sinusknotensyndrom führt eine Schrittmacherimplantation zu keiner Verminderung der Mortalität. Die Prognose wird i. w. bestimmt durch die zugrunde liegende kardiale Erkrankung.
Symptomatische Indikation	▶ **Die Indikation zur Schrittmacherimplantation richtet sich daher ausschließlich nach der klinischen Symptomatik.**
Asymptomatische Sinusbradykardie	▶ **Bei asymptomatischen Sinusbradykardien ist keine Schrittmacherindikation gegeben. Das sollte insb. beachtet werden bei** • den Formen der physiologischen Bradykardie infolge Trainingseffekten (mit einer Sinusbradykardie um 40–50/min in Ruhe oder 30/min im Schlaf)

	• Bradykardien unter autonomen Einflüssen (z. B. Vagotonie) • medikamentös bedingter Sinusbradykardie (die Einnahme sollte ausgesetzt werden)
Prognostische Indikation	▶ **Eine prognostische Indikation besteht bei asymptomatischen Patienten grundsätzlich nicht** • Seltene Ausnahmen sind Patienten mit ausgeprägter autonomer Imbalance während des Schlafs mit asystolischen Pausen > 6 s bei sonst fehlenden Therapiemöglichkeiten (z. B. CPAP-Beatmung bei obstruktivem Schlafapnoesyndrom).

13.3.1 Schrittmacherindikation bei Patienten mit permanenter Bradykardie

Schrittmacherindikation bei permanenter Bradykardie infolge einer Sinusknotenerkrankung	EmG	EvG
Eine Schrittmachertherapie ist indiziert bei Patienten mit permanenter Sinusbradykardie einschließlich chronotroper Inkompetenz, wenn die Symptome eindeutig der Bradykardie zugeordnet werden können.	I	B
Eine Schrittmachertherapie kann indiziert sein, wenn die Symptome mit hoher Wahrscheinlichkeit durch eine Bradykardie verursacht werden, auch ohne definitiven Nachweis.	IIb	C
Eine Schrittmachertherapie sollte erwogen werden bei einer medikamentös induzierten symptomatischen Sinusbradykardie infolge einer unverzichtbaren Medikation.	IIa	B
Eine Schrittmachertherapie ist nicht indiziert bei einer asymptomatischen oder durch reversible Ursachen ausgelösten Sinusbradykardie.	III	C
Eine Schrittmachertherapie ist indiziert bei Patienten mit permanentem Vorhofflimmern und AV-Block III°, wenn die klinischen Symptome eindeutig mit der Bradykardie assoziiert sind.	I	C

13.3.2 Schrittmacherindikation bei Patienten mit intermittierender dokumentierter Bradykardie

Schrittmacherindikation bei intermittierender dokumentierter Bradykardie	EmG	EvG
Eine Schrittmachertherapie ist indiziert bei Patienten mit einer Sinusknotenerkrankung (einschließlich Bradykardie-Tachykardie-Syndrom), wenn die klinische Symptomatik eindeutig mit der dokumentierten Bradykardie assoziiert ist.	I	B
Eine Schrittmachertherapie sollte bei Patienten im Alter > 40 Jahre durchgeführt werden, wenn wiederkehrende, nicht vorhersehbare Synkopen und dokumentierte Pausen durch einen Sinusarrest und/oder AV-Block ausgelöst sind.	IIa	B
Eine Schrittmachertherapie sollte durchgeführt werden bei Patienten mit wiederkehrenden Synkopen und dokumentierten Pausen > 6 s, die durch einen Sinusarrest oder einen SA-Block bedingt sind.	IIa	C
Eine Schrittmachertherapie ist indiziert bei Patienten mit symptomatischen Pausen nach Terminierung des Vorhofflimmerns.	I	C

13.4 Systemwahl bei Sinusknotenerkrankung

Bei der Auswahl des Schrittmachersystems sollte beachtet werden:

- Eine Senkung der Mortalität durch ein Zweikammersystem ist bislang nicht belegt.
- Für Patienten mit Sinusknotenerkrankung ist eine Verbesserung der Prognose (Gesamtmortalität, kardiovaskuläre Mortalität) nur für die AAI-Stimulation belegt.
- Eine rechtsventrikuläre Impulsabgabe bei erhaltener AV-Überleitung führt über die primäre Kontraktion des rechten Ventrikels zu einer Asynchronie des LV mit Herzinsuffizienz und Erhöhung der Mortalität *(s. Kap. 14.3.3, Seite 162)*.
- Nach dem Ergebnis mehrerer Studien reduziert die vorhofbeteiligende Stimulation in Vergleich zur reinen Ventrikelstimulation das Auftreten von Vorhofflimmern im Langzeitverlauf. Bei einem AV-sequentiellen System ist die Häufigkeit von VHF abhängig vom Anteil der Zyklen mit Stimulation in der rechten Kammer.
- Patienten mit fortgeschrittener Herzinsuffizienz haben durch eine Resynchronisationstherapie (simultane Stimulation des linken und des rechten Ventrikels durch einen biventrikulärer Schrittmacher) einen Überlebensvorteil *(s. Kap. 16, Seite 170)*.

Systemwahl bei Sinusknotenerkrankung		EmG	EvG
▶ Die Leitlinien empfehlen bei einer Sinusknotenerkrankung in 1. Wahl ein Zweikammersystem, auch bei Patienten mit fortgeschrittener Grunderkrankung. • Beim Zweikammersystem kommt es seltener zur Entwicklung von VHF mit Schlaganfall als beim AAI-System. • Und seltener zu einem Schrittmachersyndrom als bei einem VVI-System *(s. Kap. 14.3.3, Seite 162)* • Durch optimale Programmierung (DDD(R)-AV) sollte die antegrade Leitung unterstützt werden, um eine hämodynamische Verschlechterung durch eine RV-Stimulation zu verhindern.	DDD(R)	I	A
▶ Bei Patienten ohne AV- oder intraventrikuläre Leitungsstörung gilt der AAI(R)-Stimulationsmodus als optimal. Anmerkung: • Ein permanenter AAI(R)-Schrittmacher sollte nur bei normaler AV-Leitung und bei schmalem QRS-Komplex implantiert werden. • Ein permanenter AAI(R)-Schrittmacher sollte nicht implantiert werden bei AV-Block I° oder höhergradig, bei leitungsverzögernder Medikation, bei einem Karotissinus-Syndrom oder nach einer Synkope. • Vorteil des AAI(R)-Schrittmachers ist die Vermeidung einer rechtsventrikulären Stimulation. Optimal ist langfristig ein Zweikammersystem mit Mode-Switch AAI(R) und DDD(R).	AAI(R)	I	B
▶ Bei einer Kombination mit AV- und -intraventrikulärer Leitungsstörung	DDD(R)-AV	I	B
▶ Bei paroxysmalen Vorhoftachyarrhythmien	DDD/DDI	I	C
▶ Nur bei seltenen(!) Pausenintervallen genügt eine kurzzeitige VVI-back-up-Stimulation.	VVI	I	B

14 Atrioventrikuläre Leitungsstörungen

Definition	Störung der AV-Leitung mit Verzögerung oder Blockierung der Impulsübertragung
Einteilung	Die **Einteilung der AV-Leitungsstörungen** erfolgt nach dem elektrokardiographischen Befund: ▶ **AV-Block I°**: reine Leitungsverzögerung ▶ **AV-Block II°**: Störung mit einem intermittierenden Block der AV-Überleitung (mit und ohne Wenckebach-Periodik) oder ▶ **AV-Block III°**: vorübergehende oder persistierende vollständige Unterbrechung der antegraden AV-Überleitung
Normales EKG	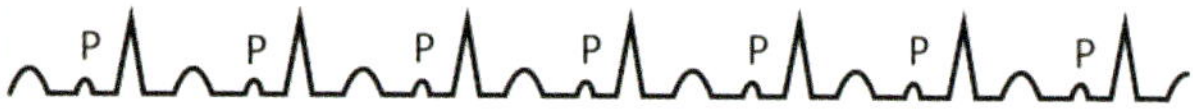
AV-Block I°	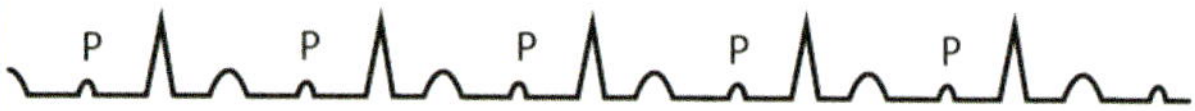
AV-Block II° Typ Mobitz 1 (Wenckebach)	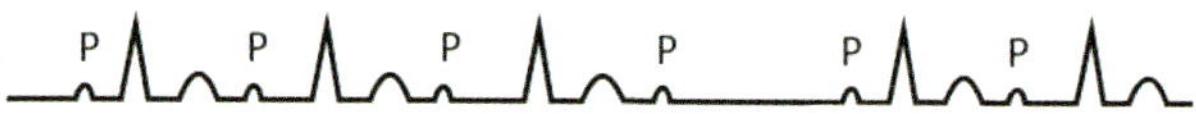
AV-Block II° Typ Mobitz 2	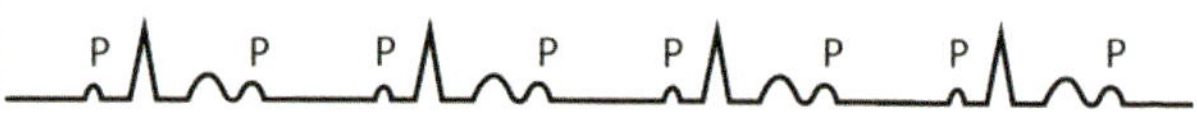
AV-Block III°	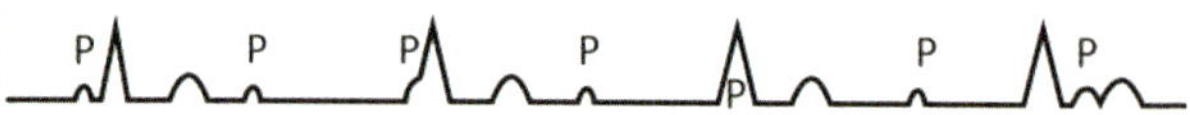
	Abb. 53: Einteilung der atrioventrikulären Leitungsstörungen

14.1 Lokalisation der AV-Leitungsstörungen

Die AV-Leitung kann bei den einzelnen Formen des AV-Blocks in einer oder mehreren Ebenen des Leitungssystems gestört sein. Zur Abklärung genügt in den meisten Fällen das Oberflächen-EKG, nur in seltenen Fällen ist eine EPU (His-Bündel-EKG) erforderlich.

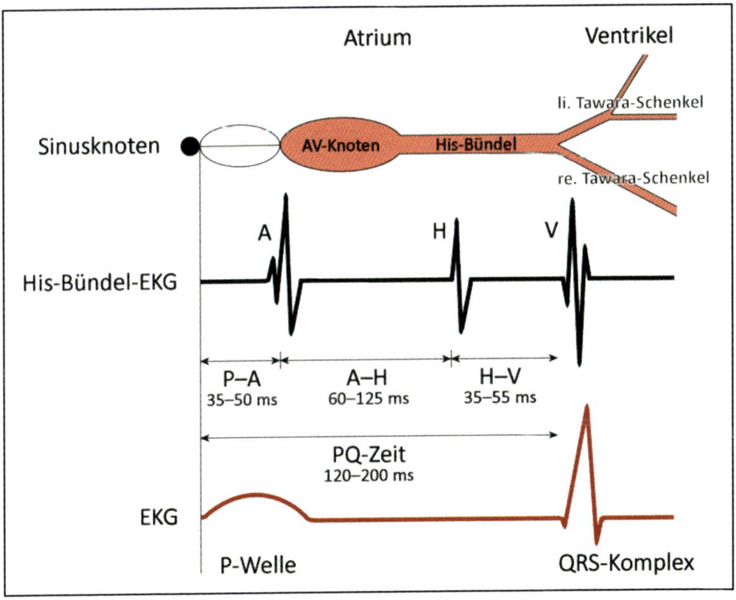

Abb. 54: Reizleitungssystem des Herzens mit der atrioventrikulären Leitung (vgl. Abb. 1, Seite 1)

Ebenen der atrioventrikulären Reizleitung	
PA-Intervall (Proximal vom AV-Knoten)	Internodale oder rechtsatriale Leitung: misst vom Sinusknoten (P) zu Potentialen in den basalen Vorhofabschnitten (vom Beginn der P-Welle bis zum A-Spike im His-Bündel-EKG)
AH-Intervall (intranodal)	Misst vom A-Spike im basalen rechten Vorhof über den AV-Knoten bis zum H-Spike des His-Bündels
HV-Intervall (intrahisär)	Misst vom His-Spike bis zur Depolarisation des Septummyokards (im EKG Beginn von QRS)
Tawara-Schenkel (infrahisär)	Erregungsausbreitung in den Kammern (QRS-Komplex)

Übersicht: Lokalisation der Leitungsstörung bei den verschiedenen Formen des AV-Blocks					
Formen AV-Block	PA Prox. AV-K	AH im AV-Knoten	His-B Intra-hisär	HV Infra-hisär	Lokalisation einer AV-Leitungsstörung
AV-Block I°	(+)	++	(+)	+	PA: selten AH: meist im AV-Knoten His-B: Selten im His-Bündel (QRS schmal) HV: häufig infrahisär, QRS verbreitert
AV-Block II° Typ 1		++	(+)	(+)	AH: meist im AV-Knoten His-B: selten im His-Bündel HV: selten distal des His-Bündels (QRS verbreitert)
AV-Block II° Typ 2			+	++	Nahezu immer infrahisär Seltener intrahisär
2:1-AV-Block II°		+	(+)	++	▶ Meist AH: „Extremform" des AV II° Wenckebach (im AV-Knoten lokalisiert) ▶ „Echter Mobitz Typ 2" infrahisär, nur selten intrahisär
AV-Block III°		+	+	++	HV: meist infrahisär AH/His-B: Seltener im AV-Knoten oder intrahisär

14.2 Formen der AV-Leitungsstörung

AV-Block I°	
Definition	Überleitungsverzögerung zwischen Vorhof und Kammer oder im AV-Knoten mit einer PQ- Zeit > 200 ms, alle Vorhofaktionen werden noch auf die Kammer übergeleitet. Eine Progredienz zu einem AV-Block III° ist selten.
Lokalisation	▶ Selten proximal vom AV-Knoten (PA) und intrahisär (His-B) ▶ Meist im AV-Knoten (AH) ▶ Nicht ganz selten auch infrahisär (HV) (Bei breitem QRS-Komplex (Schenkelblock oder bifaszikulärer Schenkelblock) liegt die Leitungsverzögerung meist intranodal, seltener infranodal oder in beiden Abschnitten.)
Ätiologie	Erhöhter Vagustonus, medikamentös, nach inferiorem Myokardinfarkt, entzündlich, degenerativ, Z. n. AV-Knoten-Modifikation (Ablation des fast-pathway).
Prognose	In der Regel gut, weniger günstig bei einer Verlängerung des HV-Intervalls (infolge einer Mitschädigung des im His-Bündel gelegenen sekundären Ersatzzentrums)
Klinik	Meist asymptomatisch
EKG	▶ QRS schmal (intranodal), ▶ selten verbreitert (infranodale Lokalisation, HV-Intervall verlängert)

	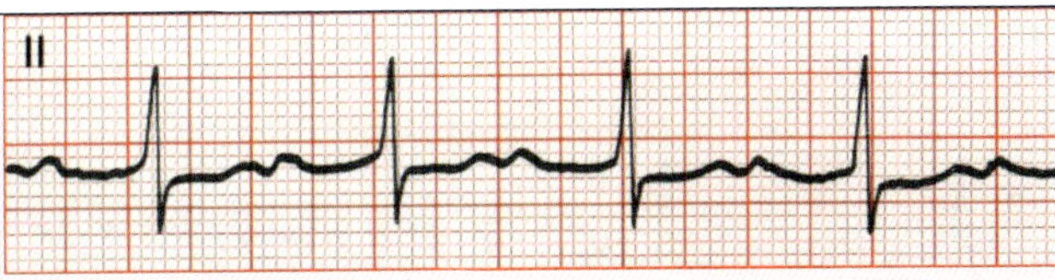 *Abb. 55: EKG bei AV-Block I°* *(aus: Sandøe und Sigurd, 1984, 1991, Sigurd et al., 2014)*
	▶ Regelmäßiger Sinusrhythmus ▶ PQ-Zeit ≥ 0,2 s, dadurch leichte Abnahme der Frequenz ▶ QRS-Komplex schmal (Leitungsstörung intranodal)
	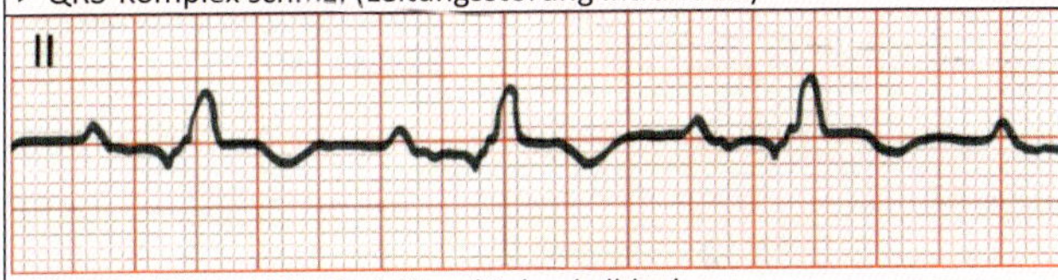 *Abb. 56: EKG bei AV-Block I° und Schenkelblock* *(aus: Sandøe und Sigurd, 1984, 1991, Sigurd et al., 2014)*
	▶ Regelmäßiger Sinusrhythmus ▶ PQ-Zeit ≥ 0,2 s ▶ QRS-Komplex verbreitert (Leitungsstörung infranodal)
Therapie	▶ Keine Indikation zur Schrittmacherimplantation: • Bei asymptomatischen Patienten, auch nicht bei gleichzeitigem Schenkelblock (SB) oder bifaszikulärem SB
	▶ Indikation zur Schrittmacherimplantation: • Patienten mit neuromuskulärer Erkrankung (da progredient) • Patienten bei AV-Block I° mit einer PR-Zeit > 300 ms *(s. u.)*
Sonderform PR > 300 ms	**Sonderform:** meist AV-nodale Leitungsverzögerung mit klinischer Symptomatik wie bei einem Schrittmacher-Syndrom *(s. Kap. 14.3.3, Seite 162)* infolge eines Blutdruckabfalls durch die fast gleichzeitige Kontraktion von Vorhof und Kammer. Gelegentlich resultiert daraus eine linksventrikuläre Dysfunktion mit symptomatischer Herzinsuffizienz, insbesondere bei einer vorbestehenden Schädigung des LV. **Therapie:** Eine Verkürzung des AV-Intervalls durch einen Zweikammerschrittmacher reduziert die Dyssynchronie und verbessert die Hämodynamik. Die Implantation eines permanenten Schrittmachers sollte daher bei Patienten mit persistierenden Symptomen ähnlich denen eines Schrittmachersyndroms oder bei symptomatischer Herzinsuffizienz erwogen werden, wenn die Beschwerden auf einen **erstgradigen AV-Block mit einer PQ-Zeit > 300 ms** zurückzuführen sind (EmG IIa, EvG C).

AV-Block II° Typ Mobitz 1 (Wenckebach)	
Definition	Intermittierend auftretende zunehmende Verlängerung des AV-Intervalls infolge einer Abnahme der AV-Leitungskapazität bis zum Ausfall einer Überleitung

<table>
<tr><td>Lokalisation</td><td>
▶ Nodal (AH), 98 % der Leitungsstörung im AV-Knoten, QRS-Komplexe meist schmal
▶ Infrahisär, mit 2 % sehr selten. Je zur Hälfte intrahisär, QRS schmal (His-B), und infrahisär, QRS breit (HV)
Test zur Differenzierung durch adrenerge und vagolytische Manöver:
▶ Eine Zunahme der Sinusknotenfrequenz durch Atropin, Katecholamine oder körperliche Belastung verbessert die Leitung im AV-Knoten. Bei einem Block im His-Purkinje-System bleibt der Blockierungsgrad unverändert oder erhöht sich.
▶ Eine Abnahme der Sinusknotenfrequenz durch Karotisdruckversuch erhöht den Blockierungsgrad im AV-Knoten und vermindert ihn im His-Purkinje-System.
</td></tr>
<tr><td>Ätiologie</td><td>Vagotonie, KHK, entzündliche Herzerkrankung. Nach einem inferioren Infarkt bildet sich bei 90 % der Patienten die AV-Leitungsstörung innerhalb von 2–7 Tagen zurück (s. Kap. 18.1, Seite 176).</td></tr>
<tr><td>Prognose</td><td>Gut bei proximaler Leitungsstörung (das Ersatzzentrum liegt nicht im geschädigten Gewebe)</td></tr>
<tr><td>EKG</td><td>
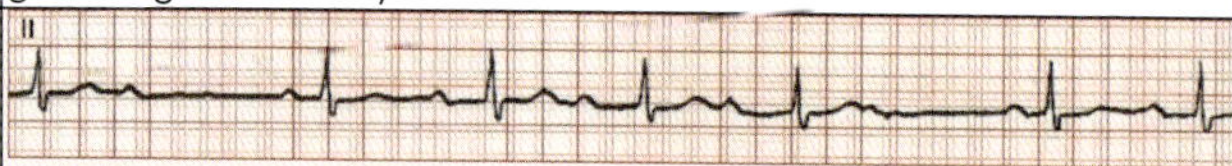

Abb. 57: EKG: AV-Block II° Typ Mobitz 1 (Wenckebach) (aus: Sandøe und Sigurd, 1984, 1991, Sigurd et al., 2014)
▶ Regelmäßiger Sinusrhythmus
▶ Zunahme der PQ-Zeit bis zum Ausfall eines QRS-Komplexes
▶ Die nachfolgende Pause ist kleiner als zwei Normalintervalle
▶ QRS-Komplexe schmal
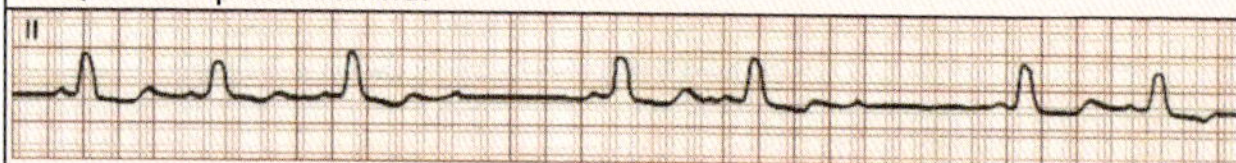

Abb. 58: EKG: AV-Block II° Typ Mobitz 1 (Wenckebach)und Schenkelblock (wie in Abb. 57, aber QRS-Komplexe verbreitert) (aus: Sandøe und Sigurd, 1984, 1991, Sigurd et al., 2014)
▶ Die AV-Leitungszeit nimmt von Impuls zu Impuls zu, bis ein Sinusimpuls nicht mehr übergeleitet wird und die Periodik neu beginnt.
</td></tr>
<tr><td>Diagnostik</td><td>
▶ EKG, Ergometrie, Langzeit-EKG, ggf. Ereignisrekorder
▶ EPU
• Nicht indiziert bei asymptomatischen Patienten mit schmalem QRS
• Bei asymptomatischen Patienten mit breitem QRS sollte sie zur Lokalisation des Blocks durchgeführt werden.
</td></tr>
<tr><td>Therapie</td><td>
▶ Keine spezielle Therapie
• Bei asymptomatischen Patienten ohne strukturelle Herzerkrankung
• Absetzen aller Medikamente mit Wirkung auf die AV-Leitung
<table>
<tr><td>▶ Empfehlungen zur Schrittmachertherapie</td><td>EmG</td><td>EvG</td></tr>
<tr><td>• Ältere Patienten mit schwerer struktureller Herzerkrankung und Verschlechterung der klinischen Situation
• Asymptomatische Patienten bei infrahisären Leitungsstörungen</td><td>IIb</td><td>C</td></tr>
</table>
</td></tr>
</table>

	• Asymptomatische Patienten mit neuromuskulärer Erkrankung (myotone Dystrophie, Kearns-Sayre-Syndrom, Schulter-Gürtel-Dystrophie) bei einem AV-Block II° Typ Mobitz 1 und 2	IIb I	B B

AV-Block II° Typ Mobitz 2	
Definition	Plötzlicher ein- oder mehrmaliger Ausfall eines QRS-Komplexes bei normaler oder konstant verlängerter PQ-Zeit
Lokalisation	▶ Meist infrahisär (85 %, HV), QRS verbreitert (trifaszikuläre Blockierung) ▶ Selten intrahisär (15 %, His-B), QRS schmal
Formen	▶ Einzelner AV-Block: unvorhergesehener Ausfall eines QRS-Komplexes nach einer P-Welle mit gleichbleibender PQ-Zeit • QRS schmal bei intrahisärem Block • QRS verbreitert bei infrahisärem Block (trifaszikulärer Block) ▶ Regelmäßiger AV-Block: nur jede 2. oder 3. Vorhoferregung wird übergeleitet (2:1- oder 3:1-Blockierung)
	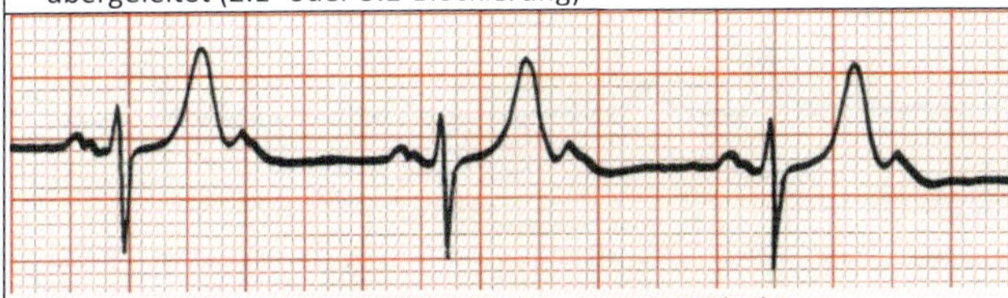 *Abb. 59: EKG bei AV-Block II° Typ Mobitz 2 mit 2:1-Blockierung (aus: Sandøe und Sigurd, 1984, 1991, Sigurd et al., 2014)*
	▶ Regelmäßiger Sinusrhythmus ▶ Konstante PP-Intervalle und RR-Intervalle ▶ Konstante PR-Intervalle vor der übergeleiteten P-Welle ▶ Nach jeder zweiten P-Welle Ausfall des QRS-Komplexes ▶ QRS schmal (Lokalisation der Leitungsstörung intrahisär), Kammerfrequenz 55/min
	Differentialdiagnose des AV-Block II° mit 2:1-Überleitung • Form des AV-Block II° Typ Mobitz 1 (Wenckebach) mit Lokalisation im AV-Knoten (Prognose gut) • AV-Block II° Typ Mobitz 2 mit Lokalisation im His-Purkinje (Prognose ungünstig) ▶ AV-Block II° Typ Mobitz 1 (Wenckebach): • Lokalisation meist im AV-Knoten • Karotissinus-Druckversuch verschlechtert die AV-Leitung • Atropin/körperliche Belastung verbessert die AV-Leitung • Synkopen sind selten • Häufig bildet sich die AV-Leitungsstörung zurück (z. B. nach inferiorem Infarkt und Medikamentenüberdosierung) ▶ AV-Block II° Typ Mobitz 2 mit 2:1-Überleitung • Lokalisation meist infrahisär • Liegt nur vor, wenn der blockierten P-Welle mindestens einmal zwei mit normaler PQ-Zeit übergeleitete P-Wellen vorangehen

	• Bei 85 % liegt die Störung infrahisär (QRS verbreitert, trifaszikulärer Block) • Karotisdruckversuch (Vagusstimulation) verbessert eine infrahisäre Leitungsstörung • Durch Atropin/körperliche Belastung nimmt die infrahisäre Leitungsstörung zu • Klinisch häufiger Progredienz zu AV-Block III° und Synkopen • Keine Beeinflussung durch Medikamente
Ätiologie	Meist strukturelle Erkrankung des Herzens: KHK (meist HWI), DCM, Hypertensive Herzkrankheit, Myokarditis, Z. n. Herzchirurgie (z. B. Aortenklappenstenose), Z. n. RF-Ablation, Infektion (Endokarditis, Chagas, Lyme, u. a.). Neuromuskuläre Erkrankung, Infiltration (Amyloidose, Sarkoidose, Hämochromatose, Karzinoid), Tumor, Z. n. Radiatio, Kollagenosen, Idiopathische Fibrosierung (Lev/Lenegre-Erkrankung)
Symptome	Häufig Schwindel, Synkopen (Progredienz zu AV-Block III°)
Diagnostik	Meist keine weitere Diagnostik erforderlich. EPU nur bei unklaren Befunden zur Lokalisation des Blocks *(s. u.)*

AV-Block III°	
Definition	Vollständige Unterbrechung der Leitung zwischen Vorhof und Kammern im Bereich von AV-Knoten, His-Bündel oder Tawara-Schenkel mit Asystolie bis zum Einsetzen eines Ersatzrhythmus mit vollständiger Vorhof-Kammer-Dissoziation. Der Ersatzrhythmus tritt distal der Blockierung auf und ist bei infrahisärer Blockierung schenkelblockartig verbreitert (Frequenz bis unter 30/min).
Ätiologie	Angeboren oder erworben (s. AV-Block II° Typ Mobitz 2) Wichtig: Ein AV-Block III° (im AV-Knoten) ▶ ist bei HWI reversibel, ▶ nicht beim VWI mit infrahisärer Leitungsstörung.
Lokalisation	▶ Häufig distaler infrabifurkaler (trifaszikulärer) AV-Block III° ▶ Selten proximaler Block im AV-Bereich oder im His-Bündel
Klinik	▶ Kongenitale Formen: • Im Erwachsenenalter häufig asymptomatisch oder mit Leistungsminderung bei chronotroper Inkompetenz • Ventrikulärer Ersatzrhythmus meist in hochsitzenden Zentren mit schmalen QRS-Komplexen, Prognose günstig ▶ Erworbene Formen: • meist symptomatisch mit Schwindel, Leistungsminderung, Herzinsuffizienz, Synkopen
EKG	▶ Meist komplette AV-Dissoziation. Vorhöfe und Kammern schlagen ohne Verknüpfung ▶ Meist regelmäßige PP-Intervalle und regelmäßiger bradykarder Ersatzrhythmus ▶ In 10–20 % besteht Vorhofflimmern, Vorhofflattern oder eine atriale Tachykardie ▶ Die Frequenz und die QRS-Breite des Ersatzrhythmus sind abhängig von der Lokalisation des sekundären oder tertiären Erregungsbildungszentrums:

	• Bei angeborenem AV-Block meist hochsitzender Ersatzrhythmus im AV-Knoten mit schmalem QRS • Bei erworbenem AV-Block meist tiefsitzender Ersatzrhythmus mit breitem QRS, Kammerfrequenz 30–60/min)
	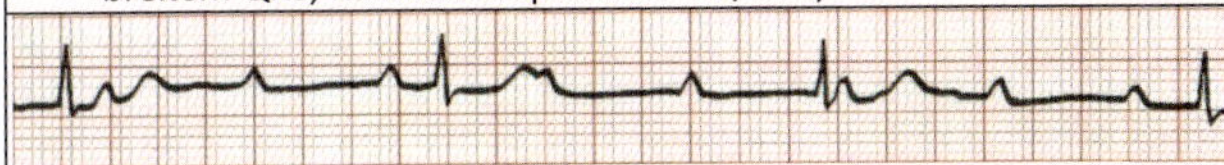 *Abb. 60: EKG bei AV-Block III° mit einem junktionalen Ersatzrhythmus (aus: Sandøe und Sigurd, 1984, 1991, Sigurd et al., 2014)*
	AV-Block III° mit einem Ersatzrhythmus Frequenz 38/min mit schmalem QRS (Leitungsstörung AV-Knoten/His-Bündel, Ersatzrhythmus vom sekundären Ersatzzentrum)
	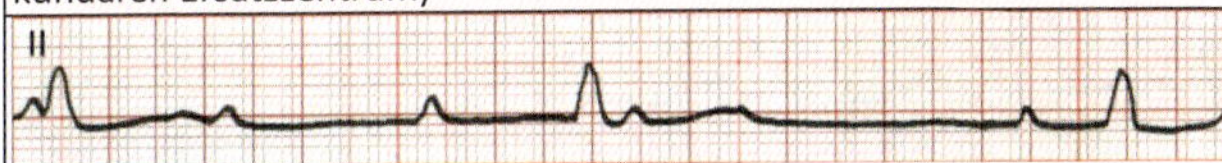 *Abb. 61: EKG bei AV-Block III° mit ventrikulärem Ersatzrhythmus (aus: Sandøe und Sigurd, 1984, 1991, Sigurd et al., 2014)*
	AV-Block III° mit einem Ersatzrhythmus Frequenz 28/min mit breitem QRS (Leitungsstörung infrahisär, trifaszikulärer Schenkelblock; tiefgelegenes tertiäres Ersatzzentrum)
Ersatzzentren und Prognose	▶ Sekundäre Automatie: • Proximale Form: Ersatzzentrum im His-Bündel, übernimmt die Führung bei Unterbrechung der AV-Leitung, Kammerfrequenz 40–50/min, QRS schmal außer bei vorbestehendem Schenkelblock. Prognose gut ▶ Tertiäre Automatie: • Distale Form: Ersatzzentrum in den Purkinje-Fasern bei distalem His-Block oder trifaszikulärem Block, Frequenz 20–30/min, das Ersatzzentrum ist instabil. Prognose ungünstig. Schrittmacherindikation
Diagnostik	Meist keine weitere Diagnostik, EPU nur bei unsicherer Diagnose.
Formen	▶ Paroxysmaler AV-Block III°: • Auftreten unvorhergesehen mit einer lange anhaltenden Asystolie. Nachweis häufig nur mit implantierbarem Loop-Rekorder
	▶ Vagal induzierter AV-Block III°: Auftreten reflexbedingt bei • hypersensitivem Karotissinus • beim vasovagalen Syndrom und • bei Husten- und Miktions-Synkopen

14.3 Prognose und Therapie der AV-Leitungsstörungen

Prognose der AV-Leitungsstörungen	
Automatiezentrum	Bei Verlangsamung oder Ausfall der Sinuserregung bzw. bei Blockierung der AV-Überleitung übernimmt physiologisch die Schrittmacherführung ▶ das sekundäre Automatiezentrum (His-Bündel, QRS schmal) oder ▶ das tertiäre Automatiezentrum (Purkinje-Faser, QRS breit)

Lokalisation der AV-Leitungsstörungen	AV-Knotenebene (PA und AH)	Intranodal und proximal davon	QRS schmal Ersatzrhythmus ~ 55/min	Prognose gut
	His-Bündel	Intrahisär	QRS schmal	Prognose gut
		infrahisär	QRS breit Ersatzrhythmus < 40/min	Prognose schlechter
	Tawara-Schenkel	RSB, LSB oder Bifaszikulärer Block	QRS verbreitert Ersatzrhythmus bis < 30/min	Prognose ungünstig

14.3.1 Medikamentöse Behandlung bei einer AV-Leitungsstörung

Angriffspunkt der Antiarrhythmika mit Wirkung auf das Reizleitungssystem		
Wirkort	**Kein Einfluss**	**Leitungsblockierende Wirkung**
AV-Knoten	Klasse-IB-Antiarrhythmika	Klasse-IA- und -IC-Antiarrhythmika Betablocker Kalziumantagonisten Digitalis Klasse-III-Antiarrhythmika
His-Purkinje-System	Betablocker Kalziumantagonisten Digitalis	Klasse-IA-, -IB- und -IC-Antiarrhythmika Klasse-III-Antiarrhythmika

Akutbehandlung symptomatischer AV-Blockierungen

- Atropin 0,5–1,0 mg i.v. im Abstand von 3–5 min (Maximaldosis 3 mg)
- Orciprenalin 0,25–0,5 mg i.v., wenn Atropin unzureichend wirkt
- Passagere Schrittmacherstimulation
- Absetzen von Medikamenten, die die AV-Leitung verlangsamen können

14.3.2 Indikation zur Schrittmachertherapie bei einer AV-Leitungsstörung

Schrittmacherindikation bei Patienten mit persistierendem AV-Block	**EmG**	**EvG**
Eine Schrittmachertherapie ist indiziert bei einem intrinsischen intermittierenden oder paroxysmalen AV-Block II° oder III° (einschließlich Vorhofflimmern mit intermittierender bradykarder Überleitung) sowohl bei symptomatischen als auch bei asymptomatischen Patienten.	I	B
Eine Schrittmachertherapie sollte erwogen werden bei einem symptomatischen AV II° Typ Wenckebach und wenn der AV-Block II° nach der EPU intra- oder infrahisär lokalisiert ist. (Bei älteren Patienten und bei langsamer Ventrikelfrequenz, z. B. infolge einer 2:1-Überleitung ist keine EPU erforderlich, da meist eine signifikante kardiale Erkrankung zugrunde liegt.)	IIa	C
Ein asymptomatischer AV-Block II° Typ Wenckebach mit 2:1-Überleitung stellt nur bei Nachweis einer intra-oder infrahisären Leitungsstörung eine Schrittmacherindikation dar.		
Bei einem AV-Block II° Typ Wenckebach mit breitem QRS-Komplex ist von einem Risiko für ein Fortschreiten eines AV-Blocks II° Typ Wenckebach auszugehen.	IIa	

Vagal induzierte AV-Blockierungen kommen bei älteren Patienten kaum vor, bei jüngeren Patienten ist eine Schrittmachertherapie nicht indiziert.	III	C
Bei einem AV-Block I° mit langer PQ-Zeit (> 300 ms) sollte bei klinischer Symptomatik (reduzierte Belastbarkeit, Pseudo-Schrittmacher-Syndrom unter Belastung) eine Schrittmachertherapie erwogen werden.	IIa	
AV-Blockierungen aufgrund reversibler Ursachen stellen keine Indikation zur Schrittmachertherapie dar. ▶ Ein AV-Block nach einem Myokardinfarkt und nach Herzoperationen kann sich innerhalb von 7 Tagen zurückbilden *(s. Kap. 18.1, Seite 176, und 18.5, Seite 181)*. ▶ Nach einer perkutanen Aortenklappenimplantation (TAVI) ist ein AV-Block innerhalb von 5 Tagen reversibel. Erst danach sollte über eine Schrittmacherstimulation entschieden werden *(s. Kap. 18.1.2 „Temporärer Schrittmacher", Seite 177)*.		
Schrittmacherindikation bei Patienten mit einem intermittierenden AV-Block	**EmG**	**EvG**
Eine Schrittmacherstimulation ist indiziert bei einem intermittierenden/ paroxysmalen intrinsischen AV-Block II° und III°.	I	C
Eine Schrittmacherstimulation sollte erwogen werden bei Patienten mit einer Synkope und Dokumentation von asymptomatischen Pausen > 6 s durch Sinusarrest, einen sinuatrialen Block oder AV-Block.	IIa	C
Das Auftreten eines bradykarden regelmäßigen ventrikulären Rhythmus beim Vorhofflimmern ist als Ersatzrhythmus bei einem AV-Block III° zu deuten und stellt eine Klasse-I-Empfehlung zur Schrittmacherimplantation dar.	I	
Vorhofflimmern mit bradykarder Überleitung stellt nur bei einer klinischen Symptomatik eine Indikation zur Schrittmacherimplantation dar. Nur bei Pausenintervallen von > 6 s besteht auch ohne Symptome eine Schrittmacherindikation.		
Indikationen zur Herzschrittmachertherapie bei Kindern und bei angeborenen Herzerkrankungen	**EmG**	**EvG**
Eine Herzschrittmachertherapie ist bei einem hochgradigen oder totalen **kongenitalen AV-Block** indiziert ▶ bei symptomatischen Patienten ▶ bei asymptomatischen Patienten mit den folgenden Risikofaktoren: Eingeschränkte Ventrikelfunktion, verlängertes QT-Intervall, komplexe ventrikuläre Extrasystolie, Ersatzrhythmus mit breiten QRS-Komplexen, Kammerfrequenz < 50/min, ventrikuläre Pausen > 3-fachem der Zykluslänge des Kammerrhythmus	I	C
Eine Herzschrittmachertherapie kann bei asymptomatischen Patienten mit **hochgradigem oder totalem kongenitalem AV-Block** in Abwesenheit der obengenannten Faktoren erwogen werden.	IIb	C
Eine permanente Herzschrittmachertherapie ist indiziert bei ausgeprägtem **postoperativem zweitgradigem oder totalem AV-Block** bei kongenitaler Herzerkrankung, der > 10 Tage persistiert.	I	B
Eine permanente Herzschrittmachertherapie sollte unabhängig von Symptomen erwogen werden, wenn ein persistierender postoperativer bifaszikulärer Block bei kongenitaler Herzerkrankung (mit und ohne PQ-Zeit-Verlängerung) mit einem transienten totalen AV-Block assoziiert ist.	IIa	C

Eine permanente Herzschrittmachertherapie ist indiziert bei einer symptomatischen Sinusknotenerkrankung inklusive Bradykardie-Tachykardie-Syndrom, wenn ein sicherer Zusammenhang zwischen Symptomen und Bradykardie diagnostiziert wird.	I	C
Eine permanente Herzschrittmachertherapie kann bei asymptomatischer Ruhefrequenz < 40/min oder Asystolie > 3 s sinnvoll sein.	IIb	C

14.3.3 Systemwahl bei AV-Leitungsstörungen

- Bei der **Schrittmacherstimulation des rechten Ventrikels** kommt es zu einer **Desynchronisation** der ventrikulären Kontraktion, wobei sich die Kontraktion von der apikal positionierten Sonde zunächst im RV ausbreitet und den LV verspätet über das Kammerseptum erreicht. Besonders stark betroffen sind Patienten mit eingeschränkter LV-Pumpfunktion z. B. nach Myokardinfarkt. Die rechtsventrikulär apikale Stimulation ist ein Risiko für die Entwicklung einer Herzinsuffizienz.
- **Eine häufige rechtsventrikuläre Stimulation sollte vermieden werden:**
  - Bei isolierter Erkrankung des Sinusknotens durch eine AAI(R)-Stimulation oder durch einen Betriebsartwechsel zwischen AAI(R) und DDD(R)
  - Bei seltenen kurzzeitigen AV-Blockierungen durch eine VVI-Backup-Stimulation mit niedriger Frequenz
  - Gelegentlich durch Verlängerung der AV-Leitungszeit (z. B. AV-Hysterese/-Suchhysterese) oder durch einen Betriebsartenwechsel zwischen AAI(R) und DDD(R)
  - Bei permanenter rechtsventrikulärer Stimulation durch ein primär biventrikuläres SM-System *(s. Kap. 16, Seite 170)*
- Morbidität (Hospitalisation, Herzinsuffizienz) und Mortalität werden durch ein Zweikammersystem bei Vergleich mit einem Einkammersystem nicht verbessert.

Systemwahl bei AV-Leitungsstörung	**EmG**	**EvG**
Erworbener AV-Block Bei **Patienten im Sinusrhythmus** sollte ein **Zweikammer-Schrittmacher (DDD)** gegenüber einem Einkammer-Schrittmacher (VVI) bevorzugt werden. ▶ Die Rate an Vorhofflimmern und Schlaganfällen ist durch die DDD-Stimulation um 20 % niedriger. ▶ Ähnlich vermindert wurde die Häufigkeit eines Schrittmachersyndroms durch eine rechtsventrikuläre VVI-Stimulation. ▶ Bei einem **intermittierenden AV-Block** ist zur Vermeidung der rechtsventrikulären Stimulation ein Betriebsartenwechsel von AAI(R) nach DDD(R) indiziert, und zwar mit einer DDD(R)-AV-Stimulation.		
Bei **permanentem Vorhofflimmern und AV-Block** wird ein Einkammer-Schrittmacher mit Frequenzadaption VVI(R) empfohlen, bei normaler Sinusknotenfunktion ein VDD-System.	I	C
Bei **intermittierendem paroxysmalem oder bei persistierendem Vorhofflimmern** wird ein Zweikammersystem mit Programmierung des Mode-Switch-Algorithmus DDD(R)-VVI(R) empfohlen.	I	B
Bei Patienten mit **AV-Block inklusive Patienten mit Sinusbradykardie und langer PQ-Zeit**, die voraussichtlich einen hohen Anteil einer rechtsventrikulären Stimulation haben, sollte eine kardiale Resynchronisationstherapie		

(CRT) in Erwägung gezogen werden, wenn klinische Symptome einer Herzinsuffizienz und eine deutlich reduzierte LVEF vorliegen *(s. Kap. 16, S. 170)*.		
Bei **Sinusrhythmus im Wechsel mit einem seltenen intermittierenden AV-Block** käme eine VVI-Intervention mit niedriger Interventionsfrequenz (Backup-Stimulation) in Frage.		

15 Intraventrikuläre Reizleitungsstörungen

Definition: Störung der intraventrikulären Erregungsleitung durch Verlangsamung oder Unterbrechung der Erregungsleitung im spezifischen Erregungsleitungssystem

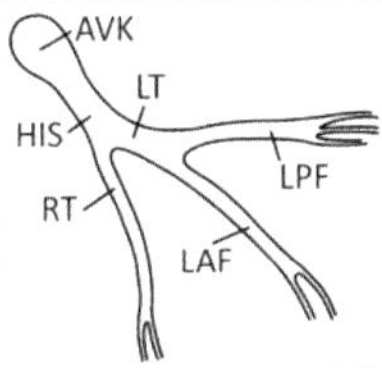

Abb. 62: Schematische Darstellung des Reizleitungssystems

Abkürzungen:

AVK: AV-Knoten
His: His-Bündel
RT: Rechter Tawara-Schenkel
LT: Linker Tawara-Schenkel
LAF: Linksanteriorer Faszikel
LPF: Linksposteriorer Faszikel

Nach intakter AV-Überleitung wird die Erregung in den Kammern über das Tawara-System fortgeleitet, das sich in einen linken und einen rechten Schenkel verzweigt. Der linke Tawara-Schenkel teilt sich nach einem kurzen Verlauf in ein vorderes oberes Bündel (linksanteriorer Faszikel) und in ein hinteres unteres Bündel (linksposteriorer Faszikel) auf. Aus den Tawara-Schenkeln gehen netzförmig die Purkinje-Fasern hervor.

Klinisch können mehrere Leitungsstörungen, zum Teil in Kombination, auftreten.

15.1 Einteilung der intraventrikulären Reizleitungsstörungen

Unifaszikulärer Block	▶ Rechtsschenkelblock (RSB) ▶ Linksanteriorer Hemiblock/Faszikelblock (LAH) und ▶ linksposteriorer Hemiblock/Faszikelblock (LPH)
Bifaszikulärer Block	▶ Kompletter Linksschenkelblock • Block des linken Tawara-Schenkels oder • Block beider Faszikel (LAH + LPH) ▶ Rechtsschenkelblock in Kombination mit linksseitigem Hemiblock • RSB mit LAH oder • RSB mit LPH ▶ Alternierender linksanteriorer und linksposteriorer Hemiblock
Trifaszikulärer Block	▶ Bifaszikulärer Block mit zusätzlicher Störung der 3. Leitungsbahn ▶ Alternierende bilaterale Schenkelblockbilder wie: • RSB und LSB im Wechsel • RSB mit LAH und LPH im Wechsel

Die Diagnose der Reizleitungsstörung wird aus dem Oberflächen-EKG gestellt. Allerdings lässt sich darin nicht unterscheiden zwischen einer Verzögerung und einer vollständigen Unterbrechung der Reizleitung.

15.2 Formen der intraventrikulären Reizleitungsstörungen

Unifaszikuläre Blockierungen

Rechtsschenkelblock (Wilson-Typ)

Definition: Unifaszikulärer Block: verzögerte oder blockierte Erregungsleitung im rechten Tawara-Schenkel mit transseptaler verspäteter Erregung des rechten Ventrikels über den linken Schenkel

EKG:

Abb. 63: Leitungsschema bei Rechtsschenkelblock (Wilson)

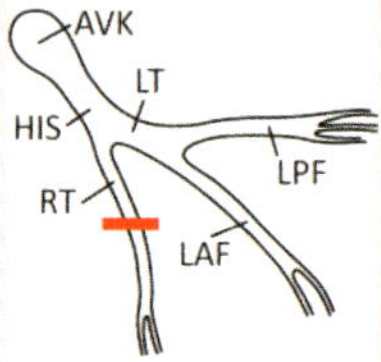

- QRS >120 ms
- Häufig Rechtstyp
- In V1 QRS M-förmig aufgesplittert (rSR')
- OUP > 30 ms verspätet
- ST-T negativ

Ätiologie: Häufigster SB (5–6 % > 70. LJ.)
Meist KHK, häufig Hypertonie, Vitium, CMP
Selten RV-Hypertrophie/Cor pulmonale, Myokarditis. Selten angeboren

Symptome:

- Asymptomatisch
- Synkopen meist aufgrund ventrikulärer Tachyarrhythmien im Rahmen der kardialen Grunderkrankung

Therapie: Behandlung der Grunderkrankung

Prognose: Bestimmt durch die Grunderkrankung

Linksanteriorer Hemiblock (LAH)

Definition: Isolierte Störung der Erregungsausbreitung im vorderen Faszikel des linken Tawara-Schenkels

EKG:

Abb. 64: Leitungsschema bei linksanteriorem Hemiblock (LAH)

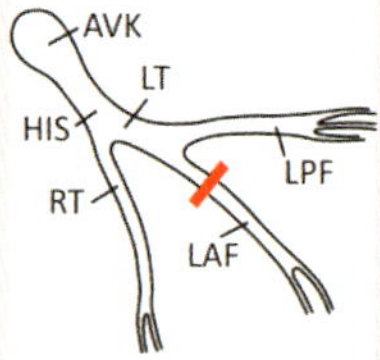

- QRS ≤ 0,11 s
- Überdrehter Linkstyp
- In I hohes R und kleines Q
- Kein Q in III, aVF
- S-Zacke bis V6
- T-Welle fast immer konkordant

Ätiologie: Häufig bei KHK (Blutversorgung über linke Kranzarterie), Kardiomyopathie, Vorhofseptumdefekt vom Primumtyp.

Prognose: Bei isoliertem Vorkommen ohne Bedeutung, die Prognose wird durch die Grunderkrankung bestimmt.

Linksposteriorer Hemiblock (LPH)

Definition: Isolierte Störung der Erregungsausbreitung im hinteren Faszikel des linken Tawara-Schenkels

EKG:

Abb. 65: Leitungsschema bei linksposteriorem Hemiblock (LPH)

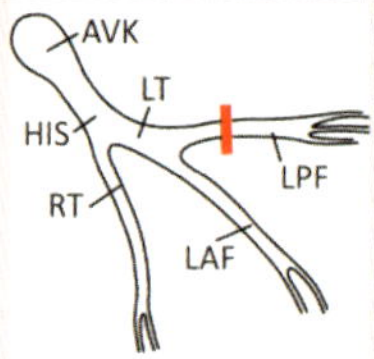

- QRS ≤ 0,11 s
- Rechts- oder überdrehter Rechtstyp
- rS in I und aVL, qR in II und III

Ursachen: Meist KHK

Prognose	Sehr selten (bei solitärem Auftreten ohne klinische Bedeutung). Prognose durch Grunderkrankung bestimmt. DD: Rechtsherzbelastung.

Bifaszikuläre Schenkelblockierungen		
Kompletter Linksschenkelblock (LSB)		
Definition	Bifaszikulärer LSB mit Verzögerung oder Blockierung des linken Tawara-Schenkels oder beider Faszikel (LAH + LPH). Die Erregung des LV erfolgt verspätet transseptal über den rechten Schenkel.	
EKG	*Abb. 66: Leitungsschema bei bifaszikulärem LSB und bei LAH + LPH* 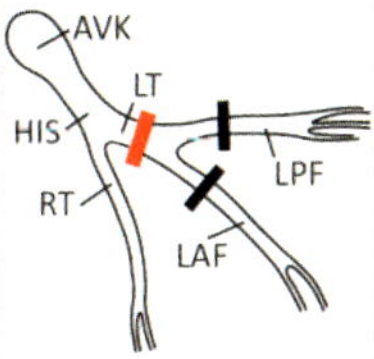	▶ QRS > 0,12 s ▶ Meist Linkstyp/ überdrehter Linkstyp ▶ QRS M-förmig deformiert ▶ OUP in V5/V6 verspätet > 55 ms ▶ ST-T diskordant
Ätiologie	Meist fortgeschrittene strukturelle Erkrankung des Herzens: KHK, Hypertonie, Myokarditis, CMP, Aortenklappenvitium, selten angeboren	
Symptome	Abhängig von Grunderkrankung. Häufig tachykarde ventrikuläre Herzrhythmusstörungen mit Synkopen. Eingeschränkte LV-Funktion infolge paradoxer Septumbewegung	
Prognose	▶ Prognose 5x schlechter als Kontrollgruppen einschl. RSB infolge der meist vorliegenden strukturellen Herzerkrankung ▶ Die Hälfte der Todesfälle ereignet sich plötzlich (meist Myokardinfarkt und Kammertachykardie) ▶ Selten Entwicklung eines trifaszikulären SB mit AV-Block II° und III° (< 3 %/a)	
HV-Zeit	Bei schweren Herzerkrankungen tritt, insbesondere bei einer HV-Zeit > 100 ms signifikant häufiger ein AV-Block II° und III° auf.	
Therapie	▶ Behandlung der Grunderkrankung ▶ ggf. biventrikuläre Schrittmacherstimulation (CRT-System, CRT-D-System) bei einer LVEF < 30 % und LSB *(s. Kap. 16, Seite 170)*	
Rechtsschenkelblock + linksanteriorer Hemiblock		
EKG	*Abb. 67: Leitungsschema bei RSB und linksanteriorem Hemiblock* 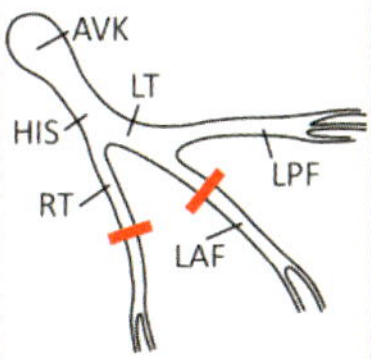	▶ Rechtsschenkelblock (Kriterien wie RSB) ▶ + überdrehter Linkstyp (LAH)
Ursache	Häufigster bifaszikulärer Block Meist KHK (Versorgung beider Faszikel durch die linke Kranzarterie) Selten DCM und ASD Typ 1 oder Rechtsherzbelastung	
Prognose	Abhängig von der kardialen Grunderkrankung, günstiger als bei RSB + LPH	
Therapie	▶ Meist keine spezifische Therapie erforderlich ▶ Bei Synkopen: • Ursachen sind meist ventrikuläre Tachyarrhythmien, seltener zusätzliche infrahisäre AV-Blockierungen (HV > 70 ms)	

	● Die Abklärung durch EPU ist unsicher, zu erwägen wäre die Implantation eines Ereignisrekorders ▶ **Schrittmacherindikation:** ● Bei einem bifaszikulären SB der Form RSB-LAH entwickelt sich bei normaler PQ-Zeit im EKG nur selten ein infra-His AV-Block III°
Rechtsschenkelblock + linksposteriorer Hemiblock (früher: „klassischer Rechtsschenkelblock“ oder „Bayley-Typ“)	
Ursachen	Meist schwere organische Herzerkrankungen. Vorkommen selten. (Seltener als bifaszikulärer SB der Form RSB/LAH, da hier die Blutversorgung der beiden Faszikel über 2 verschiedene Koronararterien erfolgt und beide Faszikel anatomisch weit auseinander liegen)
EKG	*Abb. 68: - Leitungsschema bei „klassischem RSB“ (RSB + LPH)* 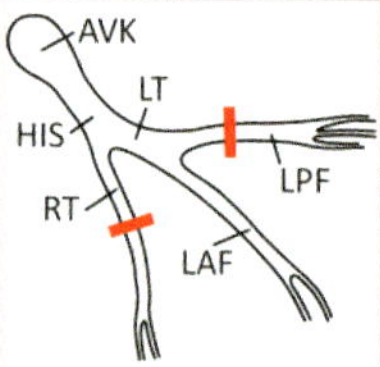 ▶ Rechtsschenkelblock (Kriterien s. RSB) ▶ + Rechtstyp/überdrehter Rechtstyp infolge LPH (DD: RSB + Rechtstyp bei RV-Hypertrophie)
Prognose	Ausgeprägte Leitungsstörung, Prognose ungünstig
Therapie	Wie bei RSB+LAH: ▶ **Bei Synkopen:** Abklärung der Lokalisation des Blocks und Ausschluss ventrikulärer Tachyarrhythmien ▶ Das Risiko eines AV-Block III° (infrahisär) liegt > 50 %. Unter Berücksichtigung der meist vorliegenden schweren organischen Herzerkrankung besteht eine Indikation zur SM-Therapie.

Trifaszikuläre Blockierungen	
Bifaszikulärer Block + AV-Block I° oder II°	
Definition	Alle 3 Faszikel des ventrikulären RLS sind betroffen, im EKG besteht meist ein bifaszikulärer Schenkelblock und ein AV-Block I°/II°. Die Prognose ist ungünstig, da die Gefahr einer Progredienz zu einem kompletten AV-Block besteht und wegen der distalen diffusen Leitungsstörung auch die Gefahr einer Asystolie. Ein bifaszikulärer SB ist nur bei infranodaler Lage des AV-Blocks I° als trifaszikulärer SB zu werten (mit verlängertem HV-Intervall, nicht bei einer nodalen Lage des AV-Blocks I°)
Formen	▶ AV-Block I° oder II° und bifaszikulärer (kompletter) LSB (ein AV-Block I° stellt bei einer nodalen Lokalisation keinen trifaszikulären Block dar) ▶ AV-Block I° oder II° und bifaszikulärer Block RSB + LAH (selten) ▶ AV-Block I° oder II° und bifaszikulärer Block der Form RSB + LPH
EKG	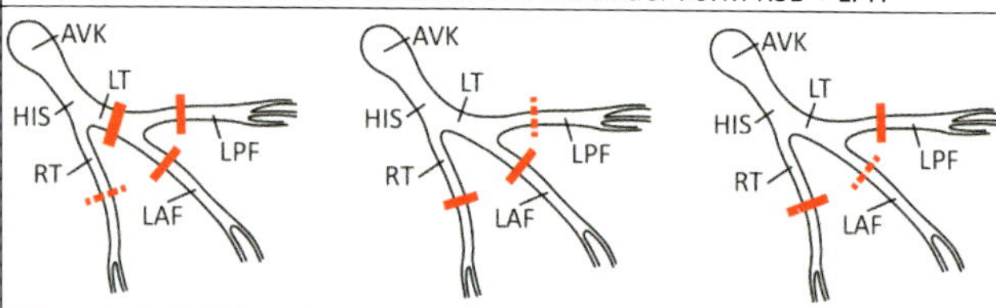 *Abb. 69: Trifaszikuläre Blockierungen*

	LSB und AV-Block I° oder II° (infranodal), bifaszikulärer RSB + LAH (links), AV-Block I° oder II° (infranodal) und bifaszikulärer RSB (Mitte) und LPH und AV-Block I° oder II° (infranodal) (rechts) *Zeichenerklärung: Durchgehende rote Linie = vollständiger Block. Gestrichelte rote Linie =distale inkomplette AV-Leitungsstörung*
Prognose	Ungünstig wegen Möglichkeit eines kompletten AV-Blocks
SM-Indikation	*SM-Indikation s. Kap. 15.3, Seite 167*
Alternierende Schenkelblockbilder	
Definition	Seltene Leitungsstörung in beiden Tawara-Schenkeln auf dem Boden einer fortgeschrittenen organischen Herzerkrankung
Formen	▶ RSB und LSB im Wechsel ▶ RSB im Wechsel mit LAH oder LPH
Prognose	Ernst. Schrittmacherindikation *s. Kap. 15.3, Seite 167*
Diagnostik	▶ EKG: Dokumentation zweier Blockbilder im gleichen oder in verschiedenen EKGs ▶ DD: Ausschluss einer VT bei Patienten mit Synkope

15.3 Schrittmachertherapie bei höhergradigen intraventrikulären Reizleitungsstörungen

15.3.1 AV-Diagnostik bei Patienten mit Schenkelblock

Wegen der geringen Inzidenz an AV-Blockierungen ist bei asymptomatischen Patienten mit bifaszikulärem Schenkelblock keine routinemäßige AV-Knoten-Diagnostik indiziert.

- Eine atriale Frequenzbelastung ist nicht geeignet, eine latente AV-Leitungsstörung zu dokumentieren.
- Eine Provokation durch Antiarrhythmika ist aussagekräftiger (z. B. durch Gaben von Ajmalin, Flecainid oder Procainamid).

Bei symptomatischen Patienten mit einem bifaszikulären SB ist eine EPU zur Abschätzung des Risikos eines höhergradigen AV-Blocks hilfreich, jedoch nicht sicher.

- 42 % der Patienten mit einem bifaszikulären Schenkelblock und unauffälliger EPU erlitten im Langzeitverlauf Synkopen infolge paroxysmaler AV-Blockierungen und Asystolie. Ergänzend sollte bei diesen Patienten ein Loop-Rekorder implantiert werden. Besonders häufig tritt ein intermittierender AV-Block bei RSB mit linksposteriorem Hemiblock und bei einem bifaszikulären LSB auf.

Bei Patienten mit alternierendem RSB und LSB sind häufig die HV-Zeiten verlängert und ändern sich mit dem Blockbild.

- Dieser trifaszikuläre Schenkelblock ist nicht selten Vorstufe eines AV-Blocks III°. Damit besteht die Indikation zur Schrittmacherimplantation ohne EPU.

15.3.2 Indikation zur Schrittmachertherapie bei Patienten mit Schenkelblock

	EmG	EvG
▶ Bei einem **einfachen asymptomatischen Schenkelblock** besteht keine Schrittmacherindikation.	III	B
▶ **Bifaszikulärer Schenkelblock** • Bei bis zu 50 % aller Patienten mit einem bifaszikulären Schenkelblock und Synkope kommt es zu einem AV-Block III°. In den meisten Fällen wird eine EPU zur Analyse der AV-Leitungsstörung erforderlich, bei Nachweis einer infrahisären Lokalisation ist eine Schrittmachertherapie indiziert. • Ein **bifaszikulärer Schenkelblock aus RSB und LAH** hat bei normaler AV-Leitungszeit ein geringes Risiko für eine Progression zu einem infrahisären AV-Block III°, eine EPU ist nicht erforderlich. - Wegen der geringen Inzidenz an AV-Blockierungen ist auch bei **asymptomatischen Patienten mit einem bifaszikulären Schenkelblock aus RSB und LAH** eine routinemäßige AV-Knoten-Diagnostik nicht indiziert. - Bei **symptomatischen Patienten mit einem bifaszikulären SB** ist eine EPU zur Abschätzung des Risikos eines höhergradigen AV-Blocks hilfreich, jedoch nicht sicher (42 % der Patienten mit einem bifaszikulären Schenkelblock und unauffälliger EPU erlitten im Langzeitverlauf Synkopen infolge paroxysmaler AV-Blockierungen und Asystolie). Nach einem unauffälligen Ausfall der EPU sollte daher ein Loop-Rekorder implantiert werden.		
▶ **Trifaszikulärer Schenkelblock** • Ein trifaszikulärer Schenkelblock weist zusätzlich zu einem bifaszikulären Schenkelblock einen AV-Block I° auf. • Ein **bifaszikulärer Schenkelblock aus RSB und LPH** oder auch ein **bifaszikulärer LSB** hat ein hohes Risiko, innerhalb eines Jahres einen AV-Block III° zu entwickeln. ▶ Bei Nachweis einer infrahisären Leitungsstörung besteht eine Klasse-I-Empfehlung zur Schrittmachertherapie (bei einem LSB ggf. mit einem CRT-System).		
▶ **Alternierender Schenkelblock** Eine Herzschrittmachertherapie ist bei einem symptomatischen oder asymptomatischen alternierenden Schenkelblock indiziert. Bei Patienten mit alternierendem RSB und LSB sind häufig die HV-Zeiten verlängert und ändern sich mit dem Blockbild. Dieser trifaszikuläre Schenkelblock ist nicht selten unmittelbare Vorstufe eines AV-Blocks III°. Damit besteht die Indikation zur Schrittmacherimplantation ohne EPU. • Die **Anamnese einer Synkope**, das Fortbestehen eines **AV-Blocks I° unter Belastung** und eine **PQ-Zeit > 300 ms** können als Hinweis auf eine infrahisäre Leitungsverzögerung im letzten leitenden Schenkel gewertet werden und eine Indikation zur Schrittmacherimplantation ohne vorherige EPU darstellen.	I	C
▶ **Schenkelblock, Synkope und pathologische EPU (HV-Intervall > 70 ms)** • Bei **Synkopen und einem Schenkelblock** ohne Hinweis auf eine Synkope	I	B

muss eine Dokumentation des Synkopenmechanismus angestrebt werden (z. B. Karotissinus-Druckversuch, Implantation eines Loop-Rekorders, EPU zur Frage einer infrahisären AV-Leitungsstörung). • Bei Patienten mit **rezidivierenden Synkopen und einer HV-Zeit > 70 ms** ist die Indikation zur SM-Implantation gegeben. Da bei Patienten mit einem bifaszikulären Schenkelblock eine negative EPU intermittierende Bradykardien nicht ausschließt, AV-Blockierungen und Asystolien aber häufig sind, käme eine Abklärung mit einem Loop-Rekorder in Frage. Alternativ könnte eine Entscheidung zu einer primären Schrittmachertherapie erwogen werden. ▶ Bei **Patienten mit komplettem Schenkelblock und Synkope** werden ein LZ-EKG und eine EPU empfohlen, insbesondere bei eingeschränkter LV-Funktion. Differentialdiagnostisch sollten anhaltende VTs ausgeschlossen werden (bei einem Nachweis wäre die Indikation der Implantation eines ICD oder einer Katheterablation zu prüfen). ▶ Bei **älteren Patienten mit Synkopen ohne Prodromi**, insbesondere bei Synkopen im Liegen (keine neurokardiale Synkope) und unter Belastung (Zunahme einer infrahisären AV-Leitungsstörung mit der Herzfrequenz) erscheint eine Schrittmacherimplantation ohne vorherige EPU gerechtfertigt. Bei diesen meist schwerkranken Patienten sollte die Indikation für ein ICD-System oder ein CRT-D-System überprüft werden (Empfehlung Klasse IIb/Level B) *(s. Kap. 16, Seite 170)*.		
▶ Bei **Patienten mit Schenkelblock und hochgradiger** systolischer LV-Dys**funktion** sollte an Stelle eines Schrittmachers primär die Implantation eines CRT-Aggregats mit ICD (CRT-D) erwogen werden.	IIb	
▶ Bei **Patienten mit vorangegangenem Myokardinfarkt und Schenkelblock** besteht die besondere Empfehlung zur Durchführung einer invasiven elektrophysiologischen Diagnostik mit programmierter Ventrikelstimulation. Wenn hierbei eine anhaltende Kammertachykardie induziert wird, ist an Stelle eines Schrittmachers die Implantation eines ICD indiziert.		

15.4 Patienten mit wiederholten unerklärbaren Synkopen oder Stürzen

Bei diesen Patienten sollte am Ende der Diagnostik ein Loop-Rekorder implantiert werden.

Indikation zur Herzschrittmachertherapie bei Patienten mit ungeklärter Synkope	EmG	EvG
Bei ungeklärter Synkope und einem positiven Adenosin-Test kann eine Herzschrittmachertherapie sinnvoll sein, um Synkopenrezidive zu vermindern. Adenosin-Test: nach i.v. Bolusgabe führt Adenosin zu einer flüchtigen Sinusbradykardie und zu einer Verlängerung der Leitung im AV-Knoten bis zum AV-Block. Supraventrikuläre Reentrytachykardien über den AV-Knoten werden unterbrochen. Die HV-Zeit bleibt unbeeinflusst. Durch Inhibierung des tertiären Schrittmacherzentrums (His-Purkinje-System) lässt sich zwischen einer supraventrikulären Tachykardie mit breiten QRS-Komplexen und einer ventrikulären Tachykardie unterscheiden.	IIb	B

Eine Herzschrittmachertherapie ist nicht indiziert bei Patienten mit ungeklärten Synkopen ohne Evidenz für Bradykardien oder Leitungsstörungen.	III	C
Eine permanente Herzschrittmachertherapie ist bei Patienten mit ungeklärten Stürzen nicht indiziert.	III	B

16 Kardiale Resynchronisationstherapie (CRT)

Die **Behandlung der Herzinsuffizienz** stellt trotz der Fortschritte der Pharmakotherapie eine der großen Herausforderungen der kardiovaskulären Medizin dar. Betroffen sind ca. 2 % der erwachsenen Bevölkerung. Die LVEF ist bei einem Drittel dieser Patienten vermindert auf < 35 %, der QRS-Komplex ist bei 41 % verbreitert auf > 120 ms.

Dilatation und fibrotischer Umbau der Kammermuskulatur führen bevorzugt zu einer Schädigung der Reizleitung des linken Ventrikels mit Auftreten eines Linksschenkelblocks (bei 34 %). Folge ist eine verspätete Aktivierung des LV über den rechten Tawara-Schenkel mit einer asynchronen Kontraktion in der posterolateralen und lateralen Region des LV und einer weiteren Zunahme der Herzinsuffizienz.

Neben der ventrikulären Reizleitung ist häufig auch die AV-Überleitung beeinträchtigt mit einer Störung der Koordination zwischen Vorhof und Kammer.

Nur bei 5–10 % der Patienten mit Herzinsuffizienz besteht eine Indikation zu einer kardialen Resynchronisationstherapie (CRT). Sie versucht, sowohl die atrioventrikuläre als auch die intra- und interventrikuläre Dyssynchronie auszugleichen.

Zu den beiden Sonden im rechten Vorhof und Ventrikel wird über eine Koronarvene eine linksventrikuläre Elektrode mit Stimulation im Segment der bei Linksschenkelblock spätesten Kontraktion implantiert. In den meisten Fällen wird dadurch eine effektive Resynchronisation mit Verbesserung der LV-Pumpfunktion und deutlicher Reduktion der Herzinsuffizienz-Symptomatik erreicht. Auch die Lebensqualität, Leistungsfähigkeit, Morbidität und Mortalität der Patienten wird günstig beeinflusst.

Empirisch hat sich bei der CRT eine Standard-Programmierung mit einer **simultanen biventrikulären Stimulation von RV und LV** mit einer fixen AV-Zeit von 100–120 ms bewährt. Die bislang routinemäßige Optimierung der AV- und VV-Zeitintervalle unter Berücksichtigung klinischer oder echokardiographischer Parameter erscheint verzichtbar und wird nur noch bei CRT-Non-Respondern empfohlen.

Patienten mit fortgeschrittener Herzinsuffizienz und LSB haben auch ein erhöhtes Risiko für einen plötzlichen Herztod. Bei diesen Patienten besteht daher gleichzeitig die Indikation zur primärpräventiven Therapie mit einem Kardioverter-Defibrillator in Form eines in das CRT-System (CRT-P) integrierten ICD (CRT-D).

16.1 Voraussetzungen für eine kardiale Resynchronisationstherapie

Voraussetzung für eine erfolgreiche Resynchronisationstherapie ist eine zeitliche Entkopplung des Kontraktionsablaufs von linker und rechter Herzkammer in einem geschädigten Herzen, ausgelöst durch einen Linksschenkelblock bei einem deutlich geschädigten Herzen mit einer LVEF < 35 %. Durch eine simultane Stimulation beider Ventrikel, beginnend im Segment der durch den LSB verursachten spätesten Kontraktion in der Posterolateralwand des LV wird das Zusammenspiel der beiden Ventrikel wiederhergestellt, „resynchronisiert".

Die Leitlinien der CRT-Therapie basieren auf Daten randomisierter klinischer Studien.

Bei der Indikationsstellung zur CRP-Therapie müssen folgende Punkte beachtet werden:

Voraussetzungen und Nutzen für eine kardiale Resynchronisationstherapie	
Verminderung der LVEF	Eine Verminderung der LVEF < 35 % ist in allen Studien eine entscheidende Voraussetzung für eine CRT-Therapie.
Linksschenkelblock	Im Wesentlichen profitieren Patienten mit einem LSB am meisten von einer CRT.
QRS-Breite > 150 ms	Patienten mit dem größten Nutzen einer CRT-Therapie
QRS-Breite 120–150 ms	Nutzen der CRT-Therapie weniger stark
QRS-Breite < 120 ms	Kein Nutzen von der CRT-Therapie
Rechtsschenkelblock	Generell kein Nutzen von der CRT-Therapie
NYHA-Stadium	Der Nutzen für die Patienten hängt vom NYHA-Stadium ab.
NYHA I	Patienten asymptomatisch. Kein Nutzen (allerdings nur wenige Teilnehmer in den Studien)
NYHA II + III	Patienten beider Gruppen profitieren vergleichbar
NYHA IV (stationär)	Bei Patienten mit NYHA IV stationär und Katecholamin-Abhängigkeit ist kein Nutzen dokumentiert.
NYHA IV (ambulant)	Rekompensierte Patienten, die 4 Wo. nach Entlassung stabil sind, profitieren von einer CRT
Klinische Subgruppen mit einem Nutzen durch eine CRT-Stimulation	
Subgruppe mit dem größten Nutzen	▶ Patienten mit LSB und einer QRS-Breite > 150 ms ▶ LVEF < 35 % ▶ Patienten der NYHA-Klasse II, III und IV (ambulant) ▶ Patienten mit Sinusrhythmus
Subgruppen mit einem hoher Nutzen	▶ Frauen ▶ Patienten mit nicht-ischämischer Kardiomyopathie ▶ Männer mit ischämischer CMP ▶ Patienten mit LSB und einer QRS-Verbreiterung im EKG > 150 ms
Weitere Indikationen, Datenlage begrenzt (schwache Effizienz)	
	▶ Patienten mit permanentem VHF und Herzinsuffizienz (bei inkompletter biventrikulärer Stimulation kombiniert mit AV-Knoten-Ablation) ▶ Schrittmacherbedürftige Patienten mit AV-Block und Herzinsuffizienz infolge der rechtsventrikulären Stimulation
Bildgebende Verfahren	
	Die Auswahl von Herzinsuffizienz-Patienten zur CRT-Therapie basierend auf der Erfassung einer linksventrikulären mechanischen Dyssynchronie mittels Bildgebungstechniken (z. B. durch Echokardiographie) ist unsicher und sollte daher nicht als Selektionskriterium zur CRT angewandt werden.

Vergleich: biventrikuläre vs. LV-Stimulation	
	Eine alleinige LV-Stimulation bei nicht schrittmacherabhängigen Patienten ist einer biventrikulären Stimulation nicht unterlegen und kann bei Kindern und jugendlichen Erwachsenen erwogen werden.

16.2 Indikation einer Resynchronisationstherapie bei Sinusrhythmus

Empfehlungen für CRT-Therapie bei Patienten mit Herzinsuffizienz	EmG	EvG
Linksschenkelblock-EKG mit QRS-Dauer ≥ 150 ms Bei Patienten mit chronischer Herzinsuffizienz, LVEF ≤ 35 %, die unter optimaler medikamentöser Therapie im NYHA-Stadium II, III oder (ambulant) IV bleiben, wird eine CRT empfohlen.	I	A
Linksschenkelblock-EKG mit QRS-Dauer 130–149 ms Bei symptomatischen Patienten, LVEF ≤ 35 %, die trotz optimaler Therapie im NYHA-Stadium II–IV (ambulant) bleiben, wird eine CRT empfohlen.	I	B
Nicht-Linksschenkelblock-EKG mit QRS-Dauer ≥ 150 ms Bei symptomatischen Patienten, LVEF ≤ 35 %, die unter optimaler medikamentöser Therapie im NYHA-Stadium II, III oder (ambulant) IV bleiben, sollte eine CRT erwogen werden.	IIa	B
Rechtsschenkelblock-EKG mit QRS-Dauer 130-149 ms Bei symptomatischen Patienten, LVEF ≤ 35 %, die unter optimaler Therapie im NYHA-Stadium II–IV (ambulant) bleiben, sollte eine CRT erwogen werden.	IIb	B
Schenkelblock-EKG mit QRS-Dauer ≤ 130 ms Bei Patienten mit chronischer Herzinsuffizienz ist eine CRT nicht indiziert.	III	A

16.3 Indikation einer Resynchronisationstherapie bei Vorhofflimmern

Vorhofflimmern ist die häufigste Herzrhythmusstörung bei Patienten mit Herzinsuffizienz und ist mit dem Schweregrad der Erkrankung direkt assoziiert.

- Bei **Patienten mit paroxysmalem oder erst kurz bestehendem persistierendem Vorhofflimmern und Herzinsuffizienz** stellt sich als primäres Ziel ein Erhalt des Sinusrhythmus, um diese Patientengruppe bei einer nachfolgenden CRT-Therapie wie Patienten im Sinusrhythmus zu behandeln.
- Bei **Patienten mit permanentem Vorhofflimmern und Herzinsuffizienz NYHA III oder IV (ambulant) mit einer LVEF ≤ 35 % und einer QRS-Breite > 120 ms** ließ sich in wenigen Studien ein Vorteil durch eine CRT-Therapie zeigen, sofern der biventrikuläre Stimulationsanteil hoch ist (> 95 %), oder durch eine zusätzliche AV-Knoten-Ablation erhöht wird. Einen gleichen Überlebensvorteil wie die Patienten mit Sinusrhythmus erreichten die Patienten mit Vorhofflimmern nur dann, wenn eine **AV-Knoten-Ablation kurz nach der CRT-Implantation** durchgeführt wurde. Darüber hinaus ist die Evidenz am deutlichsten für Patienten mit Linksschenkelblock.
- **Bei Patienten mit klinischer Herzinsuffizienz und einer LVEF ≤ 35 % sollte zur Durchführung einer AV-Knoten-Ablation wegen medikamentös nicht ausreichender Frequenzkontrolle von Vorhofflimmern eine primäre CRT-Implantation erfolgen.**

Indikation zur kardialen Resynchronisationstherapie bei Patienten mit Vorhofflimmern	**EmG**	**EvG**
Bei Patienten mit permanentem Vorhofflimmern und chronischer Herzinsuffizienz, QRS-Breite ≥ 120 ms und einer LVEF ≤ 35 %, die trotz adäquater medikamentöser Therapie im NYHA-Stadium III oder (ambulant) IV bleiben, sollte eine CRT erwogen werden, sofern ein biventrikulärer Stimulationsanteil von annähernd 100 % erzielt werden kann.	IIa	B
Im Fall unvollständiger biventrikulärer Stimulation soll eine AV-Knoten-Ablation durchgeführt werden.	IIa	B
Bei Patienten mit chronischer Herzinsuffizienz und Vorhofflimmern mit unkontrollierter Herzfrequenz sollte eine AV-Knoten-Ablation nicht ohne CRT erwogen werden.	IIa	B
Patienten mit symptomatischer Herzinsuffizienz NYHA II, III und IV (ambulant), Vorhofflimmern und einer LVEF < 35 % erfüllen die Kriterien für die Implantation eines CRT-Systems mit ICD (CRT-D).		

16.4 Resynchronisationstherapie bei Herzinsuffizienz und AV-Block

- Die Indikation zur **Aufrüstung einer konventionellen Schrittmachertherapie zur CRT-Therapie** sollte gestellt werden bei Patienten mit einem Zweikammerschrittmacher wegen eines AV-Blocks, bei denen es unter der rechtsventrikulären Stimulation zu einer Herzinsuffizienz bei einer LVEF ≤ 35 % gekommen ist und die trotz optimaler medikamentöser Therapie im Stadium NYHA III oder IV (ambulant) bleiben.
- Bei Patienten mit einem AV-Block, eingeschränkter LV-Funktion (LVEF < 50 %) und einer Indikation zur Schrittmachertherapie sollte zur Prävention einer schrittmacherinduzierten Herzinsuffizienz eine **primäre („de-novo") CRT-Schrittmachertherapie** erwogen werden.

Indikation der Aufrüstung oder De-novo-Implanatation einer kardialen Resynchronisationstherapie (CRT) bei Patienten mit konventioneller Schrittmachertherapie und Herzinsuffizienz	**EmG**	**EvG**
Eine Aufrüstung einer konventionellen Schrittmacher- oder ICD-Therapie zur CRT-Therapie ist indiziert bei Patienten mit einer LVEF < 35 % und hohem rechtsventrikulären Stimulationsanteil, die trotz adäquater medikamentöser Therapie im NYHA-Stadium II, III oder IV (ambulant) bleiben.	I	B
Eine de-novo-CRT-Therapie sollte erwogen werden bei Patienten mit Herzinsuffizienz, einer reduzierten LVEF und erwartetem hohem rechtsventrikulärem Stimulationsanteil, um das Risiko einer Verschlechterung der Herzinsuffizienz zu mindern.	IIa	B

Indikation der Kombination eines CRT-Systems mit einem ICD (CRT-D)	**EmG**	**EvG**
Wenn nach den ICD-Leitlinien eine ICD-Therapie geplant ist, wird eine CRT-D-Implantation empfohlen, sofern hierzu eine Indikation besteht.	I	A
Patienten mit symptomatischer Herzinsuffizienz NYHA II, III und IV (ambulant) und einer LVEF <35 % erfüllen die Kriterien für eine ICD-Implantation.		
Eine QRS-Verbreiterung erfordert die Implantation eines CRT-D-Systems.		

17 Implantation eines Herzunterstützungssystems

Die **orthotope Herztransplantation (HTx)** ist der Goldstandard bei der Behandlung der Patienten mit terminaler Herzinsuffizienz, wenn alle konservativ-medikamentösen Behandlungsmethoden ausgeschöpft sind. Die Indikation zur HTx ist durch viele Kontraindikationen und durch die Altersbegrenzung auf < 65 Jahre stark eingeschränkt, daneben besteht ein großer Mangel an Spenderorganen. Dadurch haben in den letzten Jahren implantierbare mechanische Herzunterstützungssysteme *(Assist Device)* eine zunehmende Bedeutung erlangt.

> Bei der mechanischen Kreislaufunterstützung mit einem *Ventricular Assist Device* (VAD) werden elektromechanische Pumpsysteme über einen minimalinvasiven Zugang implantiert und können das Herz bei der terminalen therapierefraktären Herzinsuffizienz entlasten.

Ventricular Assist Device (Formen)	▶ **Linksventrikuläres Unterstützungssystem (LVAD)** Häufigste Version. Unterstützt den linken Ventrikel bei Linksherzinsuffizienz. Die intrakorporal implantierte Pumpe leitet das Blut mit kontinuierlichem Fluss von der Einlasskanüle aus der Spitzenregion des LV in die Aorta ascendens (Auslasskanüle). Zur Energieversorgung und Steuerung dient eine Kabelverbindung nach extrakorporal („Driveline“).
	▶ **Rechtsventrikuläres Unterstützungssystem (RVAD)** Selten. Bei einer Rechtsherzinsuffizienz wird das venöse Blut vor dem rechten Herzen entnommen und in die A. pulmonalis geleitet
	▶ **Biventrikuläres Unterstützungssystem (BVAD)** Bei einem biventrikulären Herzversagen werden 2 VAD-Systeme als funktionelle Einheit implantiert.
Kunstherz	Zur Überbrückung bis zur Herztransplantation muss gelegentlich an Stelle des schwerst geschädigten Herzens (z. B. großer Infarkt, Abstoßung nach HTx) ein **Kunstherz** (TAH = *Total Artificial Heart*) eingesetzt werden. Die Patienten müssen bis zur HTx auf einer Intensivstation betreut werden.
Indikation	▶ **Bridge to Transplant** Transplantationsbedürftige Patienten, für die unmittelbar kein Organ verfügbar ist
	▶ **Destination Therapy** Patienten mit terminaler Linksherzinsuffizienz, für die eine HTx nicht in Frage kommt, können dauerhaft mit einem VAD-System behandelt werden. Durch technische Verbesserungen ließen sich Komplikationsrate und Letalität deutlich vermindern. • In den ersten 2 Jahren nach der Implantation sind die Ergebnisse der LVAD-Systeme vergleichbar mit denen nach HTx. Die Überlebensrate liegt nach 1 Jahr bei 80 %, nach 2 Jahren bei 70 %. Bei der biventrikulären Stimulation (LVAD und RVAD) liegen die Zahlen bei 60 % und 50 %. • Am häufigsten wird daher ein LVAD-System implantiert. Beim Auftreten einer Rechtsherzinsuffizienz bei Patienten mit einem

	LVAD wird ein RVAD möglichst nur temporär bis zur Rekompensation einer Rechtsherzinsuffizienz eingesetzt.
	▶ Bridge to Recovery Meist jüngere Patienten mit akuter, schwerer und potentiell reversibler Herzerkrankung (z. B. Myokarditis)
Postoperatives Management	▶ Antikoagulation mit VKA INR 2–3, häufig zusätzlich ASS 100 ▶ Häufig erhalten die Patienten Antiarrhythmika oder einen ICD, sofern nicht bereits vor der Versorgung mit einem VAD ein ICD implantiert wurde.
Komplikationen	Blutungen (VKA) Thromboembolien (neurologisch, Pumpenthrombose) Technische Störungen am LVAD Niereninsuffizienz, Hämolyse Aortenklappeninsuffizienz, Herzrhythmusstörungen Infektionen (in erster Linie in Verbindung mit der Driveline)

Voraussetzungen zur Implantation eines linksventrikulären Assist-Device für Patienten mit schwerer terminaler Herzinsuffizienz	
LVAD kann als „Destination-Therapie“ zur Reduktion der Mortalität betrachtet werden	▶ Terminale therapierefraktäre Herzinsuffizienz bei • NYHA-Klasse III und IV • LVEF ≤ 25 % • PVO2 < 14 ml/kg/min (sofern überprüfbar) • Hämodynamisch: systolischer Blutdruck ≤ 80 mm Hg • Herzindex ≤ 2 l/min/m², pulmonalkapillärer Verschlussdruck ≥ 20 mm Hg
Kontraindikation	▶ Absolute Kontraindikationen • Sepsis, akute Endokarditis, infizierter SM/ICD • Multiorganversagen, Schwere renale, pulmonale oder hepatische Dysfunktion • Demenz, psychiatrische Erkrankungen, Suchterkrankungen, neuromuskuläre Erkrankungen • Unbehandelte Tumorerkrankung (Lebenserwartung ≤ 2 Jahre) • Diabetes mellitus mit fortgeschrittener Retino-, Nephro- oder Neuropathie ▶ Relative Kontraindikationen • Akuter Myokardinfarkt • Akute Bakteriämie • Z. n. mechanischem Aortenklappenersatz (Austausch durch Bioprothese) bei der VAD-Implantation • Adipositas (BMI ≥ 30) • Eingeschränkte Compliance, fehlende soziale Integration
Überlebensrate	• Nach 2 J. 80 % (LVAD-Device mit kontinuierlichem Fluss, *s. o*)

18 Krankheitsbilder mit häufiger Schrittmacherindikation

18.1 Akuter Myokardinfarkt mit atrioventrikulärer Leitungsstörung

- **Bei einem Myokardinfarkt treten häufig bradykarde Herzrhythmusstörungen auf:**
  - In der frühen Infarktphase überwiegen vagale oder durch Opiate ausgelöste Sinusbradykardien.
  - Es folgen AV-Blockierungen und intraventrikuläre Leitungsstörungen.

- **Prognostische Bedeutung** neu aufgetretener EKG-Befunde
  - **AV-Block I° und II°** (meist < 24 Std nach Infarktbeginn, meist Rückbildung < 72 Std)
  - **AV Block III°**
    - Häufig nach HWI, oft passager
    - Nach VWI, oft dauerhaft
  - **Schenkelblockierungen**
    - Distale Blockierungen (LAH bei 5 %, häufig bei KHK der linken Kranzarterie. Ein LPH tritt seltener auf.)
    - Kompletter Schenkelblock bei 10–15 % der Patienten mit AKS (⅔ RSB, ⅓ LSB) (Die Kombination RSB und LAH ist häufig, da beide Faszikel durch die linke Kranzarterie versorgt werden.)

Störungen der AV-Leitung (AV-Block I° und II°) nach einem **inferioren Infarkt** sind zu 90 % oberhalb des His-Bündels lokalisiert und bilden sich in der Regel innerhalb von 2 bis 7 Tagen zurück. Eine permanente Schrittmacherstimulation ist nicht indiziert. Ein AV Block III° tritt meist nach einem HWI auf und ist oft passager (<72 Std).

Bei einem **Vorderwandinfarkt** kommt es häufiger zu bleibenden Schädigungen des Reizleitungssystems (AV-Block und Schenkelblock). Ein AV-Block bildet sich häufig innerhalb von wenigen Tagen bis Wochen zurück, eine Schrittmacherimplantation wird in 9 % der Patienten erforderlich.

Die Indikation zur Schrittmachertherapie wird nach den Leitlinienempfehlungen gestellt. Patienten mit einem **Anteroseptalinfarkt**, mit einem neu aufgetretenen AV-Block und mit einer intraventrikulären Reizleitungsstörung haben eine extrem erhöhte Mortalität (bis zu 80 %). Eine Schrittmacherstimulation alleine verbessert die schlechte Prognose nicht. Da diese Patienten eine schwere linksventrikuläre Schädigung mit Herzinsuffizienz entwickeln, empfehlen die Leitlinien eine Überprüfung der Indikation zur Implantation eines CRT-D-Systems.

18.1.1 Indikation zur Implantation eines permanenten Schrittmachers

Empfehlungen zur permanenten Herzschrittmachertherapie bei infarkt-assoziiertem AV-Block	EmG	EvG
In den seltenen Fällen, bei denen ein AV-Block nach einem Myokardinfarkt (mehr als 2 Wochen nach dem Ereignis) permanent bestehen bleibt, gelten die Empfehlungen zur Herzschrittmachertherapie *(s. Kap. 14.3.2, Seite 160)*.	I	C
Eine Herzschrittmachertherapie sollte erwogen werden bei transientem AV-Block III° oder II° mit konsekutivem persistierendem Schenkelblock.	IIa	B

Eine Schrittmachertherapie kann erwogen werden bei vorbestehendem Schenkelblock mit transientem AV-Block II° Typ Mobitz 2 oder AV-Block III°.	IIb	B
Eine Herzschrittmachertherapie ist nicht indiziert nach Rückbildung eines hochgradigen oder totalen AV-Blocks, der die Akutphase eines Myokardinfarktes kompliziert.	III	B

Anmerkung: Vor der Indikation zur Schrittmacherimplantation nach einem länger zurückliegenden Myokardinfarkt mit eingeschränkter LV-Funktion muss geprüft werden, ob eine Indikation zu einem CRT-D-System besteht.

18.1.2 Indikation zur Implantation eines temporären Schrittmachers

Die beim akuten Myokardinfarkt auftretenden Reizbildungs- und Reizleitungsstörungen können zu einer manifesten Bradykardie mit einer hämodynamischen Instabilität führen. Sie erfordert eine sofortige Schrittmacherstimulation. Wegen des zumeist transienten Charakters der Rhythmusstörung wird zunächst eine temporäre Stimulation angewendet.

Grundsätzlich ist eine temporäre Elektrostimulation des Herzens indiziert, wenn bei einer voraussichtlich reversiblen Bradykardie oder Asystolie eine zeitlich befristete Abhängigkeit von einem Herzschrittmacher aus hämodynamischen oder prognostischen Gründen besteht oder wenn eine Notfallsituation unklarer Ursache eine rasche Stabilisierung der Herzfrequenz erfordert.

Indikation zur Implantation eines temporären Schrittmachers	
Therapeutische Indikation	▶ Beim akuten Myokardinfarkt • Reizbildungs- und Reizleitungsstörungen in der Frühphase mit manifester symptomatischer Bradykardie • bei einem AV-Block II° Typ Mobitz 2, 2:1 oder höhergradig oder • bei einem alternierenden Faszikelblock oder • bei einem progredienten bifaszikulären Block
	▶ Indikation nicht in Verbindung mit einem akuten Myokardinfarkt • Zur Überbrückung bei einer akuten symptomatischen bradykarden Rhythmusstörung bis zur Implantation eines permanenten Schrittmachersystems • Während der Behandlung einer Septikämie nach Aggregat- und /oder Sondenexplantation wegen Systeminfektion bei einem stimulationsabhängigen Patienten • Bei Endo-oder Myokarditis (z. B. Lyme-Borreliose) • Gelegentlich im Rahmen von Katheterablationen (z. B. AVJRT) • Bei akuten Intoxikationen mit konsekutiven Bradyarrhythmien • Nach kardiochirurgischen Eingriffen (z. B. Aortenklappenersatz, Korrektur eines Septum-primum-Defekts) • Bei akuten Notfällen unklarer Ursache mit Asystolie oder atropinrefraktärer symptomatischer Bradykardie
Prophylaktische Indikation	▶ **Zur Suppression von Torsade-de-pointes-Tachykardien**, meist beim „Long QT-Syndrom“
	▶ **Während des Aggregatwechsels** bei Schrittmacherabhängigkeit

	▶ Während **chirurgischer Eingriffe mit vagaler Reizung** bei bekannten latenten Automatie- und Leitungsstörungen
Diagnostische Indikation	▶ Im Rahmen einer EPU ▶ Zur hämodynamischen **Untersuchung vor Implantation eines Herzschrittmachers** aus hämodynamischer Indikation (z. B. vor AV-sequentieller oder biventrikulärer Stimulation einer HOCM)
Zugang	▶ Extern (epikutan, extrathorakal, nicht-invasiv) ▶ Transösophageal (semiinvasiv) ▶ Epikardial (Implantation intraoperativ am offenen Thorax, postoperativ mit dem Aggregat über Herzdrähte verbunden) ▶ Intrakardial (meist transvenös, seltener transarteriell oder transseptal im Rahmen von Katheterablationen)

18.2 Bradyarrhythmie bei Vorhofflimmern

Vorhofflimmern ist in *Teil A: Kap. 3, Seite 17,* abgehandelt. Hier sind nur die **Empfehlungen zur Implantation eines Herzschrittmachers bei VHF** zusammengestellt.

Einer Bradyarrhythmia absoluta liegt häufig eine myokardiale Schädigung der Vorhöfe zugrunde, die das AV-Leitungssystem miteinbezieht. Die diffuse Schädigung der Vorhöfe begünstigt die Entstehung der multiplen „chaotischen" Reentrykreise des Vorhofflimmerns. Daneben treten gehäuft auch atriale Tachykardien und Störungen von Reizbildung und Reizleitung in der Region des Sinusknotens auf. Dazu gehören sinuatriale Blockierungen, die bei einer Terminierung von Vorhofflimmern zu asystolischen Pausen z. T. mit Synkopen führen.

Rückschlüsse auf die Leitungsstörung sind aus dem Ruhe-EKG ersichtlich.

- ▶ Ein **langsamer regelmäßiger Kammerrhythmus bei Vorhofflimmern** weist auf einen totalen AV-Block mit Ersatzrhythmus hin; bei einer unregelmäßigen Kammerfrequenz liegt eine instabile AV-nodale Leitung vor.
- ▶ **Breite und Morphologie der QRS-Komplexe geben Hinweise auf den Entstehungsort des Ersatzrhythmus:**
  - Ein breiter QRS-Komplex bei langsamer und regelmäßiger Kammeraktion spricht für eine infrahisäre Blockierung.
  - Breite QRS-Komplexe mit unregelmäßigen RR-Abständen und asystolischen Pausen begründen ebenfalls den Verdacht auf eine infrahisäre Blockierung, stellen allerdings keinen Beweis für eine Sinusknotenschädigung dar.
- ▶ Der **Verdacht auf eine Mitbeteiligung des Sinusknotens** lässt sich erhärten durch den Nachweis einer postdefibrillatorischen Pause oder eines vorübergehenden niederfrequenten AV-Knotenrhythmus nach Kardioversion von Vorhofflimmern. Bei neu aufgetretenem Vorhofflimmern sollte daher vor der Schrittmacherimplantation eine Kardioversion erwogen werden.

♦ *Anmerkung:* In früheren Leitlinien wurden Pausenintervalle > 3 s als mögliche Ursache von Schwindel und Präsynkopen gewertet. Nach neueren Untersuchungen mit Loop-Rekordern wird das Risiko für einen Bewusstseinsverlust erst bei Pausenintervallen von > 6 s angenommen. Nach den ESC-Leitlinien sollte daher eine Schrittmacherimplantation erst bei Nachweis eines Pausenintervalls von ≥ 6 s erwogen werden.

▶ **DD: Ursachen von Synkopen bei Patienten mit VHF**
- **Präautomatische Pausen** bei Terminierung von Vorhofflimmern
- **Intermittierende AV-Blockierungen**
- **Ventrikuläre Tachyarrhythmien** im Rahmen einer schwerwiegenden kardialen Grundkrankheit
- **VHF bei WPW-Syndrom** mit schneller Überleitung

Schrittmacherimplantation bei symptomatischen Patienten mit Vorhofflimmern und dokumentierter intermittierender Bradykardie	**EmG**	**EvG**
Eine Schrittmacherstimulation ist indiziert bei Patienten mit einem Sick-Sinus-Syndrom inkl. Bradykardie-Tachykardie-Typ mit Dokumentation einer symptomatischen Bradykardie infolge Sinusarrests oder sinuatrialen Blocks.	I	B
Eine Schrittmacherstimulation ist indiziert bei Patienten mit Vorhofflimmern mit intermittierender bradykarder Überleitung infolge eines intermittierenden/paroxysmalen intrinsischen AV-Blocks II° oder III°.	I	C
Eine Schrittmacherstimulation sollte in Erwägung gezogen werden bei einer Synkopen-Anamnese und Dokumentation von asymptomatischen Pausen von ≥ 6 s durch Sinusarrest, einen sinuatrialen Block oder AV-Block.	IIa	C
Wahl des Stimulationsmodus bei Patienten mit Vorhofflimmern mit intermittierender Bradykardie		
s. Kap. 14.3.3, Seite 162		
Indikation zur kardialen Resynchronisationstherapie (CRT) bei Patienten mit Vorhofflimmern		
s. Kap. 16.3, Seite 172		

18.3 Karotissinus-Syndrom

s. „Karotissinus-Syndrom" in Teil F: Kap. 27.3.3, Seite 253. Hier werden ergänzend die Empfehlungen zur Implantation eines Herzschrittmachers genannt.

Definition	Klinisch relevante Bradykardien infolge einer Hyperreflexie der Barorezeptoren des Karotissinus
Formen	Kardioinhibitorische Form: ▶ Bei dieser Form überwiegt eine zentrale Aktivierung des N. vagus mit einer passageren Sinusbradykardie/Asystolie bei Sinusknotenstillstand oder einer vorübergehenden AV-Blockierung.
	Vasodepressive Form: ▶ Hier überwiegt die zentrale Inhibition des efferenten Sympathikus mit einer peripheren Vasodilatation und Hypotonie mit einem Blutdruckabfall ≥ 50 mm Hg.
Klinik	Schwindel, Schwächeattacken, synkopale Anfälle
Diagnostik	Karotissinusmassage: ▶ Druck von 5 s bis max. 10 s im Liegen und im Stehen ▶ (Beachte: multiple Komplikationen, *s. Anm. Teil A: Kap. 1.2, Seite 4, und Teil F: Kap. 26.2.1, Seite 245*) ▶ Pathologischer Ausfall: die klinische Symptomatik wird während oder unmittelbar nach der Prozedur reproduziert, dabei wird eine Asystolie von ≥ 3 s und/oder ein Blutdruckabfall von ≥ 50 mm Hg beobachtet.

Therapie	Permanente Schrittmacherimplantation (AV-sequentielle Stimulation) allein bei der kardioinhibitorischen Form. Da durch die Synkopen die Lebenserwartung nicht eingeschränkt ist und bei 20 % der Patienten innerhalb von 5 Jahren nach der Schrittmacherimplantation Rezidive auftreten, sollte die Implantation bevorzugt bei älteren Patienten (> 60 Jahre) mit häufigen Synkopen mit Verletzung erwogen werden.

Empfehlungen zur Schrittmachertherapie bei Karotissinus-Synkopen	EmG	EvG
Eine Herzschrittmachertherapie ist indiziert bei einem kardioinhibitorischen Karotissinus-Syndrom und unvorhersehbaren rezidivierenden Synkopen.	I	B
Eine Herzschrittmachertherapie sollte erwogen werden bei rezidivierenden, anderweitig nicht erklärbaren Synkopen ohne eindeutig auslösbare Alltagsbewegungen, aber mit positivem Nachweis eines symptomatischen hypersensitiven Karotissinus-Reflexes (Pause > 3 s).	IIa	C
Ein hypersensitiver Karotissinusreflex (Pause > 3 s) ohne spontane Symptomatik stellt keine Schrittmacherindikation dar, ebenso wenig die rein vasopressorische Form.		

Auswahl des Stimulationsmodus bei Karotissinus-Synkope und kipptisch-induzierter kardioinhibitorischer Synkope	EmG	EvG
Bei Karotissinus-Syndrom stellt die 2-Kammerstimulation die bevorzugte Stimulationsform dar (VVI genügt nicht wegen häufiger retrograder Leitung, ein AAI-System ist wegen der häufigen AV-Leitungsstörung nicht möglich).	I	B
Bei einer kipptischinduzierten kardioinhibitorischen vasovagalen Synkope stellt die 2-Kammerstimulation die bevorzugte Stimulationsform dar.	I	C
Eine niedrige Stimulationsfrequenz und eine Hysterese sollten programmiert werden, um möglichst den Eigenrhythmus und die AV-Überleitung zu erhalten („Backup-Pacing").	IIa	C

18.4 Vasovagales Syndrom

s. *„Vasovagales Syndrom" in Teil F: Kap. 27.3.1, Seite 252.* Hier werden die Empfehlungen zur Implantation eines Herzschrittmachers zusammengefasst.

Definition	Synkopen, ausgelöst durch emotionalen Stress, unerwartete unangenehme Sinneseindrücke oder lange anhaltenden orthostatischen Stress mit typischen Prodromi (Übelkeit, Erbrechen, Hitzewallungen, Schweißausbrüchen, abdominalen Schmerzen)
Pathophysiologie	▶ Durch die Trigger kommt es zu einer Steigerung des Sympathikustonus mit Erhöhung von Herzfrequenz und myokardialer Kontraktilität. Diese sympathische Aktivierung löst im ZNS auf Hirnstammebene eine Gegenregulation aus mit • zentraler Aktivierung des Vagus (reflektorische Bradykardie) und/oder • Inhibition der sympathikomimetischen Anteile des Baroreflexbogens (führt zu einer Vasodilatation mit Blutdruckabfall) ▶ Bei einem lange anhaltenden orthostatischen Stress (neurokardio-

	gene Synkope) kommt es in der aufrechten Position zum venösen Pooling. Eine länger anhaltende orthostatische Hypotension kann als Trigger eine neurokardiogene Synkope auslösen.
Basisdiagnostik	Die Diagnose lässt sich meist aufgrund einer typischen langjährigen Anamnese stellen mit den typischen Prodromi und einem vollständigen Bewusstseinsverlust mit raschem Einsetzen, kurzer Dauer, Verlust des Haltetonus und spontaner kompletter Erholung ohne Folgen.
	Orthostasetest über 3 min. Er ist pathologisch bei ▶ RR-Abfall systolisch um ≥ 20 mm Hg, diastolisch ≥ 10 mm Hg oder allein ein systolischer Wert ≤ 90 mm Hg ▶ Herzfrequenzanstieg um ≥ 30/min oder auf > 120/min
Kipptisch-Test	Die prognostische Wertigkeit des Kipptisch-Tests ist begrenzt. Protokoll, Indikation, Kontraindikation und Bewertung *s. Teil F: Kap. 26.2.1, Seite 245, und Kap. 27.2.2., Seite 250* ▶ Kippwinkel 60° über max. 45 min, ohne Provokation ▶ Bei negativem Ergebnis Provokation (mit Isoproterenol ≥ 3 µg/min oder mit NTG)
Prognose	Quoad vitam gut. Ein erhöhtes **Verletzungsrisiko** haben: ▶ Patienten mit plötzlichem Bewusstseinsverlust ohne vegetative Prodromi ▶ Patienten mit riskanten Berufen/Tätigkeiten (z. B. Piloten)
Therapie	▶ Allgemeinmaßnahmen und Medikamente *s. Teil F: Kap. 27.4, S. 254* ▶ Herzschrittmacher nur in wenigen Fällen (DDD-System)

Empfehlungen zur Schrittmacherimplantation bei vasovagalen Synkopen	EmG	EvG
Rezidivierende (≥ 5/a) vasovagale Synkopen oder schwere synkopenbedingte Verletzungen bei Patienten > 40 Jahren mit kardioinhibitorischen Pausen > 3 s, z. B. im Rahmen einer Kipptischuntersuchung, bei unzureichendem Ansprechen auf andere Maßnahmen.	IIa	B
Rezidivierende vasovagale Synkopen mit dokumentierter Bradykardie, z. B. im Rahmen einer Kipptischuntersuchung mit unzureichendem Ansprechen auf andere Maßnahmen.	IIb	C
Wichtig: Da sich der Mechanismus der Kipptischsynkope von der spontanen Synkope unterscheiden kann, lässt sich mit dem Kipptisch nur die vermutete Reflexsynkope nachweisen. Die kardioinhibitorische Form der Synkope muss daher vor einer Schrittmacherimplantation durch den Nachweis einer Bradykardie im Rahmen einer spontanen Synkope dokumentiert werden. Dies gelingt in der Regel mit einem Loop-Rekorder *(s. Teil F: Kap. 27.2.2, Seite 250).*		
(Auswahl des Schrittmacheraggregats beim vasovagalen Syndrom: *s. Kap. 18.4, S. 180*)		

18.5 Bradykarde Herzrhythmusstörungen nach Herzoperationen, TAVI und Herztransplantationen

Da nach herzchirurgischen Operationen, TAVI und Herztransplantationen häufig bradykarde Rhythmusstörungen auftreten, werden während des Eingriffs temporäre epimyokardiale Schrittmacherelektroden implantiert. Nur bei 2,1 % der Patienten wird eine permanente Schrittmacherimplantation erforderlich.

- Das **Risiko der mechanischen Schädigung des Erregungsleitungssystems** besteht nach
  - herzchirurgischen Operationen (bei 5 % der Patienten, insbesondere an Aorten- und Tricuspidalklappen, nur bei < 1 % nach aortokoronarer Bypassoperation)
  - interventioneller Aortenklappenimplantation (bei 14 %, abhängig v. Klappentyp)
  - Verschluss eines Ventrikelseptumdefektes und
  - orthotoper Herztransplantation (etwa 8 % der transplantierten Patienten erhalten meist 4 Wochen p. o. einen Herzschrittmacher)
- **Form der Rhythmusstörung:**
  - Überwiegend handelt es sich um **höhergradige AV-Blockierungen**. Sie sind nur selten reversibel und stellen die häufigste Indikation zur Schrittmacherimplantation nach einer Herzoperation dar.
  - Dysfunktionen des Sinusknotens sind häufiger reversibel, eine permanente Schrittmacherimplantation sollte erst im Intervall von 1 Woche erfolgen.
- **Das Intervall bis zur Implantation lässt sich verkürzen**
  - wenn bereits präoperativ Überleitungsstörungen bestanden
  - bei einem AV-Block, wenn er innerhalb der ersten 24 postoperativen Std nach Aorten- und Mitralklappeneingriffen auftritt und dann länger als 48 Std anhält
  - wenn sich im postoperativen Verlauf intermittierende höhergradige AV-Blockierungen entwickeln

Indikation zur Herzschrittmachertherapie nach Herzchirurgie, kathetergestützter Aortenklappenimplantation (TAVI) und Herztransplantation	**EmG**	**EvG**
Grundsätzlich orientiert sich die Indikation an den gültigen Leitlinien.		
Bei einem hochgradigen oder totalen AV-Block nach herzchirurgischen Eingriffen oder TAVI ist eine klinische Beobachtung von bis zu 7 Tagen indiziert, um die Rückbildung eines transienten AV-Blocks zuzulassen. Im Falle eines totalen AV-Blocks mit einem langsamen Ersatzrhythmus kann diese Wartezeit verkürzt werden, da hier eine Rückbildung unwahrscheinlich ist.	I	C
Bei einer Sinusknotendysfunktion nach herzchirurgischen Eingriffen und Herztransplantation ist eine klinische Beobachtung von 5 Tagen bis zu mehreren Wochen indiziert, um eine spontane Rückbildung zuzulassen.	I	C
Eine Herzschrittmachertherapie sollte zur Behandlung einer spät nach Herztransplantation bestehenden chronotropen Inkompetenz erwogen werden, wenn sie die Lebensqualität einschränkt (meist 4 Wo. nach der Operation).	IIa	C

18.6 Hypertrophische Kardiomyopathie (HCM)

s. „Hypertrophische Kardiomyopathie" in Teil B: Kap. 10.3, Seite 123. Hier werden nur die Empfehlungen zur Implantation eines Herzschrittmachers zusammengestellt.

Bei HCM/HOCM konnte durch eine AV-sequentielle rechtsventrikuläre Stimulation über die dadurch induzierte ventrikuläre Desynchronisation des Kontraktionsablaufs eine Reduktion des Gradienten im linksventrikulären Ausflusstrakt nachgewiesen werden. In randomisierten **Studien** ließ sich **kein dauerhafter Therapieeffekt mit einer ausreichenden Reduktion des Druckgradienten im Ausflusstrakt** belegen, auch die Progression der Erkrankung mit dem Risiko für einen PHT wurde nicht vermindert.

- **Damit besteht für Patienten mit HOCM keine primäre Schrittmacherindikation.**

Sie sollte nur erwogen werden bei älteren Patienten mit medikamentös refraktärer Symptomatik, bei denen eine Myektomie oder Alkoholablation der Septumhypertrophie nicht in Frage kommt. Unverändert besteht eine Schrittmacherindikation bei medikamentös bedingter Sinusbradykardie infolge einer unverzichtbaren Medikation (Betarezeptorenblocker, alternativ Verapamil) oder durch eine AV-Blockierung infolge der Alkoholablation.

▶ In fortgeschrittenen Stadien kann eine **ICD-Implantation** nötig werden.

Indikation zur Herzschrittmachertherapie bei Patienten mit HOCM	EmG	EvG
Eine sequentielle atrioventrikuläre Stimulation mit kurzem AV-Intervall kann für ausgewählte Patienten mit einer in Ruhe bestehenden oder provozierbaren LV-Ausflussbahnobstruktion und mit einer medikamenten-refraktären Symptomatik erwogen werden, wenn		
▶ Kontraindikation einer septalen Alkoholablation oder Myektomie besteht oder	IIb	B
▶ ein hohes Risiko dafür besteht, nach einer septalen Alkoholablation oder Myektomie einen AV-Block zu entwickeln.	IIb	C
Wichtig ist eine vollständige AV-synchrone ventrikuläre Präexzitation durch eine kurze AV-Zeit (d. h. überwiegende RV-Stimulation mit Desynchronisation des LV und Verminderung des Gradienten im LV-Ausflusstrakt).		
Bei Patienten mit ICD-Indikation sollte die Implantation eines Zweikammer-ICD erwogen werden.	IIa	C
Bei Patienten mit symptomatischer Sinusbradykardie infolge einer unverzichtbaren Therapie mit einem Betarezeptorenblocker oder Verapamil sollte die Implantation eines Zweikammer-Schrittmachers erwogen werden	IIa	C
Bei Patienten mit einem hohen Risiko für einen AV-Block nach septaler Alkoholinjektion oder Myektomie kann die Implantation eines Zweikammer-Schrittmachers erwogen werden.	IIb	C

18.7 Angeborenes Long QT-Syndrom

s. Teil B: Kap. 10.7, Seite 131

18.8 Schlafapnoe-Syndrom

Bei Patienten mit Schlafapnoe-Syndrom kann es im Rahmen einer nächtlichen Hypoxie zu Sinusbradykardien und zu einem Vorhofstillstand kommen.

Empfehlungen zur Schrittmachertherapie bei Schlafapnoe-Syndrom
Eine eigenständige Indikation zur Schrittmachertherapie ist bei Schlafapnoesyndrom nicht gegeben.
Eine Schrittmacherindikation kann in Einzelfällen erwogen werden, wenn unter suffizienter Therapie (CPAP) längere Bradykardien/Asystolien persistieren.
Noch nicht geklärt ist die Frage, ob eine Verhinderung der Bradykardie durch eine Schrittmacherstimulation eine gesteigerte Vagotonie und damit eine Reduktion der Atemfrequenz verhindern kann.

19 Fahreignung bei Patienten mit Herzrhythmusstörungen

Eine während des Fahrens auftretende plötzliche Erkrankung, die zu Fahruntüchtigkeit bis zum Unfall führt, ist selten.

Nur 8 % dieser Unfälle beruhen auf kardialen Ursachen (dagegen 38 % bei Epilepsie, 21 % bei Bewusstseinsverlust/Synkope, 18 % bei einem insulinpflichtigen Diabetes mellitus und 7 % bei Schlaganfall. Die von den Experten der DGK erarbeiteten Empfehlungen beruhen auf den Daten klinischer Studien, wobei die Wahrscheinlichkeit und das Risiko einer plötzlichen Fahrunfähigkeit unter Einbeziehung der Wahrscheinlichkeit eines Verlusts der Kontrolle für 4 Gruppen kardiovaskulärer Erkrankungen berechnet wurden. Akzeptiert wird ein Risiko von 1 : 20 000 (= 0,005 %) pro Jahr, aufgrund einer Erkrankung mit plötzlich bedingter Fahrunfähigkeit einen Unfall mit Personenschaden zu verursachen. Im Vergleich liegt das Risiko eines 18–20 Jahre alten gesunden Fahrers bei 10 %/a, einen Unfall, und bei 0,1 %, einen tödlichen Unfall zu verursachen.

Das Risiko wird für 3 Gruppen von Personen berechnet:

- **Privatfahrer:** Personen, die kleinere Fahrzeuge bis 8 Sitzplätze steuern und im Durchschnitt etwa 4 % der Wochenzeit am Steuer verbringen
- **Berufsfahrer der Sparte Taxi-/Krankenwagenfahrer:** Personen, die 25 % der Wochenzeit gewerblich Personen befördern mit Fahrzeugen, die bis zu 8 Sitzplätze haben
- **Berufsfahrer der Sparte Lkw-/Busfahrer:** Personen die etwa 25 % der Wochenzeit fahren und dabei Lkw oder Busse steuern

Die Empfehlungen sind in Tabellenform gefasst und beziehen sich auf die 4 Themen (Klein et al., 2010):

- Herzrhythmusstörungen
- koronare Herzkrankheit
- Herzinsuffizienz und
- arterieller Hypertonus

Für den Arzt besteht die Verpflichtung zur Aufklärung seiner Patienten, ob und wie lange eine Fahreignung besteht. Die Begutachtungsleitlinien hierzu werden von der Bundesanstalt für Straßenwesen (BASt) erarbeitet und veröffentlicht. 2010 wurden sie ergänzt durch ein Positionspapier einer Expertengruppe der DGK "Fahreignung bei kardiovaskulären Erkrankungen", da sie zu dieser Zeit auf dem medizinischen Erkenntnisstand von 1999 beruhten und viele kardiovaskuläre Erkrankungen nicht oder nur unvollständig abbildeten. Inzwischen werden die Begutachtungsleitlinien laufend unter Federführung der BASt in Zusammenarbeit mit Experten der jeweiligen medizinischen Fachgesellschaften aktualisiert. Zum Redationsschluß dieses Buches wurde die 11. Änderungsverordnung mit dem Kapitel 3.4 „Herz- und Gefäßkrankheiten" veröffentlicht. Nachfolgend geben wir noch die Empfehlungen der DKG für Patienten mit Herzrhythmusstörungen/ICD wieder. Bei einer gutachterlichen Stellungnahme sollte zusätzlich auch die aktuelle Fassung der BASt berücksichtigt werden (s. Gräcmann et al., 2016).

19.1 Einschränkung der Fahreignung bei supraventrikulären Arrhythmien

	Privatfahrer	Berufsfahrer: Taxi-/Krankenwagen-fahrer	Berufsfahrer: Lkw-/Busfahrer
Patienten mit Herzrhythmusstörungen: Supraventrikuläre Arrhythmien			
SVES	Keine Einschränkung		
AVNRT/EAT			
– ohne Bewusstseins-störung	Keine Einschränkung		
– mit Bewusstseins-störung	FG 1 Monat nach effektiver Therapie	FG 3 Monate nach effektiver Therapie	
WPW-Syndrom			
– ohne VHF, ohne Synkopen	Keine Einschränkung		
– mit VHF	Keine Einschränkung		FG 1 Tag nach erfolgreicher Ablationstherapie
– mit Synkopen	FG 1 Woche nach effektiver Therapie	FG 1 Monat nach effektiver Therapie	
Vorhofflimmern/ -flattern ohne Synkopen	Keine Einschränkung		
Patienten mit Herzrhythmusstörungen: Bradykarde Arrhythmien			
SA-Blockierungen			
– ohne Bewusstseins-störung	Keine Einschränkung		
– mit Bewusstseins-störung	FU bis zur effektiven Therapie (danach *s. Patienten nach SM*)		
AV-Block I°	Keine Einschränkung		
AV-Block II° (Typ Mobitz 2)			
– ohne Bewusstseins-störung	ggf. FG bis zur SM-Therapie	FU bis zur SM-Therapie	
– mit Bewusstseins-störung	FU bis zur effektiven Therapie, i.d.R. SM (danach *s. Patienten nach SM*)		
AV-Block III°	FU bis zur effektiven Therapie (danach *s. Patienten nach SM*)		
LSB	Keine Einschränkung		
RSB	Keine Einschränkung		
Hemiblock	Keine Einschränkung		
Alternierende SBB mit Bewusstseins-störung	FU bis zur effektiven Therapie (danach *s. Patienten nach SM*)		
Bifaszikuläre SBB mit Bewusstseinsstörung	FU bis zur effektiven Therapie (danach *s. Patienten nach SM*)		
Patienten nach SM			

– nicht SM-abhängig und keine Synkopen-anamnese	FU für 1 Woche		
– SM-abhängig oder Synkopenanamnese	FU für 1 Woche	FU für 3 Monate	
Abkürzungen: **FG**: Fahrgeeignetheit, **FU**: Fahrungeeignetheit, **SVES**: Supraventrikuläre Extrasystole, **AVNRT**: AV-Knoten-Reentry-Tachykardie, **EAT**: Ektope atriale Tachykardie, **WPW**: Wolff-Parkinson-White-Syndrom, **SA**: Sinuatrialer Block, **LSB**: Linksschenkelblock, **RSB**: Rechtsschenkelblock, **SBB**: Schenkelblockbilder, **SM**: Schrittmacher			

19.2 Empfehlungen zur Fahreignung bei ventrikulären Arrhythmien

	Privatfahrer	Berufsfahrer: Taxi-/Krankenwagen-fahrer	Berufsfahrer: Lkw-/Busfahrer
Patienten ohne strukturelle Herzerkrankung			
VES	Keine Einschränkung		
Nicht anhaltende VT ohne Bewusstseins-störung	Keine Einschränkung	Individuelle Entscheidung, i.d.R. FG	
Anhaltende VT ohne Bewusstseinsstörung	Keine Einschränkung *(s. ICD-Sek.prävent.)*	In individueller Abwägung, ggf. FG *(s. ICD-Sekundärprävention)*	
VT/VF mit Bewusstseinsstörung	*(s. ICD-Sekundärprävention)*		
Patienten mit struktureller Herzerkrankung			
VES	Keine Einschränkung		
Anhaltende VT mit/ohne Bewusstseinsstörung	*(s. ICD)*		
VF	*(s. ICD)*		
Nicht anhaltende VT			
– mit Bewusstseins-störung	Individuelle Entscheidung (ggf. ICD)		
– ohne Bewusstseins-störung	Individuelle Ent-scheidung, i.d.R. FG	Individuelle Entscheidung, i.d.R. FU	
Abkürzungen: **FG**: Fahrgeeignetheit, **FU**: Fahrungeeignetheit, **VES**: Ventrikuläre Extrasystolen, **VT**: Kammertachykardie, **VF**: Kammerflimmern			

19.3 Empfehlungen zur Fahreignung nach ICD-Implantation

	Privatfahrer	Berufsfahrer: Taxi-/Krankenwagen-fahrer	Berufsfahrer: Lkw-/Busfahrer
Patienten mit ICD			
Sekundärprävention			
VT ohne Synkope	FU für 1 Monat	Evtl. FG nach 1 Mon.	i.d.R. FU

Nach VT/VF-assoziierter Bewusstlosigkeit	FU für 3 Monate	i.d.R. FU	
Primärprävention	FG 1 Woche nach Implantation	Bei KHK i.d.R. FU. Bei DCM i.d.R. FG 1 Woche nach Implantation	i.d.R. FU
Patienten, die eine ICD-Implantation verweigern			
Sekundär-prophylaktisch			
– ohne Bewusstseins-minderung	FG	i.d.R. FG	FU
– mit Bewusstseins-minderung	FG nach 6 Monaten ohne Bewusstseins-minderung	FU	
Primärprophylaktisch	FG	Bei KHK i.d.R. FU. Bei DCM i.d.R. FG	FU
Nach Aggregatwechsel	FU für 1 Woche	Evtl. FU für 1 Woche	FU
Nach Sondenwechsel	Keine Empfehlung		
ICD-primärpräventiv	FU für 1 Woche	Evtl. FU für 1 Woche	FU
ICD-sekundärpräventiv	FU für 1 Monat	Evtl. FU für 1 Monat	FU
Nach adäquatem Schock	FU für 3 Monate ohne erneuten adäquaten Schock. Nach asymptomatischem Schock ggf. individuelle Entscheidung	FU mind. 1 Jahr ohne erneuten adäquaten Schock. Nach asymptomatischem Schock ggf. individuelle Entscheidung	FU
Abkürzungen: FG: Fahrgeeignetheit, FU: Fahrungeeignetheit, ICD: Intrakardialer Kardioverter-Defibrillator, VT: Kammertachykardie, VF: Kammerflimmern			

Wird der arrhythmogene Tod durch den ICD verhindert, so wird er in einen nicht arrhythmogenen Tod (Herzinsuffizienz) „konvertiert". Im Langzeitverlauf nach einem Myokardinfarkt sinkt das Risiko für ein rapides Fortschreiten der Herzinsuffizienz, während aufgrund des weiter bestehenden arrhythmogenen Substrats das Risiko für einen arrhythmogenen Tod über mehrere Jahre hinweg nicht weiter abnimmt.

Aus diesen Gründen empfehlen die **Leitlinien zur ICD-Therapie** eine **Implantation frühestens 40 Tage nach Infarkt**. Vor der Implantation wird in den ESC-Leitlinien 2015 eine nochmalige Überprüfung der Auswurffraktion unter einer optimierten Herzinsuffizienztherapie empfohlen. Das hohe Risiko des PHT lässt sich in dieser frühen Infarktphase durch eine tragbare **Defibrillatorweste (WCD)** verhindern (*s. Teil B: Kap. 9.3, Seite 117*).

ESC-Empfehlungen zur ICD-Therapie im akuten Infarktstadium < 40 Tage	EmG	EvG
Bei Patienten lässt sich nach einer ICD-Implantation in der frühen Postinfarktphase (innerhalb von 40 Tagen) bei reduzierter LV-Funktion (LVEF < 35 %), Herzinsuffizienz NYHA II und III und reduziertem autonomem Tonus kein positiver Effekt auf die Gesamtmortalität nachweisen.	III	B

2013 wurden von amerikanischen Fachgesellschaften die Kriterien für eine ICD-Therapie veröffentlicht (Russo et al., 2013). Darin finden sich bei Vorliegen einer besonderen Risikokonstellation auch Empfehlungen zu einer ICD-Implantation in der frühen Infarktphase (innerhalb von 40 Tagen). Eine Indikation wird nach *Appropriate Use Criteria* mit einem Score von 1–9 Punkten bewertet und führt zu einer Einteilung in drei Evidenzklassen.

Appropriate Score	Evidenzklasse
7–9 Punkte	**A** *(„appropriate care")* Die Vorteile der Therapie überwiegen eindeutig, als adäquate Therapie empfohlen
4–6 Punkte	**M** *(„may be appropriate care")* Auf dem Stand der Datenlage bezüglich des Nutzen-Risiko-Verhältnisses eine mögliche Therapie
1–3 Punkte	**R** *(„rarely appropriate care")* Keine sichere Datenlage zum Nutzen-Risiko-Verhältnis, nur in Ausnahmefällen eine akzeptierte Option

Empfehlungen zur ICD-Therapie nach den „Appropriate Use Criteria"	Score
Für Patienten nach akutem Infarkt, LVEF < 30 % wird bei nichtanhaltenden VT mit induzierbaren VT durch programmierte Ventrikelstimulation eine ICD-Implantation als adäquate Therapie empfohlen.	7–8 Punkte
Für Patienten mit akutem Infarkt und erfolgter Revaskularisation, LVEF = 30–40 % wird bei nichtanhaltenden VT mit induzierbaren VT durch programmierte Ventrikelstimulation eine ICD-Implantation als adäquate Therapie empfohlen.	7 Punkte
Für Patienten mit akutem Infarkt und vorbestehender LV-Dysfunktion durch ischämische oder nicht-ischämische Kardiomyopathie (LVEF < 30–35 %) wird eine ICD-Implantation als adäquate Therapie empfohlen.	8–9 Punkte

2014 wurden in einer Zusammenarbeit der amerikanischen und internationalen Fachgesellschaften über die bestehenden Empfehlungen für eine ICD-Therapie hinaus für Patienten, die in den klinischen Studien nicht eingeschlossen oder nur unzureichend repräsentiert waren, weiterführende Ergänzungen vorgenommen (Kusumoto et al., 2014). Neue Empfehlungen wurden für folgende Patientengruppen mit dem jeweiligen speziellen Risikoprofil formuliert:

- Patienten innerhalb von < 40 Tagen nach einem Myokardinfarkt
- Patienten innerhalb von 90 Tagen nach einer Revaskularisation mit einer eingeschränkten LV-Funktion und mit vorbestehenden Kriterien zur primärpräventiven Implantation eines ICD
- Patienten in den ersten 9 Monaten nach der Erstdiagnose einer nicht-ischämischen Kardiomyopathie

20.1.1.2 Primärprävention im chronischen Verlauf nach Myokardinfarkt

Wichtige Daten:

- **Im chronischen Verlauf nach Myokardinfarkt** (definiert als > 40 Tage nach einem MI, keine Revaskularisation innerhalb der letzten 3 Monate) wurden in den großen ICD-Studien zur Stratifizierung des Risikos eines PHT meist nur Patienten mit zwei Einschlusskriterien aufgenommen:
  - Einschränkung der LV-Funktion (LVEF zwischen 30 % und 40 %)
  - Herzinsuffizienz nach NYHA-Klassifikation

  Nicht eingegangen in die Risikostratifikation sind:
  - Häufigkeit ventrikulärer Extrasystolen (wird inzwischen berücksichtigt), nicht-anhaltende VT, induzierbare VT / Kammerflimmern und
  - Parameter der autonomen kardiovaskulären Innervation, Spätpotentiale, Ruheherzfrequenz, Herzfrequenzvariabilität, QT-Dispersion.

- **Pathophysiologie der zum PHT führenden Herzrhythmusstörungen**
  Bei der ischämischen Kardiomyopathie treten in der Regel durch das infarktinduzierte Substrat (Narben) Makro-Reentrytachykardien in Form von monomorphen Kammertachykardien auf, die in Kammerflimmern degenerieren können.
- **Stellenwert der programmierten Ventrikelstimulation (PVS) bei ischämischer Kardiomyopathie**
  - Die PVS hat bei ischämischer und nicht-ischämischer Kardiomyopathie keinen hohen Stellenwert mehr.
  - Sie wird von der DGK empfohlen bei Patienten nach Myokardinfarkt (LVEF > 35 %) mit Hinweisen auf eine arrhythmogene Synkope. Bei der Induktion einer monomorphen VT ist eine ICD-Indikation gegeben. Eine Nicht-Induktion oder eine Induktion von VF ist als unspezifische Antwort zu werten. In einem solchen Fall empfiehlt sich eine Behandlung mit einem Betablocker und eine weitere Abklärung mit einem Loop-Rekorder. (Auch Patienten mit einer KHK ohne Myokardinfarkt und eingeschränkter LVEF haben im weiteren Verlauf bei Induktion einer VT durch PVS ein erhöhtes Risiko, spontan eine VT zu entwickeln und am PHT zu versterben.)

ICD-Therapie als Primärprävention des PHT im chronischen Stadium nach Infarkt (≥ 40 Tage und ohne Revaskularisation innerhalb der letzten 3 Mo.)	EmG	EvG
Patienten mit einer LVEF ≤ 35 % bei klinischer Herzinsuffizienz NYHA I–III unter optimierter medikamentöser Therapie, die zum Zeitpunkt der Implantation mindestens 3 Monate bestanden haben soll. Vor der Implantation muss eine Ischämie durch revaskularisierende Methoden behoben werden.	I	A

<table>
<tr><td>Patienten mit einer LVEF ≤ 35 % und hämodynamisch wirksamen VT, ohne einmalige oder vermeidbare Ursache</td><td>I</td><td>A</td></tr>
<tr><td>Patienten mit einer LVEF ≤ 35 % und auslösbaren nichtanhaltenden VT in der EPU, ohne einmalige oder vermeidbare Ursache</td><td>I</td><td>B</td></tr>
<tr><td>Bei Patienten zusätzlich mit QRS-Breite ≥ 120 ms (besser > 150 ms) sollte die Indikation zur Kombination von ICD und CRT (CRT-D) geprüft werden.</td><td>I</td><td>B</td></tr>
<tr><td colspan="3">Allgemeine Empfehlungen:
▶ Die optimierte medikamentöse Behandlung sollte vor der Implantation mindestens 3 Monate lang bestanden haben.
▶ Vor der Implantation muss eine Ischämie durch revaskularisierende Methoden behoben werden.</td></tr>
</table>

20.1.2 Primärprävention des PHT bei nicht-ischämischer Kardiomyopathie

Bei den nicht-ischämischen dilatativen Kardiomyopathien *(s. Teil B: Kap. 10.2.1, Seite 121)* handelt es sich um ein inhomogenes Krankheitskollektiv mit unterschiedlichen Ursachen für das Auftreten der Dilatation.

- Auch bei der DCM treten häufig monomorphe Reentry-Tachykardien auf, darunter Bundle-Branch-Reentry-VT unter Einbeziehung der intraventrikulären Reizleitung, sowie VES und nichtanhaltende VT

- Induzierbar sind ventrikuläre Tachyarrhythmien und Kammerflimmern durch eine programmierte Ventrikelstimulation (PVS) bei Patienten mit einer anhaltenden monomorphen VT und/oder Synkope.
  - Nicht induzierbar sind sie bei den meisten Patienten mit nichtanhaltenden VT, mit Tachykardien nach überlebtem PHT und bei Patienten ohne spontane ventrikuläre Rhythmusstörungen.
  - Die Induktion einer monomorphen VT gestattet keine Rückschlüsse auf ein erhöhtes Risiko und zieht keine Empfehlung zu einer ICD-Implantation nach sich. Wohl aber gibt sie Hinweise auf die Möglichkeit einer Ablationsbehandlung.
  - Bei Synkopen trägt eine PVS lediglich zur Unterscheidung zwischen einer bradykarden und tachykarden Form bei.

- Etwa 30 % der Patienten mit einer nicht-ischämischen dilatativen Kardiomyopathie versterben an einem PHT.
  - Eine Risikostratifizierung ist für diese Patienten schwierig: eine programmierte Stimulation ist wenig hilfreich. Das Risiko für einen PHT steigt mit dem Ausmaß der Dilatation des LV von 15 % auf ca. 60 % an, bei schlechter Pumpfunktion überwiegt der Tod infolge Herzinsuffizienz.
  - Die medikamentöse Prophylaxe mit Amiodaron ist bei Patienten mit einer LVEF < 35 % ineffektiv.
  - In der DANISH-Studie (Kober et al., 2016) wurde bei Patienten mit einer symptomatischen nicht-ischämischen Herzinsuffizienz (LVEF < 35 %, NT-proBNP-Wert > 200 pg/ml) der Einfluss einer ICD-Implantation auf die Mortalität untersucht. In beiden Gruppen wurde unabhängig vom ICD bei einer NYHA-Klasse IV ein CRT-System geplant.

Ergebnis:
- Trotz einer Halbierung der Rate eines plötzlichen Herztodes fand sich keine signifikante Abnahme der Gesamtmortalität und der kardiovaskulären Todesrate. Die Ergebnisse waren unabhängig von der Implantation eines CRT-Systems. Eine Ausnahme fand sich in der Subgruppe der jüngeren Patienten (< 68 Jahre), die durch einen ICD einen Überlebensvorteil hatten.

Therapieempfehlung:
- Bei den Patienten mit einem Alter < 68 Jahre sollte eine prophylaktische ICD-Implantation erwogen werden (nach einer Erkrankungsdauer seit Diagnosestellung von mindestens 3 Monaten unter einer optimierten medikamentösen Behandlung zur Verbesserung der LV-Funktion).
- Bei allen Patienten mit Herzinsuffizienz (LVEF < 35 %) sollte eine optimale medikamentöse Behandlung erfolgen und die Indikation zur Implantation eines CRT-Systems überprüft werden.

Empfehlungen zur Primärprävention des PHT bei Patienten mit nicht-ischämischer Kardiomyopathie (Dilatativer Kardiomyopathie)	**EmG**	**EvG**
Patienten mit hämodynamisch instabilen VT/VF und einer Lebenserwartung von ≥ 1 Jahr	I	A
Patienten mit einer LVEF ≤ 35 %, unter optimierter medikamentöser Behandlung über mindestens 3 Monate mit/ohne symptomatische ventrikuläre Extrasystolie oder nichtanhaltende VT (ESC-Leitlinien Ventrikuläre Arrhythmien und Prävention PHT 2015; Deneke et al., 2016)	Ib	B

20.1.3 Primärprävention des PHT bei seltenen Erkrankungen mit PHT-Risiko

Ventrikuläre Arrhythmien mit einem Risiko für einen PHT kommen außer bei den genannten häufigen Erkrankungen (koronare Herzkrankheit, DCM) auch bei mehreren seltenen kongenitalen und erworbenen Erkrankungen vor. Wegen der nur kleinen Patientenzahlen gibt es für diese Gruppe der seltenen Erkrankungen mit dem Risiko eines PHT keine größeren prospektiven randomisierten Studien mit Empfehlungen zu einer ICD-Therapie.

Eine Risikostratifizierung ist sehr schwierig.
- ▶ Die Risikostratifizierung basiert auf Erfahrungen und Ergebnissen kleinerer retrospektiver Studien und Register.
- ▶ Daneben wurde für diese Patientengruppe in Übereinstimmung mit den Leitlinien für die Primärprophylaxe des PHT bei Patienten mit Myokardinfarkt und dilatativer Kardiomyopathie folgende Indikation zur ICD-Therapie angeraten:

Empfehlungen zur Primärprävention des PHT	**EmG**	**EvG**
Für eine generelle Primärprävention des PHT durch ICD-Therapie besteht bei diesen Erkrankungen keine Indikation.	III	
Eine Primärprävention des PHT kann im Einzelfall durch ICD-Implantation erfolgen, soweit diese eine individuelle Risikoeinschätzung auch unter besonderer Beachtung der Familienanamnese sinnvoll erscheinen lässt.	IIa–IIb	

Empfehlungen zur Sekundärprävention des PHT		
Eine ICD-Implantation ist indiziert bei einem überlebten PHT, bei anhaltenden symptomatischen und asymptomatischen ventrikulären Arrhythmien und bei Synkopen unklarer Genese mit induzierbarer ventrikulärer Tachyarrhythmie.	I	A
Bei unklaren Synkopen und negativer EPU sollte bei hoher Wahrscheinlichkeit arrhythmogener Genese die ICD-Indikation gestellt werden.	IIa	B
Besonderheiten für die betroffenen Krankheitsbilder werden im speziellen Teil genannt		

20.1.3.1 Autoimmunerkrankungen

Aus der Gruppe der seltenen Kardiomyopathien haben nur die **kardiale Sarkoidose** und die **Riesenzellmyokarditis** eine klinische Bedeutung.

Kardiale Sarkoidose	**Granulomatöse infiltrative Erkrankung** mit nicht seltener Mitbeteiligung des Herzens ▶ Hohe Mortalität ▶ Hohes Risiko für einen PHT ▶ Das Risiko lässt sich durch EPU beurteilen
	Therapie ▶ ICD-Implantation: Primärprävention, auch ohne linksventrikuläre Dysfunktion (Empfehlung Klasse IIa/Level C) ▶ SM-Indikation: bei gelegentlichen höhergradigen AV-Blockierungen
Riesenzellmyokarditis	**Seltene Myokarditis** unklarer Ursache. Histologisch lymphozytär-monozytäre Infiltrate mit auffälligen mehrkernigen Riesenzellen. Progrediente Herzinsuffizienz, hohe Mortalität
	Therapie ▶ ICD-Indikation: Primärprävention (Empfehlung Klasse IIa/Level C) ▶ Häufig Herztransplantation

20.1.3.2 Vitien

Erworben	**Aortenklappenstenose (AS)** Erhöhtes PHT-Risiko bei fortgeschrittener symptomatischer AS infolge ventrikulärer Tachyarrhythmien, das Substrat persistiert auch nach einer Operation. Die schweren Verläufe einer AS werden durch die operative Behandlung (TAVI) seltener. Häufig Indikation einer ICD-Therapie.
Angeboren	**Ventrikuläre Makro-Reentry-Tachykardien** ▶ Fallot´sche Tetralogie ▶ Ventrikelseptumdefekt ▶ Transposition der großen Arterien ▶ Pulmonalstenose Komplikationen bei angeborenen Vitien durch ventrikuläre Rhythmusstörungen werden bei frühzeitiger Operation kaum mehr beobachtet.
	Therapie ▶ Ablationsbehandlung (1. Wahl): Erfolgsrate 90–95 % ▶ Selten Indikation einer ICD-Implantation (ESC-Leitlinien Ventrikuläre Arrhythmien und Prävention PHT 2015; Deneke et al., 2016)

20.1.3.3 Kongenitale arrhythmogene Erkrankungen

Es handelt sich um eine kleine Gruppe angeborener elektrischer und struktureller Kardiomyopathien mit dem Risiko eines PHT bereits bei Kindern und Jugendlichen.

Myokardiale Erkrankungen	▶ Hypertrophische (obstruktive) Kardiomyopathie (HCM, HOCM; *s. Teil B: Kap. 10.3, Seite 123*) ▶ Arrhythmogene rechtsventrikuläre Kardiomyopathie (ARVCM; *s. Teil B: Kap. 10.4, Seite 125*)
Primär Elektrische Erkrankungen	▶ Brugada-Syndrom *(s. Teil B: Kap. 10.6.1, Seite 128)* ▶ Katecholaminerge polymorphe ventrikuläre Tachykardie (CPVT; *s. Teil B: Kap. 10.6.2, Seite 130*) ▶ Angeborenes Long-QT-Syndrom *(s. Teil B: Kap. 10.7.1, Seite 131)* ▶ Kurzes QT-Syndrom *(s. Teil B: Kap. 10.8, Seite 133)*

- Eine Besonderheit sind **medikamentöse Therapieoptionen**, die bei einigen kongenitalen arrhythmogenen Erkrankungen das Risiko für einen PHT senken können.
- Nach den Leitlinien ist eine **vollständige nicht-invasive und invasive kardiologische Diagnostik** mit einer ausführlichen Familienanamnese erforderlich. Häufig sind zusätzliche spezielle Untersuchungen indiziert (z. B. genetische Analyse, elektrophysiologische Untersuchung, Kardio-MRT).
- Bereits bei der Indikationsstellung der ICD-Therapie müssen die **Besonderheiten des jungen Patientenkollektivs** beachtet werden:
  - Größere **operative Schwierigkeiten** bestehen bereits bei der Erstimplantation.
  - Aufgrund des Wachstums und der körperlichen Aktivitäten sind häufiger als im Durchschnitt **Elektrodenkomplikationen** mit Revisionsoperationen zu erwarten. Ein regelmäßiger Aggregataustauch ist meist lebenslänglich erforderlich.
  - Dazu kommt eine erhebliche Beeinträchtigung der jungen Patienten durch **häufige inadäquate Schocks.** (Die Zahl inadäquater Schocks liegt in der deutschen Jahresstatistik in den ersten Jahren nach einer primärprophylaktischen ICD-Implantation deutlich über der Zahl adäquater Schocks und wird meist ausgelöst durch SVT und Elektrodenprobleme.)

Daher empfiehlt es sich bei jungen Patienten die Indikation zur ICD-Implantation in Zusammenarbeit mit einem Kinderkardiolgen zu überprüfen. Die Implantation sollte in einem spezialisierten Zentrum durchgeführt werden.

20.1.3.3.1 Myokardiale Erkrankungen

Hypertrophische Kardiomyopathie (HCM, HOCM)

Die hypertrophische Kardiomyopathie *(s. Teil B: Kap. 10.3, Seite 123)* ist eine genetisch determinierte Erkrankung mit Myokardhypertrophie, bei 25 % der Patienten mit einem intraventrikulären Druckgradienten zwischen Spitze und Ausflusstrakt des LV.

Die hypertrophische Kardiomyopathie tritt bei < 0,2 % der Bevölkerung auf und ist bei jungen Patienten die häufigste Grunderkrankung mit einem PHT als erstem Symptom.

Das Hauptrisiko für einen PHT wird durch folgende Faktoren bestimmt:

- Plötzlicher Herztod in der Familie, Synkope, Septumdicke > 30 mm, pathologischer Belastungsblutdruck sowie nicht anhaltende VT

▶ Auf weitere Risikofaktoren hat die ESC 2014 hingewiesen: jüngeres Lebensalter, Größe des linken Vorhofs, Obstruktion des linken Ausflusstrakts.

Indikation einer ICD-Therapie zur Prävention des PHT	EmG	EvG
▶ Primärprävention kann im Einzelfall durch ICD-Implantation erfolgen, soweit die individuelle Risikoeinschätzung mit ≥ 2 der o. g. PHT-Risikofaktoren dies sinnvoll erscheinen lässt (ESC-Leitlinien Ventrikuläre Arrhythmien und Prävention PHT 2015; Deneke et al., 2016)	IIa	B
▶ Sekundärprävention *(s. Teil B: Kap. 10.3, Seite 123)* • Bei überlebtem Herzstillstand • Bei spontan auftretenden, anhaltenden wirksamen VT	I	B

Arrhythmogene rechtsventrikuläre Kardiomyopathie (ARVC)

Die ARVC ist eine genetisch determinierte Erkrankung des RV mit progressiver lokalisierter oder generalisierter Degeneration und Atrophie des Myokards und einem nachfolgenden Ersatz durch Fett- und Bindegewebe *(s. Teil B: Kap. 10.4, Seite 125)*.

Die Erkrankung führt zu einem PHT bevorzugt vor dem 35. LJ. (0,1–0,3 %/a, in 10 Jahren 5–25 %).

Das Risiko für einen PHT wird durch folgende Risikofaktoren bestimmt:
Männliches Geschlecht, Alter bei der Diagnose < 5 J., dilatierter RV, linksventrikuläre Mitbeteiligung, Synkope (begünstigt durch Sport, meist im jüngeren Alter), nicht anhaltende VT und familiärer PHT vor dem 35. LJ.

Empfehlungen zur Primärprävention des PHT	EmG	EvG
Patienten mit anhaltender VT oder VF	I	C
Patienten mit hämodynamisch schlecht tolerierten VT oder VF trotz antiarrhythmischer Rezidivprophylaxe mit einem Betablocker oder Klasse-III-Antiarrhythmikum (ESC-Leitlinien Ventrikuläre Arrhythmien und Prävention PHT 2015; Deneke et al., 2016)	IIa	B
Patienten mit ausgeprägter Erkrankung (höhergradige RV-Dysfunktion, LV-Beteiligung mit Herzinsuffizienz), VT oder VF, Induzierbarkeit bei der EPU	IIa	B
Patienten mit einem oder mehreren der bekannten Risikofaktoren	IIb	C
Empfehlungen zur Sekundärprävention des PHT		
Patienten nach überlebtem PHT	I	C
Patienten mit ungeklärter Synkope	IIa	C
Nach dem *Expert Consensus Statement 2013* (Kusumoto et al., 2014; *s. Kap. 20.1.1.1, Seite 191*) empfiehlt sich ohne weitere Beurteilung von Risikoparametern die ICD-Implantation gemäß Kriteriengruppe A (7 Punkte nach dem AUC-Score).		

Die Komplikationsrate nach ICD-Implantation ist im Langzeitverlauf wegen der fortschreitenden myokardialen Degeneration mit Abnahme der Signalamplitude und Zunahme der Defibrillationsschwelle hoch.

20.1.3.3.2 Primär elektrische Erkrankungen

Brugada-Syndrom

Das Brugada-Syndrom ist eine genetisch determinierte Ionenkanalerkrankung mit einem Risiko für Synkopen und einen PHT bereits bei Kindern und jungen Erwachsenen *(s. Teil B: Kap. 10.6.1, Seite 128)*. Die Diagnose wird aus dem Ruhe-EKG gestellt.

Medikamente können die Prognose eines Brugada-Syndroms nicht verbessern, wohl aber ein Brugada-Syndrom induzieren (z. B. Ajmalin, Flecainid).

Ein PHT bei asymptomatischen Patienten, ein spontanes Brugada-EKG und die Induzierbarkeit von VT beim Brugada-Syndrom werden widersprüchlich kommentiert:

- Die Konstellation stellt nach den Daten eines großen Registers keinen unabhängigen Risikoprädiktor für einen PHT dar.
- Im Kollektiv der Brugada-Brüder wurde die Induzierbarkeit der VT als unabhängiger Risikofaktor identifiziert.
- Umstritten bleibt die von Brugada erhobene Forderung einer prophylaktischen Implantation eines ICD.

Empfehlungen zur Primärprophylaxe des PHT	EmG	EvG
Brugada-EKG Typ 1 und PHT in jungen Jahren in der Familienanamnese (nicht allgemein anerkannt)	IIa	C
Brugada-EKG Typ 1 mit VT	IIa	C
Brugada-EKG Typ 1 und Induzierbarkeit von VT/VF	IIB	C
Medikamenteninduziertes Typ-1-EKG bei positiver Familienanamnese für einen PHT	III	
Empfehlungen zur Sekundärprophylaxe des PHT		
Brugada-EKG Typ 1 nach einem PHT und/oder spontanen oder provozierten anhaltenden VT	I	C
Brugada-EKG Typ 1 und anhaltende VT mit und ohne Synkope	IIa	C
Brugada-EKG Typ 1 mit induzierbarem VF bei der EPU	IIb	C

Katecholaminerge polymorphe ventrikuläre Tachykardie (CPVT)

Die CPVT ist eine genetisch determinierte Ionenkanalerkrankung, die durch adrenerg induzierte bidirektionale und polymorphe ventrikuläre Tachykardien gekennzeichnet ist *(s. Teil B: Kap. 10.6.2, Seite 130)*.

Sie tritt bevorzugt bei Kindern und Jugendlichen auf (selten vor dem 2. LJ., meist in der 1. und 2. Lebensdekade). Wichtigstes klinisches Merkmal sind Synkopen bei körperlicher Anstrengung und emotionalem Stress. Im EKG treten zunächst häufige VES auf, die über eine bidirektionale Tachykardie in polymorphe VT und VF übergehen.

Risikostratifizierung:
Jugendliches Alter, überlebter PHT, fehlende Betablockertherapie

Empfehlungen zur Behandlung
Bei Patienten mit nichtanhaltenden VT unter Therapie mit Betablockern (ggf. in Kombination mit Flecainid), auch ohne Betablocker-Therapie
Nach einem PHT, einer Synkope oder einer polymorphen/bidirektionalen VT wird zusätzlich zur Betarezeptorenmedikation mit oder ohne Flecainid eine ICD-Implantation empfohlen (Empfehlung Klasse I/Level C)
Bei Ablehnung oder bei Vorliegen einer Kontraindikation der ICD-Therapie oder bei rezidivierenden ICD-Schocks empfiehlt sich eine medikamentöse Behandlung mit einem Betarezeptorenblocker in Kombination mit Flecainid (Klasse IIa/Level C)
Bei Patienten mit häufigen ICD-Therapien unter Betablocker-Medikation sollte eine linksseitige kardiale sympathische Denervierung erwogen werden (Klasse IIb/Level C)

Angeborenes Long-QT-Syndrom

Häufigste Ionenkanalerkrankung (Prävalenz 1 : 2000) mit meist intermittierend verlängerter frequenzkorrigierter QT-Zeit (QTc-Zeit) und Torsade-de-pointes-Tachykardien, klinisch mit Präsynkopen, Synkopen und PHT *(s. Teil B: Kap. 10.7.1, Seite 131)*.

Risikostratifizierung:
Kindliches Alter (< 5 Jahre), spezifischer Genotyp, QT-Zeit > 500 ms, Synkopen (insbesondere unter Betarezeptorenmedikation).

Therapie: Medikamentöse Behandlung mit Betarezeptorenblockern (muss nach ICD-Implantation fortgesetzt werden)

Empfehlungen zur Primärprävention des PHT	EmG	EvG
Patienten mit familiär gehäuftem PHT	IIb	B
Asymptomatische Patienten mit einem erhöhten Risiko (QT-Zeit ≤ 480 ms, LQT-2- oder LQT-3-Syndrom oder Risiko-Score > 3 Punkte)	IIa	B
Empfehlungen zur Sekundärprävention des PHT		
Nach überlebtem PHT oder nach einer Synkope bei einer QT-Zeit ≥ 460 ms	I	B
Nach einer Synkope unter Betarezeptorenmedikation	IIa	B

Komplikationen nach ICD-Implantation:
Häufige inadäquate ICD-Schocks (zumeist ausgelöst von einem T-Wellen-Oversensing mit Sinustachykardien, atrialen Tachykardien und Vorhofflimmern).

Short-QT-Syndrom

Sehr seltene Ionenkanalerkrankung, QTc-Zeit < 360 ms *(s. Teil B: Kap. 10.8, Seite 133)*

Die Autoren der ESC-Leitlinien 2015 nehmen wegen schlechter, unklarer Datenlage zu dieser Erkrankung nicht Stellung. Es wird daher auf frühere Empfehlungen verwiesen:

Medikamentöse Behandlung:
Chinidin verlängert die QT-Zeit und vermindert die Zahl der häufigen ICD-Schocks durch Suppression von VT und Vorhofflimmern.

Empfehlungen zur Primärprävention des PHT	EmG	EvG
Patienten mit einer QTc-Zeit < 340 ms	I	C
Patienten mit einer QTc-Zeit < 360 ms und mindestens 1 der folgenden Kriterien: Bestätigung der Genmutation, PHT in der Familienanamnese, PHT in der Familie im Alter < 40 Jahre, Z. n. PHT	IIa	C
Empfehlungen zur Sekundärprävention des PHT		
Überlebter Herztod oder dokumentierte VT ohne Synkope	I	C

20.2 Sekundärprävention des plötzlichen Herztodes

Als Sekundärprävention wird die Implantation eines ICD bei Patienten bezeichnet, die bereits einen Herzstillstand, eine schwere hämodynamische Beeinträchtigung oder eine Synkope aufgrund einer ventrikulären Tachyarrhythmie überlebt haben.

Mehr als 90 % aller PHT-Fälle treten infolge ventrikulärer Tachyarrhythmien (VT/ VF) auf
- bei Patienten mit einer strukturellen Herzerkrankung (ischämische und nicht-ischämische Kardiomyopathien) und
- bei Patienten mit angeborenen Ionenkanaldefekten *(s. Teil B: Kap. 6.3.1.2, S. 103)*.

Bei etwa 50 % der Patienten (insbesondere jüngeren Alters), die an einem PHT versterben und bei denen keine Herzkrankheit bekannt war, wird in den neuen ESC-Leitlinien 2015 postmortal eine DNA-Analyse empfohlen, um betroffene Verwandte zu identifizieren *(s. Teil B: Kap. 10.9, Seite 134)*.

20.2.1 Rezidivrisiko nach PHT

Nach einem überlebten PHT müssen folgende Fragen abgeklärt werden:
- Auslösende kardiale Erkrankung
- Transienter Auslöser des PHT-Ereignisses
- Abschätzung des Risikos für ein Rezidiv

Abklärung der auslösenden Erkrankung	
Diagnostik	**Anamnese** Wichtig: Familienanamnese (genetische Erkrankung, Fälle von PHT)
	Kardiale Diagnostik Übliche nicht-invasive und invasive kardiale Diagnostik einschließlich Herzkatheter/Koronarangiographie, ggf. EPU, MRT und DNA-Analyse
	EPU ▶ Entbehrlich • wenn die auslösende Rhythmusstörung dokumentiert ist und • wenn eine strukturelle Herzerkrankung vorliegt mit deutlich eingeschränkter LV-Funktion und eindeutiger Indikation zur Implantation eines ICD ▶ Ansonsten vollständige EPU mit Überprüfung der Sinusknotenfunktion, der AV-Leitung, der atrialen Tachykardien (AV-Reentry, WPW mit schneller Überleitung) und der ventrikulären Vulnerabilität

20.2.2 Risikostratifizierung nach einem überlebten plötzlichen Herztod

Überlebende eines PHT weisen innerhalb des 1. Jahres ein Rezidivrisiko um 30 % auf, sofern das Ereignis nicht durch eine vermeidbare oder einmalige Ursache ausgelöst wurde (z. B Herzinfarkt ≤ 48 Std, WPW-Syndrom, Torsade-de-pointes-Tachykardie durch Antiarrhythmika, Hypokaliämie).

In den sekundären Präventionsstudien ließ sich eine hohe Effektivität und Überlegenheit der ICD-Therapie belegen bei:

- Patienten nach überlebtem Herzkreislaufstillstand, einer Synkope oder Präsynkope infolge einer hämodynamisch wirksamen ventrikulären Tachyarrhythmie. Das gilt auch für Patienten, die einen Herzkreislaufstillstand überlebt haben, bei denen die ventrikuläre Tachyarrhythmie nicht dokumentiert werden konnte, der Kreislaufstillstand aber durch eine Defibrillation terminiert wurde.
  - Vor der Implantation muss eine einmalige vermeidbare (reversible) Ursache ausgeschlossen werden.
  - Eine weiterführende Risikoabschätzung ist bei der Sekundärprophylaxe nach einer hämodynamisch instabilen VT nicht erforderlich.
  - Nach der kardialen Abklärung optimierte medikamentöse Behandlung.
  - Allein Patienten mit einer eingeschränkten LV-Funktion (LVEF≤ 35 %) profitierten in den großen Studien von einer ICD-Therapie. Da es sich um retrospektive Analysen handelt, lässt sich daraus nicht ableiten, dass für Patienten mit LVEF > 35 % keine Indikation zur ICD-Therapie besteht. Das Ergebnis der ICD-Implantation ist unabhängig davon, ob die Tachyarrhythmie durch EPU induziert werden konnte.
  - Das Ergebnis der ICD-Implantation ist unabhängig von der kardialen Grunderkrankung und dem Grad der Herzinsuffizienz.
- Patienten mit Herzinsuffizienz und Synkopen haben unabhängig vom Mechanismus der Synkope eine ungünstige Prognose.
  - Bei Patienten mit einer ischämischen CMP, LVEF > 40 % sollte bei einer vermutlich arrhythmogenen Synkope eine EPU durchgeführt werden. Bei Induktion einer anhaltenden monomorphen VT ist eine ICD-Indikation gegeben.
  - Bei Patienten mit nicht-ischämischer CMP, LVEF > 35–40 % und Synkope sollte die ICD-Indikation erwogen werden, ggf. nach einer Abklärung mit einem Loop-Rekorder.
- Bei Patienten mit einer Synkope und induzierbaren VT besteht ein hohes Rezidivrisiko (um 90 %) für eine erneute VT, dadurch haben diese Patienten eine ähnlich schlechte Prognose wie Patienten mit einem überlebten PHT.
- Für die hämodynamisch stabilen anhaltenden (> 30 s) ventrikulären Tachyarrhythmien bei Patienten mit einer kardialen Grunderkrankung liegen weder zum Spontanverlauf noch zur Frage einer Überlegenheit der ICD-Therapie verlässliche Daten vor. Allerdings liegen Gesamtsterblichkeit, Risiko eines PHT (um 50 % innerhalb von 2 J.) und die Ereignisrate in der gleichen Größenordnung wie bei den Patienten mit einer hämodynamisch instabilen VT. Daher sollte die Indikation einer ICD-Implantation individuell entschieden und gegenüber alternativen Verfahren (insbesondere einer Katheterablation) abgewogen werden.

Medikamentöse antiarrhythmische Behandlung
Eine antiarrhythmische Behandlung einschließlich Amiodaron hat bei Patienten mit einer LVEF ≤ 35 % bei Vergleich mit einer ICD-Therapie zu keiner vergleichbaren Senkung der Rezidivrate geführt.

- Amiodaron zeigt sich wohl bei der elektrophysiologischen Testung den Klasse-I-Antiarrhythmika überlegen, dennoch kam es innerhalb von 2 Jahren zu 18 % Rezidiven (Klasse-I-Antiarrhythmika: 31 %).
- Amiodaron wirkt sich auf die Inzidenz des PHT aus, zeigt jedoch keinen Effekt auf die Gesamtmortalität wie ein ICD.
- Amiodaron empfiehlt sich daher nur bei Patienten, die eine ICD-Implantation ablehnen oder aufgrund einer hohen Mortalität eine Kontraindikation für einen ICD aufweisen.
- Amiodaron oder eine Ablationsbehandlung, gelegentlich in Kombination, werden als additive Therapie empfohlen, wenn nach einer ICD-Implantation häufige ventrikuläre Tachyarrhythmien auftreten.

Empfehlungen zur ICD-Therapie bei der Sekundärprävention nach PHT	EmG	EvG
Bei Patienten nach überlebtem Herzkreislaufstillstand, nach einer Synkope oder Präsynkope infolge VT oder VF ohne einmalige oder vermeidbare Ursache unabhängig von der zugrunde liegenden kardialen Erkrankung.	Ia	A
Bei Patienten nach hämodynamisch instabiler VT ohne einmalige oder vermeidbare Ursache.	Ia	
Bei Patienten nach einer Synkope unklarer Ursache in Fällen, bei denen eine VT als Ursache sehr wahrscheinlich, aber nicht dokumentiert ist	IIb	
Bei Patienten mit einer nicht aufgezeichneten Synkope mit einer LVEF ≤ 35 %, nach Ausschluss anderer Ursachen und bei induzierbarer VT		
Bei Patienten mit klinisch bedeutsamer und hämodynamisch wirksamer VT/VF, induzierbar bei elektrophysiologischer Untersuchung	I	A

Keine Indikation einer ICD-Therapie bei der Sekundärprävention nach PHT	EmG	EvG
Patienten mit transienten oder korrigierbaren Ursachen für ihre VT: bei Elektrolytstörungen, proarrhythmischen Medikamenten, medikamentenbedingter QT-Verlängerung, Traumata, myokardialen Ischämien (innerhalb 48 Std nach Indexinfarkt)	III	C
Patienten, die keine Lebenserwartung von mindestens 1 Jahr in einem akzeptablen funktionellen Zustand haben (ACC/AHA)	III	C
Patienten mit unaufhörlicher VT oder VF *(s. Teil B: Kap. 11.4, Seite 136)*	III	C
Patienten mit therapierefraktärer Herzinsuffizienz im Stadium NYHA IV, die keine Kandidaten für eine Herztransplantation oder CRT-D- Therapie sind	III	C
Patienten mit Synkopen unklarer Ursache ohne organische Herzerkrankung und ohne induzierbare VT	III	C
Patienten mit VT oder VF, die einer chirurgischen oder Ablationstherapie zugänglich sind (atriale Arrhythmien bei WPW-Syndrom, RVOT- oder LVOT-VT, idiopathische VT, faszikuläre VT ohne organische Herzerkrankung)	III	C
Alle o. g. Kriterien gelten auch für pädiatrische Patienten und Patienten mit angeborenen Herzfehlern.	III	C

20.2.3 ICD- Implantation bei älteren Patienten

Grundsätzlich gibt es keine allgemein verbindliche Altersbegrenzung für einen ICD.

- In der Literatur finden sich dazu wenige Angaben:
  - In einer Metaanalyse aus 3 randomisierten Studien wurde die Reduktion der Gesamtmortalität und des arrhythmogenen Todes bei ICD-Patienten jünger und älter als 75 Jahre verglichen. Bei den Patienten > 75 J. zeigte sich keine statistisch signifikante Reduktion der Gesamtmortalität oder des arrhythmogenen Todes gegenüber einer Behandlung mit Amiodaron. Die Erklärung lag in der hohen Mortalität durch nicht rhythmogene oder nicht kardiale Ereignisse bei den Patienten > 75 Jahre.
  - Andere Studien konnten für Patienten > 75 Jahre einen gleichen Überlebensvorteil wie für die unter 75-Jährigen zeigen.
- Empfohlen wird bei älteren Patienten eine stärkere Beachtung von Komorbiditäten, insbesondere PAVK, Lungenerkrankungen, Niereninsuffizienz sowie LVEF < 35 %.
- In den Richtlinien von ESC und ACC/AHA wird bei Patienten mit einer Lebenserwartung < 1 Jahr bei Komorbiditäten von einer ICD-Implantation abgeraten.
- Die DGK-Richtlinien dagegen empfehlen eine ICD-Therapie bei therapierefraktärer Herzinsuffizienz ohne Transplantations- oder VAD-Option und bei einer prognostizierten Lebenserwartung von < 2 Jahren.
- Weitere Einschränkungen sind fortgeschrittene Demenz, psychiatrische Erkrankungen, i.v.-Drogenabhängigkeit und Noncompliance zur medikamentösen Behandlung.

21 Spezifika der ICD-Behandlung

Häufigste Ursache eines PHT ist eine ventrikuläre Tachyarrhythmie. Der implantierbare Kardioverter-Defibrillator (ICD) kann diese Rhythmusstörung durch eine Elektrostimulation (antitachykardes Pacing) oder durch eine Schockabgabe terminieren.

Ein ICD besteht aus 2 funktionellen Einheiten:

- Aus einem konservativen Herzschrittmacher mit einer antibradykarden Stimulation
  - Im Einkammersystem erfolgen Wahrnehmung und antibradykarde Stimulation mit 1 Elektrode, die abhängig von der zugrunde liegenden Herzrhythmusstörung im rechten Vorhof oder Ventrikel positioniert wird.
  - Bei einem Zweikammersystem werden 2 Elektroden zu rechtem Vorhof und Ventrikel implantiert.
  - Bei einem Dreikammersystem ist bei Patienten mit einem Linksschenkelblock > 120 ms und Herzinsuffizienz eine Korrektur der Desynchronisation des linken Ventrikels durch eine 3. Elektrode zum linken Ventrikel (kardiale Resynchronisation „CRT-P“, *s. Teil C: Kap. 16, Seite 170*) möglich.
- Im ICD ist neben der antibradykarden Stimulation eine Funktionseinheit zur Detektion und Therapie ventrikulärer Tachyarrhythmien enthalten.
  - Kammertachykardien werden durch eine antitachykarde Stimulation im Ventrikel terminiert (Überstimulation, antitachykardes Pacing „ATP“). Dabei wird eine programmierte Anzahl ventrikulärer Extrasystolen mit einer bestimmten Frequenz und Zykluslänge verabreicht.
  - Kammerflimmern lässt sich durch eine elektrische Schockabgabe über die Elektrode terminieren.

- Ein subkutan implantierbarer Defibrillator (S-ICD) benötigt im Gegensatz zu den herkömmlichen ICD-Systemen keine transvenös zum Herzen führenden und an der Herzwand fixierten Elektrodenkabel *(s. Teil B: Kap. 9.3, Seite 117)*.

21.1 Auswahl zwischen Einkammer-, Zweikammer-, Dreikammer-ICD

Grundsätzlich sind alle drei ICD-Systeme in der Lage, lebensbedrohliche ventrikuläre Tachykardien zu erkennen und zu beenden.

21.1.1 Indikation für einen Einkammer-ICD

- Ein Patient mit der Indikation für ein antibradykardes Einkammer-Schrittmachersystem (ohne Indikation für ein Zweikammersystem oder ein CRT-System) erhält einen Einkammer-ICD.
- Daneben sollten auch Patienten ohne herkömmliche Schrittmacherindikation einen Einkammer-ICD erhalten.

Der Einkammer-ICD hat bei Vergleich mit einem Zweikammer-ICD die Vorteile niedrigerer Kosten, einer längeren Laufzeit, weniger thrombotischer Komplikationen im Bereich des venösen Zugangs, einer geringeren Rate an Sondendislokationen und Sondenausfällen sowie einer geringeren Infektionsrate bei der Implantation.

21.1.2 Indikation für einen Zweikammer-ICD

Ein Zweikammer-ICD ist indiziert, wenn neben einer antibradykarden atrialen oder ventrikulären Stimulation auch eine AV-sequentielle Stimulation notwendig ist. Daneben sollte ein Zweikammer-ICD bei zusätzlichen Anforderungen implantiert werden:

- Vermeidung einer häufigen rechtsventrikulären Stimulation mit der Folge einer Dyssynchronisation der Ventrikelfunktion
  - Eine rechtsventrikuläre Stimulation führt häufig zur kardialen Dekompensation insbesondere bei einer vorbestehenden Herzinsuffizienz. Dies trifft häufiger zu für die Einkammersysteme mit reiner rechtsventrikulärer Stimulation als für die Zweikammersysteme mit Verwendung von Stimulationsalgorithmen zur Vermeidung einer rechtsventrikulären Stimulation.
  - Bei einem vorhersehbaren hohen ventrikulären Stimulationsbedarf und einem Linksschenkelblock im EKG sollte die Indikation zur biventrikulären Stimulation in Form eines CRT-D-Aggregats überprüft werden *(s. Teil C: Kap. 16 „Resynchronisationstherapie", Seite 170)*.
  - Im Langzeitverlauf kommt es bei ICD-Patienten unter einer notwendigen antiarrhythmischen Behandlung (Betablocker, Amiodaron) häufig zu einem Frequenzabfall im Sinusknoten mit chronotroper Inkompetenz. Das gilt besonders für Patienten mit einem Long-QT-Syndrom unter der notwendigen hochdosierten Betarezeptorenmedikation. Ein implantierter Einkammer-ICD würde dann im VVI-Modus die Führung übernehmen. Zusätzlich zur permanenten rechtsventrikulären Stimulation kommt es dabei auch zu einem Verlust der AV-sequentiellen Stimulation mit einem Blutdruckabfall und dem klinischen Bild eines Schrittmachersyndroms. Dies lässt sich durch ein Zweikammersystem vermeiden.
- Vermeidung häufiger inadäquater Schocks (10–40 % der ICD-Patienten)

- Zweikammersysteme können durch die Informationen des Vorhofkanals besser zwischen ventrikulären und supraventrikulären Tachyarrhythmien unterscheiden und damit die Zahl inadäquater ICD-Therapien reduzieren. Dies sollte bereits beachtet werden bei Patienten mit einem anamnestischen Hinweis auf paroxysmale Tachykardien und einer Intoleranz gegenüber einer medikamentösen Blockade der AV-Überleitung.
- Ein Zweikammer-ICD kann darüberhinaus im Vergleich mit einem Einkammersystem langsame Kammertachykardien (Frequenz < 150/min) besser erkennen.

▶ Die in beiden Kanälen getrennt gespeicherten Elektrogramme erlauben dem Arzt eine genauere Erkennung und Programmierung der erforderlichen ICD-Therapie.

21.1.3 Indikation eines subkutan implantierbaren Defibrillators (S-ICD)

▶ Nach den neuen ESC-Leitlinien 2015 sollte ein subkutan implantierbarer Defibrillator als Alternative zu einem transvenösen System erwogen werden bei Patienten mit einer Indikation für einen ICD, bei denen eine antibradykarde und antitachykarde Stimulation und eine Resynchronisationstherapie (CRT) nicht erforderlich sind (Empfehlung Klasse IIa/Level C).

▶ Der subkutane Defibrillator kann erwogen werden bei einem erschwerten venösen ICD-Zugang, nach Entfernung eines transvenösen ICD wegen Infektion oder bei jungen Patienten mit Indikation einer langfristigen ICD-Prophylaxe (Empfehlung Klasse IIb/Level C).

21.1.4 Indikation eines Dreikammer-ICD (CRT-D, biventrikuläre Stimulation)

Die Indikation der Implantation eines CRT-P-Systems ist in *Teil C: Kap. 16 „Resynchronisationstherapie", Seite 170,* ausführlich behandelt. Grundsätzlich wird eine CRT-D-Implantation empfohlen, wenn bei Patienten mit einer Indikation eines CRT-Systems nach den Leitlinien eine ICD-Therapie geplant ist (Empfehlung Klasse I/Level B).

Kritische Anmerkung: Bislang gibt es keine validen wissenschaftlichen Studien zum Vergleich eines CRT-P-Systems mit einem CRT-D-System. Nach Expertenmeinungen ist eine CRT-P-Therapie mit der Verbesserung der LVEF und damit auch der Prognose zumindest vorrangig. Allerdings ist das Ansprechen auf die CRT-Therapie nicht bei allen Patienten gleich stark. Andererseits konnte in vielen Studien eine Abnahme der Gesamtmortalität durch eine CRT-D-Therapie gezeigt werden.

21.2 Begleittherapie nach ICD-Implantation

21.2.1 Medikamentöse Begleittherapie bei ICD-Patienten

Amiodaron ist das bei kardialer Grunderkrankung bevorzugt eingesetzte Antiarrhythmikum, häufig in Kombination mit einem Betablocker.

Therapieziele der antiarrhythmischen Begleittherapie nach ICD-Implantation

▶ Reduktion häufiger VT/VF-Rezidive mit Schocks (im Extremfall als „elektrischer Sturm" auftretend mit multiplen Episoden/Schocks in 24 Std)

- Verlängerung der Periodendauer ventrikulärer Tachykardien. Sie erhöht die Effektivität der antitachykarden Stimulation (ATP) und verhindert Synkopen vor Beginn der Therapieabgabe.
- Verhinderung häufiger inadäquater Schockabgaben infolge SVT (am häufigsten Vorhofflimmern, weniger häufig Sinustachykardien, AV-Knoten-Reentry-Tachykardien). Durch Überschreiten der im ICD programmierten Grenzfrequenz lassen sich die SVT gelegentlich nicht von einer ventrikulären Tachyarrhythmie unterscheiden und lösen eine inadäquate Therapie aus. Die Analyse der im ICD gespeicherten Episoden lässt in der Regel an der SVT morphologische und zeitliche Kriterien erkennen, die durch Anpassung der Detektionskriterien des ICD eine Unterscheidung von interventionspflichtigen ventrikulären Rhythmusstörungen gestattet.
  Praktisches Vorgehen:
  - Aktuell ist eine antiarrhythmische Behandlung erforderlich.
  - Solange kein Programmiergerät vorhanden ist, lassen sich die Therapieabgaben des ICD durch Auflegen eines Magneten blockieren. (In dieser Zeit muss der Patient am Monitor überwacht werden.)
- Akutbehandlung einer unaufhörlichen (incessanten) VT bis zur schnellstmöglichen Ablationsbehandlung *(s. Teil B: Kap. 11.4, Seite 136)*

Nebenwirkungen und unerwünschte Effekte der antiarrhythmischen Medikation

- Proarrhythmische Effekte, insbesondere bei den repolarisationsverlängernden Substanzen der Klasse IA und der Klasse III (Sotalol, nur sehr selten Amiodaron)
- Bradykardisierung mit Auftreten einer rechtsventrikulären Stimulation mit ihren negativen hämodynamischen Auswirkungen. Bei einem Einkammer-ICD kommt es durch den Wegfall der AV-Synchronität zusätzlich zu einem akuten Blutdruckabfall.
- Durch Antiarrhythmika kann die Frequenz einer VT so verlangsamt werden, dass sie unter die Detektionsgrenze des ICD abfällt oder die Abgrenzung gegenüber einer Sinustachykardie verhindert.
- Eine Zunahme der QRS-Breite kann die Unterscheidung zwischen SVT und VT erschweren und über eine verlängerte QT-Zeit zu einem T-Wellen-Oversensing führen.
- Antiarrhythmika (Amiodaron) können die Defibrillationsschwelle erhöhen. (Dies ist durch neuere Aggregate und Sonden selten geworden.) Durch eine Erhöhung der Stimulationsreizschwelle (in erster Linie durch Klasse-IC-Antiarrhythmika) sind ineffektive antitachykarde Stimulationen (ATP) möglich.
- Unter Antiarrhythmika insbesondere der Klasse I und Klasse III (Sotalol) können Torsade-de-pointes-Tachykardien infolge einer Verlängerung des QT-Intervalls ausgelöst oder verstärkt werden, dazu trägt auch eine bradykarde Grundfrequenz bei *(s. Teil B: Kap. 10.7.2, Seite 133)*.

21.2.2 Katheterablation bei ICD-Patienten

Alternativ kann nach einer ICD-Implantation mit häufigen VT an Stelle der medikamentösen antiarrhythmischen Behandlung eine Katheterablation notwendig werden.

21.2.2.1 Katheterablation bei SV-Tachyarrhythmien

- Bei Vorhofflattern sollte die Indikation einer Katheterablation gestellt werden.

- Bei chronischem Vorhofflimmern mit tachykarder Überleitung und unzureichendem Ansprechen auf eine frequenzsenkende medikamentöse Therapie sollte eine AV-Knoten-Modulation oder -Ablation erwogen werden *(s. Teil A: Kap. 3.5.2, Seite 68).*
- Eine Katheterablation sollte bei paroxysmalen SVT (z. B. AVNRT) erfolgen.

21.2.2.2 Katheterablation von ventrikulären Tachykardien

Gehäufte ventrikuläre Tachykardien, die trotz medikamentöser Begleittherapie auftreten können, lassen sich meist auf einen Reentry-Mechanismus zurückführen.

- Bei häufigen ICD-Schocks trotz Antiarrhythmikagabe sollte für Patienten mit einer ischämischen Kardiomyopathie eine Ablationsbehandlung erwogen werden (Erfolgsrate > 75 %; *s. Teil B: Kap. 11, Seite 134*).
- Bei nicht-ischämischer Kardiomyopathie ist die Erfolgsrate wegen des komplexen arrhythmogenen Substrats geringer *(s. Teil B: Kap. 11.3, Seite 136).*
- Langsame ventrikuläre Tachykardien lassen sich vom ICD häufig nur schwer von Sinustachykardien unterscheiden und können zu inadäquaten Therapieabgaben führen. Hier sollte eine Ablationsbehandlung erfolgen.
- Nach den neuen ESC-Leitlinien 2015 sollte bei KHK-Patienten mit ICD eine Katheterablation bereits nach der ersten Episode einer anhaltenden VT in Betracht gezogen werden (Empfehlung Klasse IIa).

21.2.3 Management des elektrischen Sturms und der incessanten VT

Bei Cluster-Arrhythmien oder elektrischem Sturm handelt es sich um mehr als zwei anhaltende ventrikuläre Tachyarrhythmien innerhalt 24 Stunden mit mehr als zwei adäquaten ICD-Therapien (Schocks).

Das dramatische Ereignis erfordert eine unverzügliche stationäre Aufnahme mit einer sofortigen Therapie der zugrunde liegenden ventrikulären Tachyarrhythmien mit:

- Reanimation, EKG-Dokumentation, ICD-Abfrage, Sedierung
- Korrektur auslösender Faktoren (Elektrolytentgleisungen, proarrhythmische Medikamente, Thyreotoxikose z. B unter Einnahme von Amiodaron)
- Therapie der 1. Wahl ist die kombinierte intravenöse Gabe von Betarezeptorenblockern und Amiodaron
- Ausschluss eines akuten Myokardinfarktes, Koronarangiographie, Revaskularisation
- Nach den ESC-Leitlinien 2015 sollte bei der unaufhörlichen („incessanten") VT und bei Patienten mit einem elektrischen Sturm notfallmäßig eine Katheterablation erfolgen. Die Erfolgsrate ist > 90 % (Empfehlung Klasse I/Level B).
- Differentialdiagnostisch sollten Torsade-de-pointes-Tachykardien ausgeschlossen werden, ausgelöst durch Antiarrhythmika (Verlängerung des QT-Intervalls) oder durch eine Herzinsuffizienz.

21.3 Bedeutung von ICD-Interventionen in der Nachbeobachtungszeit

ICD-Interventionen wie adäquate Schocks signalisieren häufig eine bedeutsame Verschlechterung des klinischen Status der Patienten (z. B. Ischämie, Herzinsuffizienz) und führen zu einer Erhöhung der Mortalität.

Nicht selten liegt aber auch ein technisches Problem zugrunde (z. B. Sondenbruch). Ein ICD-Schock sollte daher Anlass zu einer sofortigen Abklärung und Therapie sein. Das gilt in geringerem Ausmaß auch für inadäquate Schocks, die überwiegend durch Vorhofflimmern infolge einer Progredienz der Grunderkrankung ausgelöst werden.

21.4 Komplikationen der ICD-Therapie

Eine ICD-Fehlfunktion stellt für den Patienten eine potentiell lebensbedrohliche Situation dar und erfordert eine umgehende Klärung. Sie lässt sich nach Identifikation der Ursache häufig durch Umprogrammieren beheben. Eine operative Revision steht bei Elektrodendefekten an, seltener auch bei Störungen der Wahrnehmung.

Wichtigste Fehlfunktionen eines ICD:

- Inadäquate Abgabe einer ICD-Therapie
- Unterbleibende Therapie trotz einer ventrikulären Tachyarrhythmie
- Ineffektive Therapieabgabe trotz ventrikulärer Tachyarrhythmie

21.4.1 Inadäquate Therapieabgabe

Eine inadäquate Therapieabgabe ist eine antitachykarde Stimulation oder eine Schockabgabe, die nicht durch eine ventrikuläre Tachyarrhythmie getriggert ist.

Notfallsituation: Wiederholte Schockabgaben in kurzen Abständen

- Durch die schmerzhaften Schockabgaben ist der Patient erheblich psychisch beeinträchtigt.
- Inadäquate Therapien können durch proarrhythmische Effekte den Patienten gefährden.
- Wiederholte ICD-Interventionen können auch durch rezidivierende ventrikuläre Tachyarrhythmien bedingt sein.

21.4.1.1 Inadäquate Therapieabgaben bei supraventrikulären Tachykardien mit schneller AV-Überleitung

Atriale Tachykardien lösen bei einer Überschreitung der programmierten Grenzfrequenz häufig eine ICD-Therapie aus.

Am häufigsten handelt es sich dabei um folgende Formen:

- Vorhofflimmern (häufigste Ursache)
- Sinustachykardie
- AV-Knoten-Reentry-Tachykardien

Form der SVT	Problemlösung/Korrektur
Vorhofflimmern (häufigste Ursache)	Meist Umprogrammieren des ICD
	Falls kein Programmiergerät verfügbar ist, genügt vorübergehend die Auflage eines Magneten unter EKG-Kontrolle. (Für die Dauer der Magnetauflage werden alle Therapien des ICD abgeschaltet; der Patient muss daher überwacht werden.)
Sinustachykardie	Umprogrammieren

AV-Knoten-Reentry-Tachykardie	Tachykardie mit plötzlichem Frequenzanstieg und stabiler Zykluslänge im EKG. Häufig lässt sich die Diagnose erst durch EPU stellen *(s. Teil A: Kap. 4.3, Seite 86).*
	Therapie der paroxysmalen Tachykardie, medikamentös, Ablation

21.4.1.2 Inadäquate Therapieabgaben durch Oversensing (Fehldetektion)

Oversensing ist die Erkennung von Signalen, die nicht wahrgenommen werden sollten, infolge einer zu empfindlichen Einstellung des Wahrnehmungskanals. Bei einer korrekten Einstellung werden die „nützlichen" Herzsignale richtig erkannt und „kleinere" Störsignale kardialen und extrakardialen Ursprungs unterdrückt.

Ursachen von Oversensing	Lösung/Korrektur
Myopotentiale	Muskelpotentiale sind hochfrequente Signale kleiner Amplitude, die sich durch Muskelanspannung, Valsalva-Manöver oder durch forcierte Inspiration provozieren lassen. Sie können vom ICD als VF fehlinterpretiert werden und Schockabgaben auslösen.
	Lösung: Umprogrammieren, gelegentlich Sondenrevision
T-Wellen	T-Wellen-Sensing tritt bei Änderungen der T-Wellen-Amplitude auf, die von der Ventrikelsonde neben dem R-Wellen-Signal wahrgenommen werden (Doppelzählung).
	Lösung: Umprogrammieren. Sofern dies nicht möglich ist, gelegentlich Implantation einer neuen SM-Sonde
P-Wellen	Ein Sensing der P-Wellen durch die ventrikuläre Elektrode ist selten (z. B bei vorhofnaher Platzierung der RV-Sonde).
	Lösung: Umprogrammieren der Sensitivität
Sondendefekte	Führen zu hochfrequenten Störsignalen, die VF vortäuschen und zu meist mehreren Schockabgaben führen
	Lösung: operativer Sondenaustausch
Störungen durch Interferenz	Externe elektromagnetische Signale, die zu einer Interferenz führen, können irrtümlich als VF interpretiert werden und einen Schock auslösen *(s. Kap. 22.1).* ▶ Schockauslösende Geräte Elektrogeräte, Medizinische Geräte (Reizstrom, MRT), Industriell (z. B. Induktionsöfen, Schweißgeräte), Elektronische Diebstahlsicherungssysteme (z. B. Kaufhauseingänge) ▶ Geräte ohne Gefahr Mikrowellenherd, elektrische Rasierapparate, elektrische Zahnbürsten, schnurlose Telefone, weitgehend auch Mobiltelefone

21.4.2 Unterbleibende ICD-Therapie

21.4.2.1 Ausfall der Wahrnehmung von ventrikulären Tachyarrhythmien

Nichterkennung herzeigener Signale durch eine zu unempfindliche Einstellung des Wahrnehmungskanals (Undersensing)

Ursachen von Undersensing	Lösung/Korrektur
Fibrose (Myokard oder an Elektrodenspitze)	▶ Verminderung der Nahfeld-Amplitude mit der Folge eines Undersensing z. B. von VF ▶ Selten auch bei Verminderung der R-Wellenamplitude durch Antiarrhythmika (z. B. Amiodaron, durch neuere Sonden weitgehend behoben)
	Lösung: Umprogrammieren, ggf. Sondenrevision
Elektroden (Dislokation, Dysfunktion)	▶ Auslesen der Speicherelektrogramme während Provokationsmanövern ▶ Überprüfung der Parameter für Sensing, Stimulation und Elektrodenimpedanz
	Lösung: Operative Sondenrevision
Defekt des ICD-Aggregats	Aggregataustausch
Fehlerhafte Programmierung	Überprüfung der Programmparameter, Umprogrammieren

21.4.2.2 Fehlerkennung trotz korrekter Wahrnehmung (Underdetection)

Niederfrequente Kammertachykardie	Eine ICD-Therapie unterbleibt, wenn die Frequenz einer VT unter der Detektionsschwelle der programmierten VT-Zone liegt.
	Ursache niederfrequenter VTs: Herzinsuffizienz NYHA II/III, Ejektionsfraktion des LV <40 %, spontane oder induzierbare VT, Antiarrhythmika der Klasse III.
	Lösung: Umprogrammieren
Atriale Tachykardien	Eine Programmierung von „sensiblen erweiterten" Detektionsalgorithmen im ICD kann dazu führen, dass Ventrikuläre Tachykardien als atrial klassifiziert werden und der ICD keine Therapie abgibt.
	Lösung: Umprogrammieren der Detektionskriterien

21.4.2.3 Zurückhalten der Therapie

Eine ICD-Therapie kann durch ganz verschiedene Ursachen verhindert werden.

Ursachen	Lösung/Korrektur
Magnetwirkung	Aufhebung der Magnetwirkung
Batterieerschöpfung	Primär externe Defibrillation oder Kardioversion einer laufenden ventrikulären Tachyarrhythmie, danach Batterieaustausch
Programmierfehler	Korrektur einer Fehlprogrammierung

21.4.3 Ineffektive ICD-Therapie

Eine frustrane Schockabgabe bei VF ist für den Patienten lebensbedrohlich und muss unverzüglich abgeklärt werden.

21.4.3.1 Ineffektive Schockabgabe

Ursachen	▶ Gerätebezogen: • Kurzschluss im Defibrillationsschaltkreis infolge eines Sondendefekts • Sondendislokation ▶ Patientenbezogen: • Anstieg der Defibrillationsschwelle (Ischämie. Elektrolyte. Antiarrhythmika, insbesondere Amiodaron, mit neueren Elektroden selten geworden) • Anstieg der intrathorakalen Impedanz (Pneumothorax)
Problemlösung	▶ Aktuell: • Bei laufender Tachyarrhythmie externe Defibrillation/Kardioversion ▶ Schnelle Abklärung: • Ausschluss reversibler Ursachen (Ischämie) • Prüfung der Sonde (ggf. Sondenaustausch) • ICD-Defekt? (ggf. Aggregataustausch) • Überprüfung der Defibrillationsreizschwelle (bei Anstieg Umprogrammierung, ggf. zusätzliche Fingerelektrode)

21.4.3.2 Ineffektive antitachykarde Stimulation

Ursachen	Änderung des arrhythmogenen Substrats; Reizschwellenanstieg
Lösung/Korrektur	Modifikation/Umprogrammieren des ATP-Schemas

22 Störsignale bei Herzschrittmachern und Defibrillatoren

Schrittmacher und Defibrillatoren müssen in der Lage sein, die herzeigenen elektrischen Signale niedriger Amplitude und Frequenz zu erkennen und darauf zu reagieren. Signale mit ähnlichen Eigenschaften können zu Funktionsstörungen führen.

22.1 Ursachen von Störsignalen

	Ursprungsort	Interferenzort (Quelle der Interferenz)
Endogene „physiologische" Körpersignale	Muskelartefakte	▶ Myopotentiale
	Kardiale Signale (Fehlerkennung zumeist aus der im Fernfeld liegenden Herzkammer)	▶ Fernfeld-R-Zacken-Wahrnehmung (im Vorhof) ▶ Paroxysmales Atriales Vorhofsensing (VHF) (Wahrnehmung des Vorhofsignals) ▶ Doppelwahrnehmung (im Ventrikel Wahrnehmung von R- und T-Welle)
Externe elektromagnetische Felder	aus dem nicht-medizinischen Bereich	▶ Mobiltelefone ▶ Diebstahlsicherungsanlagen ▶ Geräte am Arbeitsplatz
	aus dem medizinischen Bereich	▶ Ionisierende Strahlungen ▶ Magnetresonanztomographie ▶ TENS-Geräte ▶ Elektrokauter ▶ Kardioversion

22.2 Interferenzen durch externe elektromagnetische Felder

> Die vom Herzen ausgehenden Signale unterscheiden sich morphologisch eindeutig von den technischen Störsignalen, dennoch werden sie bislang von keinem Aggregat sicher voneinander unterschieden.

Grundsätzlich durchlaufen alle elektromagnetischen Signale die Eingangsfilter der Schrittmacheraggregate und werden als „Herzsignal" erkannt, wenn ihre Amplitude eine vorgegebene/programmierte Detektionsschwelle überschreitet.

- ▶ **Diskontinuierliche Störsignale** (gepulst, amplitudenmoduliert)
  - Bei einer Frequenz höher als das Grundintervall des Stimulators werden sie als Herztätigkeit gewertet und **inhibieren das SM-Aggregat**.
  - Bei sehr hoher Frequenz können sie die Tachykardie-Erkennungsfrequenz für VF erfüllen und **lösen beim ICD einen Schock aus**.
- ▶ **Kontinuierliche Signale** blockieren den Wahrnehmungskanal.
  - Ein **SM-Aggregat schaltet** mit Schutzschaltung **auf starrfrequente Stimulation** um.
  - Im ICD wird die antibradykarde Stimulation inhibiert; das hochfrequente Signal wird als hochfrequente Herzfrequenz interpretiert und **löst einen Schock aus**.

22.2.1 Die wichtigsten externen Störfelder für Schrittmacher-/ICD-Patienten

<table>
<tr><th>Störquelle</th><th>Antwort des SM/ICD auf das Störfeld</th><th>Empfehlungen zum Schutz der Patienten</th></tr>
<tr><td rowspan="2">Wechselstrom</td><td colspan="2">Kontakt mit Wechselstrom z. B. über schadhafte Geräte kann zu einer Funktionsstörung des Stimulationssystems führen. Die Nähe von Hochspannungsleitungen ist in der Regel ungefährlich.</td></tr>
<tr><td>▶ Inhibition (SM + ICD)
▶ Inadäquate Therapie (ICD)</td><td>▶ Aufklärung des Patienten</td></tr>
<tr><td rowspan="3">Mobiltelefone</td><td colspan="2">Eine Risikoeinschätzung ist kaum möglich, da viele variable Störmöglichkeiten vorliegen:
▶ Von Seiten des Mobiltelefons: Entfernung zum Aggregat, Sendeleistung, Frequenz und Modus der Übertragung
▶ Vom SM-System aus: Design des Störschutzes, Filter, Verlauf und Isolation der Sonden, Wahrnehmungsempfindlichkeit</td></tr>
<tr><td colspan="2">Mobiltelefone stellen grundsätzlich keine Gefahr für Patienten mit Schrittmachersystemen dar, allein die Entfernung zwischen Telefon und Aggregat sollte 20 cm (auch bei der Aufbewahrung) nicht unterschreiten. Schnurlose häusliche Telefone kurzer Reichweite sind gefahrlos.</td></tr>
<tr><td>▶ Inhibition (SM)</td><td>▶ Sicherheitsabstand zum Aggregat im Stand-by-Modus > 15–20 cm</td></tr>
<tr><td rowspan="2">Diebstahlsicherungsanlagen</td><td colspan="2">Magnetische Felder induzieren im elektrischen Leiter eine elektrische Spannung. Besonders anfällig sind unipolare Sonden und eine Implantation links pektoral. Wichtig ist die Expositionsdauer im magnetischen Feld. Die Störung ist selten und meist nur temporär. Metalldetektoren (z. B. Flughafen) sind ungefährlich.</td></tr>
<tr><td>▶ Oversensing (SM, ICD)
▶ Depolarisation des Myokards durch Induktionsstrom</td><td>▶ Schleusen zügig passieren</td></tr>
</table>

<table>
<tr><td rowspan="2">Elektrokauter</td><td colspan="2">Hochfrequenzchirurgie kann zur Funktionsstörung und Schädigung von Schrittmachersystemen führen. Wichtig ist dabei die relative Position des Aggregats zum Ort der Anwendung, bei unipolarem Kauterisieren/ Elektrochirurgie und Resektionsschlingen zur indifferenten Elektrode.</td></tr>
<tr><td>▶ Defekt des Aggregats durch Zerstörung der Zener-Diode
▶ Reizschwellenanstieg, ggf. Exitblock (Erhitzung der Sonde, myokardiale Nekrose)
▶ Änderung programmierter Parameter
▶ Vorübergehende Störungen infolge Fehlsensing der elektrischen Artefakte (z. B. asynchrone Stimulation, inadäquate antitachykarde Therapie)
▶ Auslösen von VF
▶ Inhibierung der adäquaten Therapie einer Tachykardie (ICD)</td><td>▶ Präoperativ
• SM-Kontrolle (Eigenrhythmus, Schrittmacherabhängigkeit, Dokumentation der Programmparameter, Reiz/ Wahrnehmungsschwelle)
• Bei SM-abhängigen Patienten Umschaltung auf D00/A00/V00-Modus
• Bei ICD Deaktivierung der Tachykardiedetektion und -therapie
▶ Perioperativ:
• EKG-Monitoring, Pulsoxymetrie, Blutdruck, Defibrillationsbereitschaft
▶ Intraoperativ:
• Möglichst bipolar koagulieren
• Bei unipolarem Kauter Strompfad vom Aggregat wegleiten (Separation zwischen Strompfad und Thorax durch zirkuläre Neutralelektrode zwischen OP-Feld und Aggregat)
• Mindestabstand Kauter-Aggregat 15 cm, Elektrokauter nur mit kurzen Bursts, Pausen zwischen den Bursts 5–10 s
▶ Postoperativ
• Kontrolle von SM/ICD mit Programmiergerät (Reiz/ Wahrnehmungsschwellen, Reaktivierung des präoperativen Programms)
• Abschlusskontrolle in 24–48 Std</td></tr>
<tr><td rowspan="2">TENS-/TEMS-Geräte</td><td colspan="2">Interferenz durch transkutane elektrische Stimulation von Nerven oder Muskulatur</td></tr>
<tr><td>▶ Inhibition des SM
▶ Inadäquate ICD-Therapie</td><td>▶ Geräte bei SM/ICD-Patienten kontraindiziert</td></tr>
<tr><td>Externe Kardioversion</td><td colspan="2">Die Abgabe einer hohen Energie in der Nähe des Aggregats kann zu einer Zerstörung der Eingang-Schutzdiode führen, nachfolgend zu einer Schädigung der Elektronik mit Verlust der Programmierbarkeit oder mit Umprogrammieren des Aggregats. Durch Ableitung der Energie über die Elektroden sind am angrenzenden Myokard thermisch bedingte Myokardnekrosen möglich.</td></tr>
</table>

	▶ Irreversible Schädigung, Funktionsverlust mit Exitblock/Asystolie durch Schädigung der Zener-Diode ▶ Permanenter oder vorübergehender Reizschwellenanstieg (z. T. im Intervall) bis zum Exitblock ▶ Wahrnehmungsverlust ▶ Batterieerschöpfung ▶ Umprogrammierung/Verlust der Programmierbarkeit ▶ Umschaltung in Störmodus („power on reset“) ▶ Induktion von Kammerflimmern ▶ Asystolie ▶ Myokardnekrosen	▶ Vor der externen Kardioversion • Abfrage des Implantats mit Programmiergerät • Umprogrammieren der Stimulationsamplituden (bei schrittmacherabhängigen Patienten auf das ≥ 4-fache der Reizschwelle, ansonsten auf das ≥ 2-fache) ▶ Während der externen Kardioversion • Elektroden in anterior-posteriorer Orientierung, mindestens ≥ 8 cm vom Aggregat entfernt • Biphasische Schockabgabe mit aufsteigender Energie (100/150 J je 1x, danach 200 J 2x; bei Vorhofflattern Beginn mit 50 J oder Überstimulation mit dem Programmiergerät) • Wartezeit zwischen 2 Schockabgaben ≥ 2 min (Abkühlung insbesondere der Sonden) • Bei passagerem Stimulationsverlust sofortige Umprogrammierung ▶ Nach der externen Kardioversion • Sofortige Abfrage des Implantats (Batterie, Elektroden-Impedanz, Reizschwelle) • Monitoring des Patienten (EKG/Pulsoxymetrie) über 1 Std nach externer Kardioversion • Weitere Kontrollen mit Abfrage des Implantats vor Entlassung und nach 1 Woche

22.2.2 MRT bei Patienten mit aktiven kardialen Implantaten

Bei ungefähr 50 % der Patienten mit einem aktiven kardialen Implantat wird wegen häufiger Komorbiditäten in der Altersgruppe (Erkrankungen von ZNS, Bewegungsapparat, Herz-Kreislauf-System) eine Magnetresonanztomographie (MRT) erforderlich.

> Bislang galt eine MRT-Untersuchung wegen Wechselwirkungen zwischen den Magnetfeldern und Hochfrequenzimpulsen und den Schrittmacheraggregaten und -sonden als kontraindiziert.

Während der MRT auftretende elektromagnetische Felder und ihre Auswirkungen auf SM- und ICD-Systeme:

- ▶ **Einfache statische Magnetfelder:**
  - Schließen den Reed-Magnetschalter, so dass das Aggregat im „Magnetbetrieb" in einen asynchronen Stimulationsmodus umschaltet (V00- oder D00- Modus). Durch eine „R auf T"-Stimulation kann eine VT ausgelöst werden.
  - Das statische Magnetfeld kann durch Zugkräfte auf die Elektroden und das Aggregat in den ersten 6 Wochen nach Implantation zu einer Dislokation der noch nicht vollständig eingeheilten Sonden führen.
  - Gelegentlich wird ein elektrisches Reset („Backup-Modus" oder „Power on reset") ausgelöst: es kommt zu einem Neustart des Schrittmachers mit asynchroner Basisstimulation, bei dem das Aggregat mit einem Ersatzrhythmus arbeitet und durch Neuprogrammierung wieder zurückprogrammiert werden kann.
- ▶ **Ein Gradienten-Magnetfeld und HF-Impulse**
  induzieren Spannungen im Bereich der Elektrode, die das **Aggregat inhibieren** oder das **Herz direkt stimulieren** können.
  - **Bei nicht schrittmacherabhängigen Patienten**
    - können sie zu einer kurzfristigen asynchronen Stimulation führen oder
    - selten eine Arrhythmie auslösen.
  - **Bei schrittmacherabhängigen Patienten**
    - kann Oversensing zum Stimulationsverlust mit nachfolgender Asystolie führen.
  - **Bei ICD-Patienten** kann das Störsignal durch Fehldetektion (Oversensing) als tachykarde Rhythmusstörung erkannt werden und eine Therapieabgabe auslösen.
- ▶ **Hochfrequenzimpulse des modulierten Radiofrequenzfeldes**
  - können die Sondenspitze erhitzen mit der Folge einer Reizschwellenerhöhung.

In Studien traten in den letzten Jahren die durch die elektromagnetischen Felder befürchteten Komplikationen bei MRT-Untersuchungen bis zu einer Feldstärke von 1 Tesla nicht auf.

Seltene Ausnahmen sind:

- ▶ Ein geringer Anstieg der Reizschwelle (meist passager, gelegentlich erst im Intervall)
- ▶ Eine Umschaltung mit einem Neustart in den „Power-on-reset"-Störmodus (asynchrone Basisstimulation während der MRT-Untersuchung)

Neue MRT-kompatible Systeme

Technische Veränderungen an den Aggregaten und Sonden haben in den letzten Jahren zur Einführung „MRT-kompatibler" Systeme geführt („MR-fähig", „bedingt MR-sicher"). Sie stellen in einer spezifizierten MR-Umgebung unter definierten Bedingungen kein signifikantes Risiko dar.

- ▶ Veränderungen am Aggregat:
  - Verminderung ferromagnetischer Komponenten
  - Ersatz des Reed-Magnetschalters durch einen Sensor
  - Modifikation des Eingangsfilters
- ▶ Veränderungen an den Sonden:
  - Änderung von Innendurchmesser und Wicklung
  - Filterelement an der Sondenspitze

ESC-Leitlinien zur Magnetresonanztherapie bei Patienten mit aktiven kardialen Implantaten	EmG	EvG
Empfehlungen		
Konventionelle kardiale Implantate: Bei Patienten mit konventionellen kardialen Implantaten lässt sich ein MRT (1,5 Tesla) ohne größeres Komplikationsrisiko durchführen, wenn angemessene Vorsichtsmaßnahmen ergriffen werden.	IIb	B
MRT-fähige Herzschrittmachersysteme: Bei Patienten mit MRT-fähigen Herzschrittmachersystemen kann ein MRT mit 1.5 Tesla sicher durchgeführt werden, wenn die Hersteller-Empfehlungen befolgt werden.	IIa	B

Empfohlene Sicherheitsmaßnahmen:

- Patienten mit noch nicht eingeheilten **Sonden (< 6 Wochen nach Implantation)** und mit epikardialen und stillgelegten Sonden sollen **von einer MRT-Untersuchung ausgeschlossen** werden.
- **Während der MRT** ist ein **Patientenmonitoring** erforderlich.
  - Mit kontinuierlicher Überwachung (EKG-Monitoring, Pulsoxymetrie)
  - Lebenserhaltende Maßnahmen sind vorzuhalten (z. B. externer SM/Defibrillator)
  - Vor der MRT
    - müssen die Systemparameter des SM/ICD ausgelesen werden.
    - Bei schrittmacherabhängigen Patienten muss das Aggregat auf asymmetrischen Stimulationsmodus (V00, D00) programmiert werden.
    - Bei nicht schrittmacherabhängigen Patienten muss das Aggregat auf einen inhibierten Stimulationsmodus (VVI, DDI) programmiert werden.
    - Zusätzliche Schrittmacherfunktionen müssen deaktiviert werden, um zu verhindern, dass die Wahrnehmung elektromagnetischer Interferenzen nicht zu einer ungerechtfertigten Stimulation führt (Magnetfunktion, frequenzadaptive Stimulation, Noise-Reaktion, VES-Reaktion, ventrikuläre Wahrnehmungs- und Vorhofflimmerreaktion).
    - Deaktivierung von Tachyarrhythmie-Monitoring und -Therapie (ATP/Schockabgabe), um eine inadäquate Therapieabgabe zu verhindern.
  - **Nach der MRT muss eine Kontrolle der Systemparameter und eine Rückprogrammierung des Implantats durchgeführt werden**, eine weitere Abschlusskontrolle nach 3 Monaten.

Bei diesem Vorgehen bestehen keine wesentlichen Unterschiede zwischen konventionellen und MRT-fähigen aktiven kardialen Implantaten. Lediglich die von einem Arzt mit einem externen Gerät durchgeführte Programmierung ist bei den MRT-kompatiblen Aggregaten dadurch vereinfacht, dass die einzelnen Programmierschritte zusammengefasst wurden.

TEIL E: KARDIOPULMONALE REANIMATION

23 Stufen der Reanimation

In Deutschland erleiden pro Jahr ca. 170 000 Menschen einen plötzlichen Herztod, in Europa kommt es zu 0,5 bis 1 Kreislaufstillständen pro 1000 Einwohnern und Jahr. Die Überlebensrate insbesondere der außerklinischen Kreislaufstillstände ist niedrig, nur 7,6 % der Patienten können aus der Krankenhausbehandlung entlassen werden.

Zugrunde liegt ein Kreislaufstillstand infolge Kammerflimmerns, das nach kurzer Zeit in eine Asystolie übergeht. Unbehandelt hat der PHT eine Mortalität von 100 %. Eine Wiederbelebung ist nur möglich, wenn das Myokard kurzfristig wieder perfundiert werden kann. Das erfolgt durch einen Notkreislauf, der durch manuelle Kompression des Thorax und Beatmung innerhalb weniger Minuten erreicht werden muss (kardiopulmonale Reanimation – CPR). Nach dem akuten Ereignis vermindert sich mit jeder Minute die Überlebenschance der Patienten um 10 %. Nach den Daten des Reanimationsregisters vergehen im Durchschnitt 9 Minuten bis zum Eintreffen des Rettungsdienstes, nur 25–50 % der Patienten werden rechtzeitig vom Notarzt erreicht, um noch eine Reanimation einzuleiten.

Ein gutes Ergebnis lässt sich nur erreichen, wenn die gesamte Rettungskette optimiert wird. Dazu gehören:

- Eine schnelle Einleitung der Reanimation durch geschulte Laien (**Basisreanimation**), ggf. mit telefonischer Anleitung durch die Rettungszentrale zur Überbrückung der Zeitspanne bis zum Eintreffen des Notarztes. (Eine Laienreanimation erfolgt in Deutschland nur in 10–20 %, in Skandinavien in 40–70 % und in den USA in 40–50 % der PHT-Ereignisse.)
- Eine Fortführung der Basisreanimation und nach Wiederherstellung des Spontankreislaufs eine präklinische Stabilisierung des Patienten durch den Notarzt (**erweiterte Reanimation**)
- Eine Aufnahme des Patienten in einem Zentrum mit der Möglichkeit einer Hypothermiebehandlung und einer perkutanen Koronarintervention

Im Jahr 2005 wurde in einer weltweiten Zusammenarbeit der Fachgesellschaften ein „Consensus on CPR Science with Treatment Recommendations" erstellt, auf dem die **Leitlinien zur kardiopulmonalen Reanimation** basieren. Sie wurden 2010 und 2015 vom European Resuscitation Council (ERC) überarbeitet und in Deutschland anerkannt und übernommen.

Die wichtigsten Empfehlungen sind in den 2 Hauptkapiteln dargestellt:

- Basismaßnahmen zur Wiederbelebung Erwachsener und Verwendung automatisierter externer Defibrillatoren (**„basic life support"**)
- Erweiterte Reanimationsmaßnahmen für Erwachsene (**„advanced life support"**)

In der „Überlebenskette" ist der Ablauf der wichtigsten Maßnahmen dargestellt, die beim Eintreten eines plötzlichen Kreislaufstillstandes für eine erfolgreiche Wiederbelebung ergriffen werden müssen:

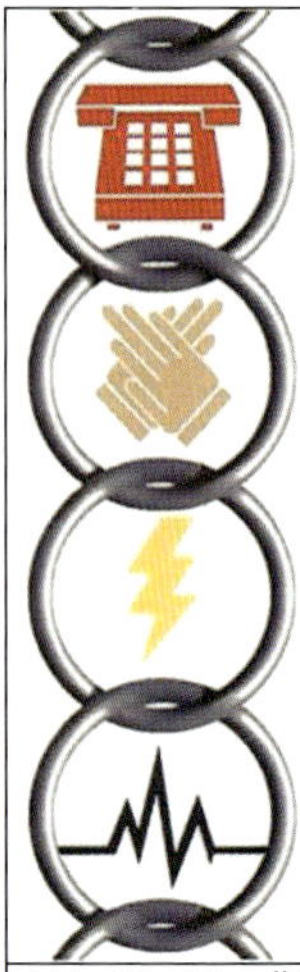

- **Glied 1–3: Basisreanimation**
  Sie sichert einen minimalen Blutfluss zu Herz und Gehirn.
  - 1. **Alarmierung:** Schnelles Erkennen des Kreislaufstillstandes und Ruf um Hilfe
  - 2. **Basismaßnahmen:** Rascher Beginn der Basisreanimation mit früher CPR (Thoraxkompression ggf. als isolierte Maßnahme ohne Beatmung)
  - 3. **Defibrillation:** Frühzeitige Defibrillation zur Überwindung des Herzstillstandes
- **Glied 4: Postreanimationsphase**
  - **Erweiterte Maßnahmen**, zu denen 2 Helfer mit dem Therapieziel einer Wiederherstellung der Körperfunktionen (insbesondere von Herz und Hirn) benötigt werden

Abb. 70: Die „Überlebenskette" (aus: Arntz et al., 2006, 2013; © GRC/ARC)

Die Wahrscheinlichkeit Kammerflimmern zu überleben ist weltweit klein, in Europa können nur 7,6 % der Betroffenen aus der nachfolgenden stationären Behandlung mit guter neurologischer Erholung entlassen werden. Bei frühzeitiger CPR und Defibrillation innerhalb 3–5 Minuten nach dem Ereignis steigt die Überlebensrate deutlich an. Bei der außerklinischen Reanimation trifft der Notarzt meist erst nach 8–12 Minuten ein. Die Prognose lässt sich nur durch den sofortigen Beginn der Reanimation durch Laien entscheidend verbessern. Im Mittelpunkt der Leitlinien steht daher ein Plan zu einem schnellen Ablauf der Basismaßnahmen.

23.1 Basisreanimation („basic life support")

Notfalluntersuchung
Notruf
Herzdruckmassage (CPR) 30 : 2
Beatmung
Defibrillation

Notfalluntersuchung	
▶ Feststellung der Bewusstlosigkeit (Bei Reaktionslosigkeit sofort Hilfe rufen)	• Lagerung in Rückenlage • Lautes Ansprechen des Patienten • Schütteln der Schulter • Schmerzreiz • Pulskontrolle (nicht länger 10 s)
▶ Freie Atemwege öffnen und sichern	• Überstrecken des Kopfes, Anheben des Kinns („Esmarch"-Handgriff), Mundhöhle frei? • Sichern mit Guedeltubus

<table>
<tr><td>▶ Kontrolle der Atmung
(Keine normale Atmung: Automatisierten Externen Defibrillator (AED) holen)</td><td>• Thoraxexkursion? Atemgeräusch? Atemstrom?
• („sehen, hören, fühlen“)</td></tr>
<tr><td colspan="2">Notruf 112</td></tr>
<tr><td colspan="2">▶ Einhelfer: Hilfe rufen, dann sofort CPR beginnen
▶ Zweihelfer: CPR beginnen, Helfer ruft an</td></tr>
<tr><td colspan="2">Herzdruckmassage (CPR) 30 : 2
(oder alleinige Thoraxkompression ohne Unterbrechung)</td></tr>
<tr><td colspan="2">▶ Laienhelfer werden telefonisch durch die Leitstellendisponenten unterstützt, eine Bewusstlosigkeit bei fehlender Atmung zu erkennen und erhalten genaue Anweisungen zur Durchführung einer Herzdruckmassage.
▶ Untrainierte Helfer werden telefonisch ausschließlich zur Durchführung der Thoraxkompression angeleitet, bis professionelle Hilfe eintrifft oder der Patient aufwacht und atmet. Allerdings ist die arterielle Sauerstoffreserve des Patienten 2–4 min nach Beginn der Wiederbelebungsmaßnahmen erschöpft.</td></tr>
<tr><td>▶ Patient flach lagern auf harter Unterlage
▶ Beginn der Thoraxkompression</td><td>• Frequenz mind. 100/min (max. 120/min)
• Drucktiefe mindestens 5 cm, maximal 6 cm
• Danach komplette Entlastung des Sternums!
• Verhältnis Herzdruckmassage (HDM) zu Beatmung
- trainierte Helfer 30 : 2
- untrainierte Helfer führen ausschließlich Thoraxkompressionen durch!
• Die Thoraxkompression darf erst zur Defibrillation kurzzeitig unterbrochen werden.
• Ersthelfer sollten sich alle 2 min abwechseln, um eine Verschlechterung der Druckqualität durch Ermüdung zu verhindern.</td></tr>
<tr><td colspan="2">Beatmung</td></tr>
<tr><td>▶ Einhelfer</td><td>Sieht sich der Helfer nicht in der Lage, Herzdruckmassage und Beatmung durchzuführen, empfiehlt sich die alleinige Thoraxkompression.</td></tr>
<tr><td>▶ Ansonsten</td><td>• Primär Technik Mund-zu Mundinsufflation über je 1 s, die Zeit für 2 Beatmungen soll 10 s nicht überschreiten. Atemwege durch Überstreckung des Kopfes und Anheben des Halses frei machen.
• Etwa 600 ml Volumen/Atemhub
• Zwei Helfer-Methode: Beutel-Maskenbeatmung (mit Guedeltubus)
• Intubation nur, wenn durch geübten Helfer innerhalb kurzer Zeit möglich (Dauer max. 10 s). (Nach Intubation Kapnographie zur Bestätigung und Überwachung der Lage des Tubus, der Qualität der Reanimation und zur Anzeige einer spontanen Zirkulation.)</td></tr>
<tr><td colspan="2">Fortsetzung der Herzdruckmassage/Beatmung bis Rettungsdienst kommt oder Defibrillator bereit.</td></tr>
</table>

Frühe Defibrillation

- Indiziert bei Kammerflimmern und pulsloser ventrikulärer Tachykardie
- Nicht indiziert bei Asystolie und pulsloser elektrischer Aktivität (PEA)

Vorgehen bei einem defibrillierbaren Rhythmus (Kammerflimmern, pulslose VT): sofortige Defibrillation

Zur **Defibrillation** gibt es **manuelle** und **automatisierte externe Defibrillatoren (AED).**

- Der AED analysiert das EKG des Patienten und stellt mit hoher Sicherheit nur bei einem defibrillationsfähigen Rhythmus die Defibrillationsenergie zur Verfügung, häufig löst er auch den Schock aus.
- Bei den manuellen Geräten muss vor der Auslösung das EKG bewertet werden.

Wichtig:

- Eine **Defibrillation innerhalb 3–5 min** kann die Überlebensrate erheblich verbessern, sie sollte daher so schnell wie möglich begonnen werden.
- Die **Thoraxkompression** sollte für eine Defibrillation nicht länger als 5 s unterbrochen werden. Anlegen der Elektroden und Laden des Defibrillators sollten unter Thoraxkompression erfolgen, die auch sofort nach der Schockabgabe fortgesetzt werden muss (ohne neuerliche Prüfung von Herzrhythmus und Atmung).
- Grundsätzlich wird jeweils ein **einzelner Schock** abgegeben, während der EKG-Analyse des AED und der nachfolgenden Schockabgabe darf kein Helfer Kontakt mit dem Patienten haben.
- Mehrere, bis zu 3 schnell aufeinander folgende Schocks werden nur für das Auftreten von VF/VT bei überwachtem Kreislaufstillstand angewandt (z. B. durch den Notarzt, auf der Intensivstation, in der frühen postoperativen Phase nach einer Herzoperation, während einer Herzkatheteruntersuchung).

▶ **1. Defibrillationsversuch**	• Biphasisch 150–200 J (oder monophasisch 360 J)
▶ **2. Defibrillationsversuch**	• Biphasisch steigern 200–360 J (monophas. 360 J)
▶ **Nach dem 3. Schock** (360 J bi.) erhalten die Pat. mit einem defibrillierbaren VF und pulsloser VT • **Adrenalin** und • **Amiodaron**	▶ Adrenalin 1 mg i.v. nach dem 3. Schock • Wiederholung bei Persistenz der Rhythmusstörung alle 3–5 min (bei Fortbestehen von VT oder VF jeweils zwischen 2 Algorithmuszyklen ▶ Amiodaron 300 mg i.v. (evtl. einmalige Wiederholung mit 150 mg nach dem 5. Schock)
▶ Sofortige **Wiederaufnahme der CPR 30 : 2** über 2 min, bei fortbestehendem VF/VT erneute Defibrillation	▶ Nach jedem CPR-Zyklus muss der Herzrhythmus analysiert werden. • Beim Übergang in eine Asystolie oder PEA *(s. u.)* müssen die Defibrillationen ausgesetzt werden. • Bei Wiederauftreten eines **ROSC** (Return of Spontaneous Circulation) beginnt die Reanimationsnachsorge.
▶ **Dauer der Reanimation**	Die Reanimation sollte so lange fortgesetzt werden, wie Kammerflimmern anhält.

Vorgehen bei einer Asystolie oder pulsloser elektrischer Aktivität (PEA) und Asystolie: keine Defibrillation!

Pulslose elektrische Aktivität (PEA):
Kreislaufstillstand mit vorhandener kardialer elektrischer Aktivität, die normalerweise mit einem tastbaren Puls einhergeht. Meist ist die myokardiale Kontraktion zu schwach, um einen tastbaren Puls oder einen messbaren Blutdruck zu erzeugen.

Häufig ist eine PEA durch reversible Ursachen bedingt, die behandelt werden müssen.

- ▶ Reversible Ursachen eines Herzkreislaufstillstandes:
  - Gruppe der 4 „H“s:
    Hypoxie, **H**ypovolämie, **H**ypo-/Hyperkaliämie, **H**ypothermie
  - Gruppe der 4 „T“s: Spannungspneumothorax (**t**ension pneumothorax), Herzbeuteltamponade ([cardiac] **t**amponade), Arterielle Thrombose und Lungenthrombembolie (**t**hrombosis, coronary and pulmonary), **T**oxin (Intoxikation, Medikamente/Drogen)
- ▶ Bei einer PEA und bei einer Asystolie ist keine Defibrillation indiziert.
  - Im Verlauf der Reanimation kann es zu einem Wechsel von einer Asystolie oder PEA in VF/VT kommen, so dass ein Defibrillator eingesetzt werden muss.
  - Feines Kammerflimmern lässt sich durch Defibrillation kaum in einen perfundierenden Rhythmus konvertieren (und sollte auch nicht defibrilliert werden).
  - Adrenalin muss mit Erreichen eines ROSC ausgesetzt werden, bester Indikator ist ein Anstieg des pCO_2 (Kapnographie).

▶ Sofort bei einer Asystolie und einer PEA Fortführung der CPR 30 : 2 ohne Defibrillation ▶ Medikamentös Adrenalin im Abstand von 3–5 min (kein Amiodaron)	• Praktisch: zur Sicherheit nochmalige Überprüfung von Elektrodenlage und Elektrodenkontakt • Ausschluss einer reversiblen Ursache des Kreislaufstillstands • Adrenalin 1 mg i.v, Wiederholung bei Persistenz der Asystolie alle 3–5 min
▶ Wiederholung des CPR-Zyklus im Abstand von ca. 2 min	• Adrenalin 1 mg i.v. , Wiederholung bei Persistenz der Asystolie alle 3–5 min
▶ Dauer der Reanimation	Abbruch der Reanimation, wenn trotz laufender erweiterter Maßnahmen und ohne reversible Ursache eine Asystolie länger als 20 min besteht.

Ablaufschema der Basisreanimation

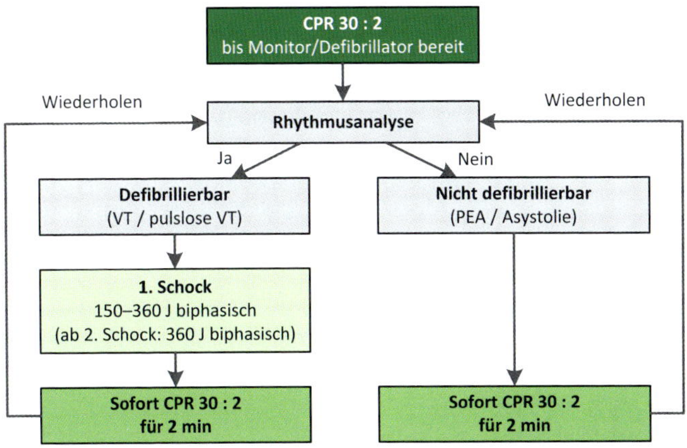

Dieser Ablauf wiederholt sich bis ein sicher perfundierender Rhythmus (ROSC) vorliegt.

23.2 Erweiterte Reanimationsmaßnahmen („advanced life support")

Benötigt werden mindestens 2 Helfer	
▶ Fortführung der Basisreanimation (ohne Unterbrechung)	• Prüfe: Elektrodenkontakt, Elektrodenlage • Ausschluss reversibler korrigierbarer Ursachen für den Kreislaufstillstand (Hypoxie, Hypovolämie, Hypo-/Hyperkaliämie, Hypothermie, Spannungspneumothorax, Herzbeuteltamponade, Intoxikation, Lungenembolie; *s. o. Kap. 23.1*)
Atemwegssicherung/Beatmung	
▶ Atemwegssicherung ▶ Sauerstoffgabe ▶ Endotracheale Intubation (Atemfrequenz 10/min)	• Akzeptable Alternativen: Larynxmaske/-tubus, Maskenbeatmung mit Beutel • Während der Reanimation sollte schnellst möglich Sauerstoff zur Atemluft hinzugefügt werden.
Gefäßzugang	
▶ Anlegen eines intravenösen/ intraossären Zugangs	• Intravenöser Zugang in 1. Wahl (selten über V. jugularis externa/interna oder V. subclavia) • Intraossärer Zugang in 2. Wahl, sofern verfügbar • Keine endotracheale/endobronchiale Applikation von Medikamenten mehr

Medikament	Indikation	Dosierung
Adrenalin	▶ Alpha- und Betasympathikomimetikum bei allen Arten des Herzkreislaufstillstandes • Bei defibrillierbaren Rhythmen nach dem 3. Schock • Bei nicht defibrillierbaren Rhythmen sobald ein Zugang vorhanden	• Dosis 1 mg i.v. • Wiederholung alle 3–5 min
Amiodaron	▶ Persistierendes Kammerflimmern oder pulslose Tachykardie nach dem 3. Schock	• Initial Bolus 300 mg i.v. • ggf. 2. Dosis mit 150 mg i.v. • dann Infusion 900 mg/24 Std
Magnesiumsulfat	▶ V. a. Hypomagnesiämie und Kammerflimmern (Torsade-de-pointes-Tachykardien, Digitalisintoxikation)	• 2 g Magnesiumsulfat (50 %) über 1–2 min • Wiederholung evtl. nach 10–15 min
Atropin	Bei Reanimation nicht mehr empfohlen, ersetzt durch Adrenalin.	
Natriumbikarbonat	▶ Nur noch bei schwerer Hyperkaliämie	
Thrombolyse	▶ Lungenembolie	Die Reanimation sollte in diesem Fall über längere Zeit fortgesetzt werden (60–90 min).

23.3 Reanimationsnachsorge

Auf die Wiederherstellung der spontanen Zirkulation (ROSC: „Return of Spontaneous Circulation") folgt ein „Post-cardiac-arrest"-Syndrom.

Die Folgen der Ischämie und der Reperfusion wirken sich auf den gesamten Körper aus und können multiple Organe schädigen. Die Patienten müssen – im Einzelfall bereits unter laufender Reanimation – in einem spezialisierten Zentrum (Cardiac Arrest Center) mit Herzkatheterlabor behandelt werden. Nur 25–75 % überleben diese Phase und können nach Hause entlassen werden.

Am stärksten geschädigt sind folgende Organsysteme:

- Zentrales Nervensystem
  Manifestationen sind Koma, Krampfanfälle, Myoklonien und neurokognitive Dysfunktion bis zum Hirntod.
- Myokard
  Eine myokardiale Ischämie mit und ohne Myokardinfarkt ist bei mehr als 50 % der Patienten die häufigste Ursache für einen PHT. Daneben wird das Myokard zusätzlich durch den Kreislaufstillstand ischämisch geschädigt.
  - Das frühe invasive Vorgehen führt nach einem STEMI zu einer Reduktion der Krankenhausmortalität und zu einem besseren neurologischen Resultat. Optimale Ergebnisse lassen sich mit einer Kombination von Temperaturmanagement und PCI erreichen. In der bislang untersuchten Patientengruppe nach früher Angiographie fanden sich gehäuft folgende Merkmale: im EKG ST-Streckenelevation oder Linksschenkelblock, männliches Geschlecht, Kammerflimmern, therapeutische Hypothermie und intensive linksventrikuläre Unterstützung. Nach einem Konsensuspapier der European Association of Percutaneous Cardiovascular Interventions (EAPCI) wird eine sofortige Herzkatheteruntersuchung gefordert.
  - Bei den Patienten nach ROSC ohne ST-Hebung im EKG gibt es keine verlässlichen Nachweismethoden für eine Ischämie. Auch die Daten hinsichtlich einer notfallmäßigen Angiographie bieten bislang keine klaren Hinweise auf einen Nutzen. Diskutiert wird eine Herzkatheteruntersuchung bei einem hochpathologischen Risikoprofil. Die Konsensusgruppe der European Association of Percutaneous Cardiovascular Interventions (EAPCI) empfiehlt bei den Patienten ohne eindeutigen Nachweis einer nicht koronaren Ursache des Kreislaufstillstandes eine Herzkatheteruntersuchung so bald wie möglich (in weniger als 2 Std), insbesondere wenn sie hämodynamisch instabil sind.
- Ischämie und Reperfusion aktivieren nach Kreislaufstillstand immunologische Prozesse und das Gerinnungssystem mit multiplen Funktionsausfällen und Infektionen.

	Weitere Maßnahmen nach erfolgreicher Reanimation
Atemwege/ Beatmung	Besonders bei Patienten mit eingeschränkter Hirnfunktion sind eine endotracheale Intubation, Sedierung und kontrollierte Beatmung erforderlich. Eine Hyperventilation sollte dabei vermieden werden.
Magensonde	Wichtig zur Magenentlastung nach Beatmung (Magenüberblähung).
Sedierung	Nur so lange wie nötig, ansonsten gehäuft bronchopneumonische Komplikationen. Eine neurologische Beurteilung ist durch die Sedierung erschwert.
Elektrolyte	In erster Linie Ausgleich einer Hypokaliämie.

Blutglucose	Einstellen auf einen Sollwert < 180 mg/dl, Hypoglykämien sollten vermieden werden.
Therapeutische Hypothermie	▶ In den ersten 48 Std nach Kreislaufstillstand kommt es zu einer hyperthermen Phase, die mit Antipyretika und aktiver Kühlung behandelt werden sollte. ▶ Therapeutische Hypothermie. Eine Hypothermie verbessert das neurologische „outcome" für komatöse Überlebende. • Empfohlen wird in den Leitlinien 2015 eine Kühlung auf 36 °C (anstatt bislang 32–34 °C) über mindestens 12–24 Std, die Erwärmung muss langsam erfolgen (0,25–0,5 Grad/Std). Ein Temperaturanstieg muss in dieser Zeit verhindert werden. • Kontraindikationen sind schwere systemische Infektionen, Multiorganversagen und eine Koagulopathie.

24 Herzrhythmusstörungen nach einem überlebten Kreislaufstillstand

Nach einer erfolgreichen Reanimation treten häufig lebensbedrohliche Herzrhythmusstörungen auf.

Sie müssen schnell erkannt werden und erfordern zumeist eine sofortige Behandlung. In diesem Abschnitt des Buches *(Teil E)* sollen Diagnostik und Therapie der Rhythmusstörungen im akuten Notfall nur kurz dargestellt werden.

Eine ausführliche Bearbeitung findet sich in den Abschnitten:
- ▶ *Teil A: Supraventrikuläre Tachyarrhythmien*
- ▶ *Teil B: Ventrikuläre Tachyarrhythmien*
- ▶ *Teil C: Bradykarde Herzrhythmusstörungen einschl. Herzschrittmacher-Therapie*
- ▶ *Teil D: Plötzlicher Herztod (PHT) einschl. Primär- und Sekundärprophylaxe mit einem ICD und/oder Katheterablation*

Nach Reanimation treten meist folgende Herzrhythmusstörungen auf:
- ▶ **Tachyarrhythmien mit breiten QRS-Komplexen ≥ 120 ms.** Sie sind meist ventrikulären Ursprungs, seltener supraventrikulären Ursprungs *(s. Kap. 24.1.1, Seite 227).*
- ▶ **Bradykarde Herzrhythmusstörungen** (ausgeprägte Bradykardien oder Asystolie; *s. Kap.24.2 , Seite 234*).

(Tachyarrhythmien finden sich bei 84 %, bradykarde Rhythmusstörungen bei nur 16 % der Patienten in einem Langzeit-EKG zum Zeitpunkt des PHT.)

24.1 Tachykarde Herzrhythmusstörungen

Einteilung tachykarder Herzrhythmusstörungen	
Nach dem Ursprung	▶ Supraventrikulär • Atriale Tachykardien, darunter Vorhofflattern • Vorhofflimmern • AV-Knoten-Tachykardien • Atrioventrikuläre Reentry-Tachykardien (darunter Vorhofflimmern bei WPW-Syndrom mit tachykarder Überleitung) ▶ Ventrikulär • Monomorphe ventrikuläre Tachykardien • Polymorphe ventrikuläre Tachyarrhythmien (einschließlich Torsade-de-pointes-Tachykardien) • Kammerflattern • Kammerflimmern
Nach der QRS-Breite	▶ Schmale QRS-Komplexe ≤ 0,12 ms: • Ursprung supraventrikulär ▶ Breite QRS-Komplexe ≥ 0,12 ms: • ventrikulären Ursprungs • Ausnahmen supraventrikulären Ursprungs: - SVT mit permanentem oder funktionellem Schenkelblock - Tachykardien bei WPW-Syndrom mit antidromer Leitung (z. B. tachykardes VHF oder antidrome AV-Reentry-Tachykardie)
Nach der klinischen Bedeutung	▶ **Hämodynamisch stabile** supraventrikuläre oder ventrikuläre Tachyarrhythmien ▶ **Hämodynamisch instabile** supraventrikuläre oder ventrikuläre Tachyarrhythmien
Klinik der instabilen Tachyarrhythmie	Eine Tachyarrhythmie wird symptomatisch und instabil bei einer Frequenz ≥ 150/min.
	Sie führt zu einem Herz- und Kreislaufstillstand mit ▶ Präsynkopen, Synkopen ▶ kardiogenem Schock ▶ Herzversagen (Lungenödem, Leberstauung) ▶ ggf. Zeichen der Myokardischämie (Angina pectoris)

24.1.1 Klinisch instabile Tachyarrhythmien mit breitem QRS-Komplex

Nach einer Reanimation treten fast ausschließlich instabile ventrikuläre Tachyarrhythmien mit einer QRS-Breite ≥ 120 ms und einer Frequenz ≥ 150/min auf dem Boden einer schweren kardialen Grunderkrankung auf. Nur selten sind hämodynamisch instabile Tachyarrhythmien mit einer QRS-Breite ≥ 120 ms supraventrikulären Ursprungs.

Die Prognose dieser Tachykardien ist ungünstig. Therapeutisch ist eine sofortige Kardioversion und ggf. eine Reanimation indiziert. Die Behandlung sollte daher ohne Verzögerung durch eine zeitraubende Formanalyse der Rhythmusstörung erfolgen. Dabei gilt der Grundsatz, dass jede Tachykardie mit verbreiterten Kammerkomplexen und einer Frequenz > 150/min bis zum Beweis des Gegenteils als Kammertachykardie betrachtet und behandelt werden soll.

Akutbehandlung klinisch instabiler Tachyarrhythmien mit breitem QRS-Komplex

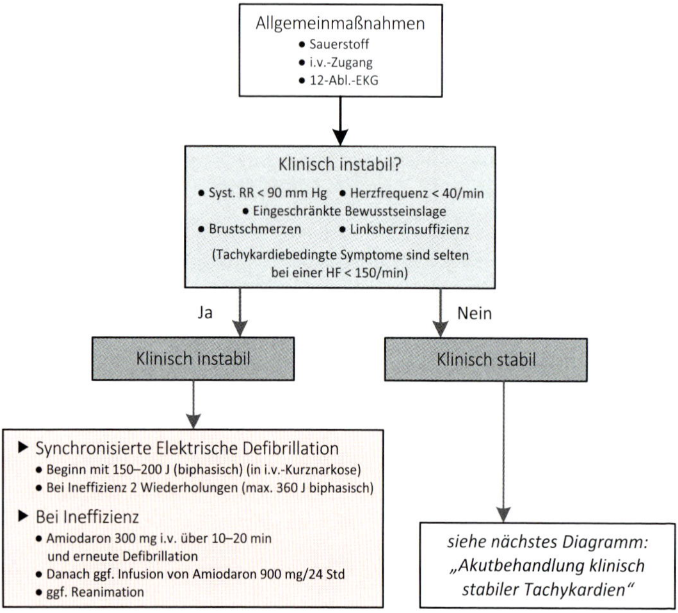

In vielen Fällen gelingt eine schnelle Unterscheidung zwischen den Formen supraventrikulären und ventrikulären Ursprungs mit Hilfe eines einfachen Algorithmus, der nur das Kriterium regelmäßig und unregelmäßig verwendet:

Unterscheidung zwischen VT und SVT bei Tachyarrhythmien mit breitem QRS-Komplex

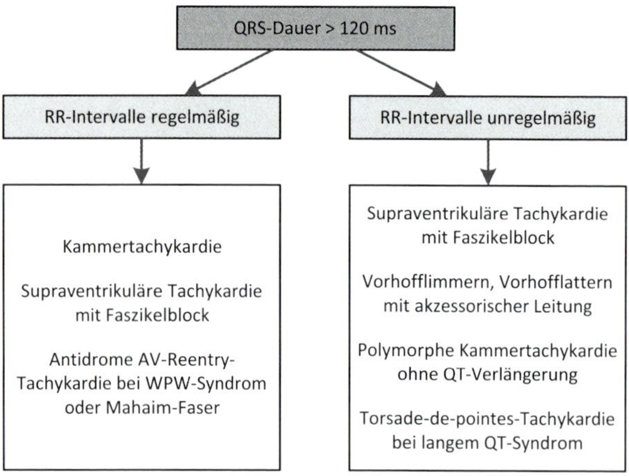

Sollte dieser einfache Algorithmus nicht zu einer Unterscheidung der Tachyarrhythmien mit breitem QRS-Komplex ≥ 120 ms in supraventrikuläre und ventrikuläre Formen ausreichen, müssen weitere EKG-Kriterien berücksichtigt werden. *(s. Teil B: Kap. 7.2.2, Seite 105)*.

Akutbehandlung der instabilen supraventrikulären-Tachyarrhythmien mit breitem QRS

- Auch bei den klinisch instabilen Patienten mit Breitkomplextachykardien supraventrikulären Ursprungs hat die notfallmäßige elektrische Kardioversion Vorrang vor einer medikamentösen Behandlung.

Ist eine notfallmäßige Defibrillation nicht verfügbar, empfiehlt sich nach der zugrunde liegenden Rhythmusstörung eine antiarrhythmische Soforttherapie:

- **Supraventrikuläre Tachyarrhythmie mit Schenkelblock und AV-Leitungsstörung**
  - Vagusstimulation (z. B. Karotisdruck, Valsalvamanöver, Bauchpresse)
  - Adenosin (initial 6 mg als Bolus, ggf. weiter mit 9 mg und 12 mg nach je 5 min)
  - Alternativ Ajmalin 25–50 mg (max. 1,0–1,5 mg/kg) langsam i.v. (≤ 10 mg/min) *(s. Teil A: Kap. 1.3.1, Seite 8)*
  - Alterativ Kalziumantagonisten vom Dihydropyridin-Typ: Verapamil (5–10 mg i.v. über 2 min)
- **Vorhofflimmern/ Vorhofflattern mit akzessorischer Leitung**
  - Vagusstimulation
  - Antiarrhythmika nach der Ursache der Rhythmusstörung
    - Ajmalin *(Dosierung s. o.)*
    - Flecainid 1–2 (1,5–3,0)mg/kg i.v. über 10–30 min oder Propafenon 0,5–1 mg/kg i.v. über 10–20 min
    - Amiodaron (300 mg i.v.) – Wirkung setzt mit Verzögerung ein!
  - ♦ *Kontraindiziert sind Digitalis, Betablocker, Verapamil, Adenosin*
- **Antidrome AV-Reentry-Tachykardie bei WPW-Syndrom oder Mahaim-Faser**
  - Gleiche Therapie wie Vorhofflimmern/Vorhofflattern mit akzessorischer Leitung

24.1.2 Klinisch stabile Tachyarrhythmien

Bei den klinisch stabilen Tachyarrhythmien ist unabhängig von der QRS-Breite eine medikamentöse Behandlung indiziert. Nur selten wird bei einer Degeneration in Kammerflimmern eine Kardioversion oder Defibrillation erforderlich. Die Auswahl des Antiarrhythmikums hängt von der Form der Rhythmusstörung im 12-Kanal-EKG ab.

In dieser Patientengruppe ist aus prognostischen Gründen eine Differenzierung zwischen ventrikulärem und supraventrikulärem Ursprung erforderlich, zumal sie auch die Wahl des Antiarrhythmikums bestimmt.

- **Klinisch stabile Tachyarrhythmien mit einer QRS-Breite ≥ 120 ms** sind überwiegend ventrikulären Ursprungs und haben wegen der zugrunde liegenden strukturellen Erkrankung des Herzens meist eine ungünstige Prognose. Nur selten sind sie supraventrikulären Ursprungs, die Prognose ist hier bis auf wenige Ausnahmen gut *(s. Kap. 24.1, Seite 227, und Teil B: Kap. 7.2, Seite 105)*.
- **Klinisch stabile Tachyarrhythmien mit einer QRS-Breite ≤ 120 ms** sind supraventrikulären Ursprungs und haben meist eine günstige Prognose. *(s. Teil A: Kap. 1.2, S. 4)*.

Akutbehandlung stabiler Tachykardien mit breitem QRS-Komplex	
RR Intervalle unregelmäßig	▶ **Vorhofflimmern (VHF) mit Faszikelblockierung** • Behandlung wie VHF mit schmalem QRS *(s. folgende Tabelle)* ▶ **VHF mit akzessorischer Leitung** • Ajmalin 25–50 mg (maximal 1–1,5 mg/kg) langsam i.v. • Flecainid 1–2 (1,5–3) mg/kg i.v. über 10–30 min • Propafenon 0,5–1 mg/kg i.v. über 10–20 min • Amiodaron wegen verzögerter Wirkung nicht verwendbar! ▶ **Polymorphe VT ohne QT-Verlängerung** • Amiodaron wegen verzögerter Wirkung nicht verwendbar! • ggf. + Betablocker • Medikamentenüberdosierung? • Elektrolyte normalisieren • Bei Degeneration in VF Defibrillation ▶ **Torsade-de-pointes-Tachykardien bei Long-QT-Syndrom** • Magnesium i.v. - Bolus 2 g über 2–5 min - Wiederholung nach 5–15 min - Danach Perfusor 2–20 mg/min • Kaliumsubstitution • Bei Bradykardien ggf. Frequenzanhebung - Orciprenalin i.v. oder Atropin *(Dosierung s. Kap. 24.2, S. 234)* - Alternativ antibradykarde Schrittmacherstimulation • Defibrillation bei Degeneration in VF
RR Intervalle regelmäßig	▶ **Breitbandtachykardie ventrikulären oder unklaren Ursprungs** • Amiodaron (300 mg i.v. über 10–20 min, danach 900 mg/24 Std) • Alternativ Ajmalin (25–50 mg, maximal 1–1,5 mg/kg) langsam i.v. ▶ **Bei sicherer SVT mit Faszikelblock und AV-Knoten-Reentry** • Adenosin i.v. - 6 mg als Bolus - ggf. weiter mit 9 mg und 12 mg nach je 5 min • Alternativ Ajmalin *(Dosierung s. o.)* oder • Alternativ Flecainid 1–2 (1,5–3) mg/kg in 10–30 min oder • Alternativ Propafenon 0,5–1,0 mg/kg über 10–20 min • Kalziumantagonisten vom Nicht-Dihydropyridin-Typ • Alternativ Betablocker ▶ **Antidrome AV-Reentry-Tachykardie bei WPW-Syndrom oder Mahaim-Faser** • Vagusstimulation (Karotissinus-Druckversuch, Valsalva u. a. m.) • Ajmalin • Alternativ Flecainid od. Propafenon • Amiodaron • Bei instabiler Klinik akute Kardioversion

Klinisch stabile Tachyarrhythmien mit schmalem QRS-Komplex

Nach der Überprüfung der QRS-Breite von < 120 ms lassen sich die meisten supraventrikulären Tachyarrhythmien nach 4 einfachen Merkmalen unterscheiden:

- Tachykardie regelmäßig oder unregelmäßig
- P-Wellen sichtbar oder nicht sichtbar
- Atriale Frequenz größer oder kleiner als die ventrikuläre Frequenz
- RP-Intervall kürzer oder länger als das PR-Intervall

Algorithmus zur Differentialdiagnose von Tachyarrhythmien mit schmalen QRS-Komplex

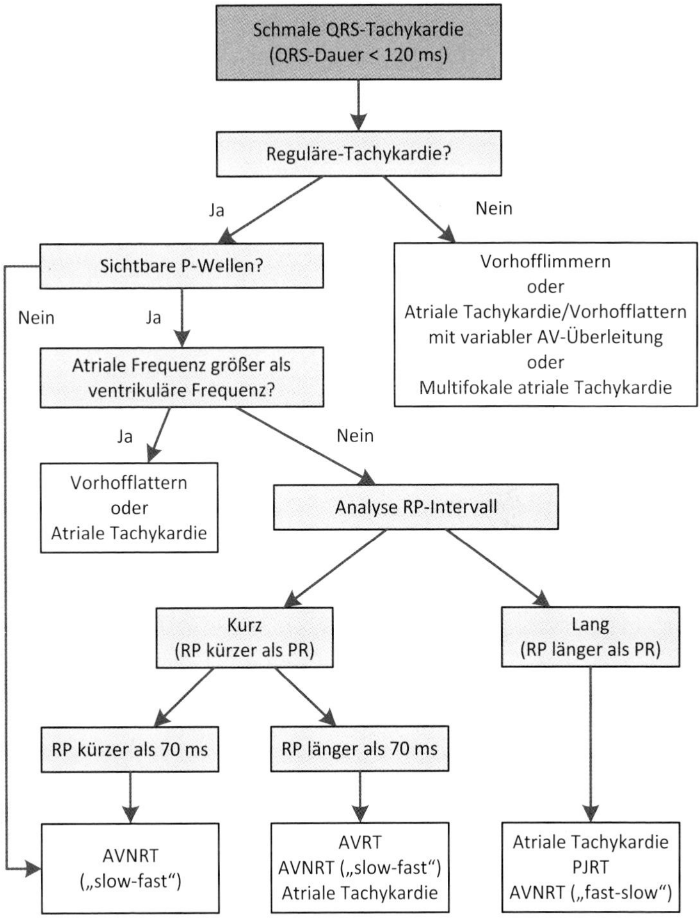

(vgl. Teil A: Kap. 1.2, Seite 4) – Abkürzungen: ***AVNRT****: AV-Knoten-Reentry-Tachykardie –* ***AVRT****: atrioventrikuläre Reentry-Tachykardie –* ***PJRT****: permanente junktionale Reentry-Tachykardie (nach: Blomström-Lundqvist et al., 2003)*

Akutbehandlung stabiler unregelmäßiger supraventrikulärer Tachyarrhythmien mit schmalem QRS-Komplex
▶ Atriale Tachykardie mit variabler AV-Überleitung • Vagusstimulation *(s. Teil A: Kap. 1.3.1, Seite 8)* • Adenosin (6 mg als Bolus, ggf. weiter mit 9 mg und 12 mg nach je 5 min) • Ajmalin 25–50 mg (maximal 1–1,5 mg/kg) langsam i.v. • Kalziumantagonisten vom Dihydropyridin-Typ (Verapamil 5–10 mg i.v. über 2 min) (Verapamil und Digitalis sind bei einer akzessorischen Leitungsbahn kontraindiziert) ▶ Multifokale atriale Tachykardie *(s. Teil A: Kap. 2.2.2, Seite 12)* • Antiarrhythmika meist ohne Wirkung, ggf. Versuch mit Magnesium • Externe Kardioversion meist nur kurz wirksam • Katheterablation ▶ Vorhofflattern • Bei erstmaligem oder schlecht toleriertem Vorhofflattern Elektrokonversion • Terminierung mit Antiarrhythmika der Klasse IC (Flecainid oder Propafenon) oder der Klasse III (Amiodaron oder Sotalol *(s. Teil A: Kap. 2.4.2.3, Seite 16)* • ggf. Frequenzsenkung mit Verapamil oder Metoprolol ▶ Vorhofflimmern • Akute Frequenzkontrolle *(s. Teil A: Kap. 3.4.1, Seite 57)* - Betablocker oder Kalziumantagonisten vom Dihydropyridin-Typ (Verapamil), ggf. in Kombination mit Digitalis - Amiodaron: Sättigung mit initialem Bolus 300 mg über 10–20 min, ggf. 1x Wiederholung mit 150 mg, danach Infusion von 900 mg/24 Std. Der Wirkeintritt von Amiodaron ist verzögert. - Klasse-IC-Antiarrhythmika (Propafenon oder Flecainid) - Bei Präexzitation sind Betablocker, Kalziumantagonisten vom Dihydropyridin-Typ und Digitalis kontraindiziert • Akute Herzrhythmuskontrolle *(s. Teil A: Kap. 3.4.2.1, Seite 60)* - Pharmakologische Kardioversion - Vernakalant (3 mg/kg i.v. über 10 min, ggf. weiter mit 2 mg/kg nach 10 min - Klasse IC-Antiarrhythmika (Propafenon oder Flecainid), ggf. oral als Bolus (Pill in the Pocket-Konzept, *s. Teil A: Kap. 3.4.2.2, Seite 64*) - Klasse III-Antiarrhythmika (Dronedaron, Amiodaron) – Amiodaron kommt wegen des verzögerten Eintritts der Wirkung kaum in Frage.

Einteilung stabiler regelmäßiger Tachykardien mit schmalem QRS-Komplex	
P : R > 1	▶ Atriale Tachykardie mit AV-Leitungsstörung ▶ Vorhofflattern *(Therapieempfehlungen s. vorangehende Tabelle)*
P : R = 1	▶ Sinustachykardie ▶ Atriale Tachykardie ▶ Vorhofflattern ▶ AV-Knoten-Reentry-Tachykardie (AVNRT) ▶ Atypische AV-Knoten-Reentry-Tachykardie ▶ Atrioventrikuläre Reentry-Tachykardien (AVRT) bei akzessorischer Bahn

Akutbehandlung stabiler regelmäßiger Tachykardien mit schmalem QRS	
P : R = 1	▶ **Sinustachykardie** • Bei Störung der nomotopen Sinusknotenautomatie - Betablocker, bei der inadäquaten Sinustachykardie Ivabradin - Kalziumantagonisten vom Verapamiltyp • Bei Sinusknoten-Reentry-Tachykardie - Vagusstimulation - Betablocker, Verapamil - Adenosin ▶ **Atriale Tachykardie** (meist Reentry-Tachykardie) • Bei Reentry-Tachykardien Valsalva-Manöver, Adenosin, Verapamil, Betablocker • Bei fokalen Formen Betablocker, Verapamil, Klasse-IA- und -IC-Antiarrhythmika ▶ **Vorhofflattern mit regelmäßiger Überleitung** *s. vorangehende Tabelle* ▶ **AV-Knoten-Reentry-Tachykardie (AVNRT)** • Vagusstimulation (z. B. Valsalva-Manöver, Karotissinus-Druckversuch, Bauchpresse) • Bei hämodynamischer Instabilität elektrische Kardioversion • Medikamentös - in 1. Wahl Adenosin, - in 2. Wahl Verapamil oder Betablocker oder Digitalis - in 3. Wahl: Klasse-IA- und -IC-Antiarrhythmika (Ajmalin, Flecainid, Propafenon) ▶ **Atrioventrikuläre Reentry-Tachykardie (AVRT) über akzessorische Bahn** • Vagusstimultion • Bei hämodynamischer Instabilität elektrische Kardioversion • Klasse-IA-Antiarrhythmika (Ajmalin) oder -IC-Antiarrhythmika (Flecainid, Propafenon) • Wegen des verzögerten Eintritts der Wirkung kein Amiodaron • Bei Rezidiven (und ohne VHF) - Verapamil oder Betablocker - bei VHF Ajmalin, Flecainid, Propafenon ▶ Kontraindiziert sind bei VHF mit tachykarder antidromer Überleitung Adenosin, Betablocker, Verapamil und Digitalis.

Anhang: Defibrillationsenergie hämodynamisch stabiler Tachyarrhythmien

- ▶ Bei Tachykardien mit breiten QRS-Komplexen (> 120 ms)
  - Beginn mit 120–150 J (biphasisch)
  - Steigerung bei Ineffizienz auf 360 J (biphasisch)
- ▶ Bei Vorhofflattern und regelmäßigen Tachykardien mit schmalen QRS-Komplexen 70–120 J (biphasisch)
- ▶ Bei Vorhofflimmern 200 J (biphasisch), ggf. Erhöhung
- ▶ Bei polymorphen VT oder VF Beginn mit 150–200 J (biphasisch)
  - Bei Ineffizienz nach 2 Versuchen Wiederholung mit maximaler Energie (360 J)
  - ggf. Gaben von Adrenalin und Amiodaron i.v. und nochmalige Kardioversion mit 360 J *(s. Kap. 23.2, Seite 224)*

24.2 Notfallbehandlung bradykarder Herzrhythmusstörungen

Eine Bradyarrhythmie ist definiert als eine Herzfrequenz < 50/min

Es handelt sich dabei um eine
- ▶ Sinusknotendysfunktion, eine
- ▶ Höhergradige AV-Blockierung oder um
- ▶ Schenkelblockierungen

In 5–20 % der Fälle liegt einem Herzkreislaufstillstand eine klinisch relevante Bradyarrhythmie zugrunde. Häufigste Ursache ist eine kardiale Ischämie oder ein ACS, wobei sich eine höhergradige Reizleitungsstörung erst im Intervall nach dem akuten Ereignis entwickeln kann *(s. Teil C: Kap. 18.1, Seite 176)*.

Algorithmus zur Akutbehandlung einer Bradyarrhythmie

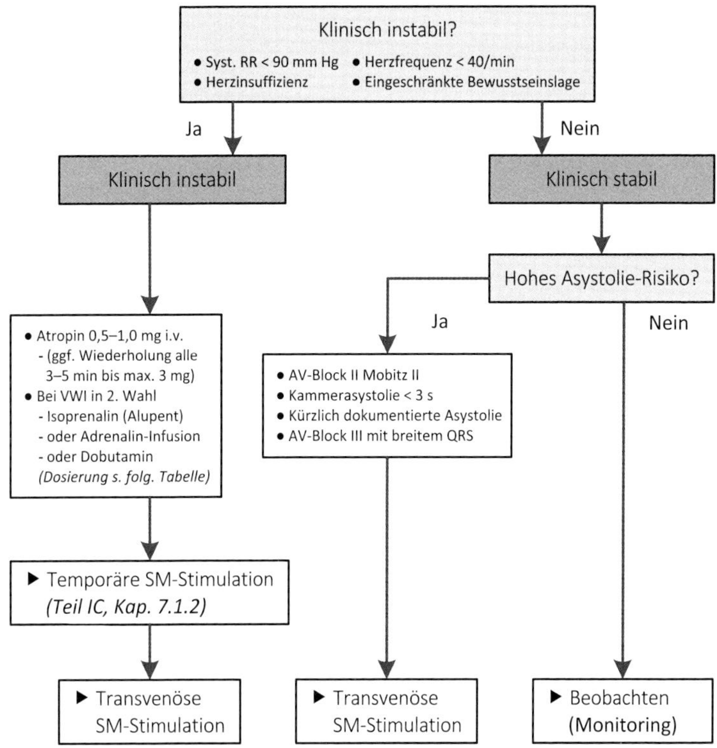

- ▶ **Störungen der Sinusknotendysfunktion** treten bei einer akuten Ischämie oder im Akutstadium eines inferoposterioren Infarktes auf, der vagale Tonus ist gesteigert. Meist sind sie reversibel.

- ▶ **AV-Blockierungen I° bis III°** entwickeln sich nach einem akuten Koronarsyndrom:
  - Ein **AV-Block I° oder II°** tritt häufig < 24 Std nach Infarktbeginn ein. Bei einem erhöhten vagalen Tonus halten die Blockierungen meist nicht länger als 72 Std an.
  - **Nach einem inferioren Infarkt** sind Störungen der AV-Leitung zu etwa 80 % oberhalb des His-Bündels lokalisiert und bilden sich innerhalb von 2–7 Tagen zurück.
  - Seltener können sie in Folge einer Nekrose in einen **AV-Block III°** übergehen.
  - Bei einem **Vorderwandinfarkt** kommt es häufiger zu ausgedehnteren Nekrosen unter Einbeziehung des Ventrikelseptums mit einer bleibenden Schädigung des Reizleitungssystems (AV-Block III°, Hemiblock oder kompletter Schenkelblock). Patienten mit einem Anteroseptalinfarkt mit einem neu aufgetretenen AV-Block und mit einer intraventrikulären Reizleitungsstörung haben eine hohe Mortalität (bis zu 80 %) und sollten frühzeitig einen temporären Schrittmacher erhalten. Bereits in der prähospitalen Phase ist gelegentlich eine transkutane elektrische Stimulation erforderlich.

Antibradykarde Medikation		
	Indikation	Dosierung
1. Wahl Atropin	▶ Parasympathikolytikum Symptomatische Bradykardie (Nicht bei einem infrahisären Block mit ventrikulärem Ersatzrhythmus)	0,5–1,0 mg alle 3–5 min Maximaldosis 3 mg
2. Wahl Orciprenalin (Alupent)	▶ Beta-Sympathikomimetikum Wenn Atropin unzureichend wirkt oder bei einem hohen Asystolierisiko: • AV-Block II° Typ 2 • Kammerasystolie > 3 s • Kürzlich Asystolie • AV-Block III°, QRS > 200 ms	0,25–0,5 mg i.v.
Alternativ Adrenalin	▶ Alpha- und Beta-Sympathikomimetikum Selten anstelle von Orciprenalin als Infusion zur Überbrückung bis zur Implantation eines passageren transkutanen Schrittmachers	1 mg alle 3–5 min i.v., als Infusion 2–10 µg/min
	(Alternative : Dopamin)	2–10 µg/kg/min
Glukagon	Wenn Betablocker oder Kalziumantagonisten die Ursache der Bradyarrhythmie sind	Dosierung 1 mg langsam i.v. oder s.c.

24.2.1 Indikation der Implantation eines temporären Schrittmachers

Eine temporäre Elektrostimulation des Herzens ist indiziert, wenn bei einer voraussichtlich reversiblen Bradykardie oder Asystolie eine zeitlich befristete Abhängigkeit von einem Schrittmacher aus hämodynamischen oder prognostischen Gründen besteht oder wenn eine Notfallsituation unklarer Ursache eine rasche Stabilisierung der Herzfrequenz erfordert *(s. Teil C: Kap. 18.1.2, Seite 177)*.

Therapeutische Indikation	▶ Beim akuten Vorderwandinfarkt mit einem neuen LSB bei instabiler Hämodynamik ▶ Bei alternierendem LSB/RSB, RSB + LPH oder LSB + AV-Block I° • Bereits im Akutstadium kann gelegentlich eine notfallmäßige Stimulation mit einer transkutanen Elektrode notwendig sein.

	• Bei Patienten mit eingeschränkter Pumpfunktion und AV-Blockierungen sollte frühzeitig mit einer temporären Schrittmacherstimulation begonnen werden.
	▶ Bei einem symptomatischen Patienten mit akutem Hinterwandinfarkt und AV-Block III° (oder AV-Block II°) ohne ausreichenden Ersatzrhythmus ist nur selten eine temporäre Schrittmacherstimulation erforderlich.
	▶ Bei Patienten mit einer Sinusknotendysfunktion ist bei nur unzureichender Wirkung von Atropin eine passagere Schrittmacherstimulation erforderlich.
Zugang	▶ Extern (epikutan, extrathorakal, nicht-invasiv). Meist im Akutstadium, z. B. in der Prähospitalphase angewendet. Für die Patienten schmerzhaft ▶ Transösophageal (semiinvasiv, stimuliert gut im Vorhof, im Ventrikel unzuverlässig) ▶ Epikardial (intraoperativ am offenen Thorax, postoperativ über Herzdrähte) ▶ Intrakardial (meist transvenös, seltener transarteriell oder transseptal im Rahmen von Katheterablationen)

24.2.2 Indikation der Implantation eines permanenten Schrittmachers

Die Implantation eines permanenten Schrittmachers ist bei den im Anschluss an eine kardiopulmonale Reanimation neu aufgetretenen schrittmacherpflichtigen Bradykardien indiziert. Die bradykarden Herzrhythmusstörungen und die Indikationen der Herzschrittmachertherapie wurden bereits ausführlich in Teil C behandelt.	
Permanente SM-Stimulation	▶ Symptomatische Patienten mit persistierenden sinuatrialen Blockierungen ▶ Bei einem persistierenden AV-Block III° bei HWI > 10 Tage nach Infarkt ▶ Bei symptomatischen Patienten mit persistierendem AV-Block II° ▶ Bei Patienten mit einem alternierenden LSB/RSB ▶ Bei symptomatischen Patienten mit RSB + LAH/LPH

TEIL F: SYNKOPEN

25 Einteilung der Synkopen

Eine Synkope ist ein vorübergehender Verlust des Bewusstseins und des Haltetonus infolge einer transienten globalen zerebralen Minderperfusion, charakterisiert durch einen plötzlichen Beginn, eine kurze Dauer von Sekunden bis wenigen Minuten und eine spontane vollständige Erholung. Sie ist keine eigenständige Erkrankung, sondern Endstrecke und häufiges Symptom eines pathophysiologischen Geschehens, das durch einen Abfall des systemischen Blutdrucks ausgelöst wird.

Zur Unterscheidung der „echten Synkopen" von den anderen Formen einer Bewusstseinsstörung bietet sich ein Algorithmus aus den Leitlinien der ESC von 2009 an.

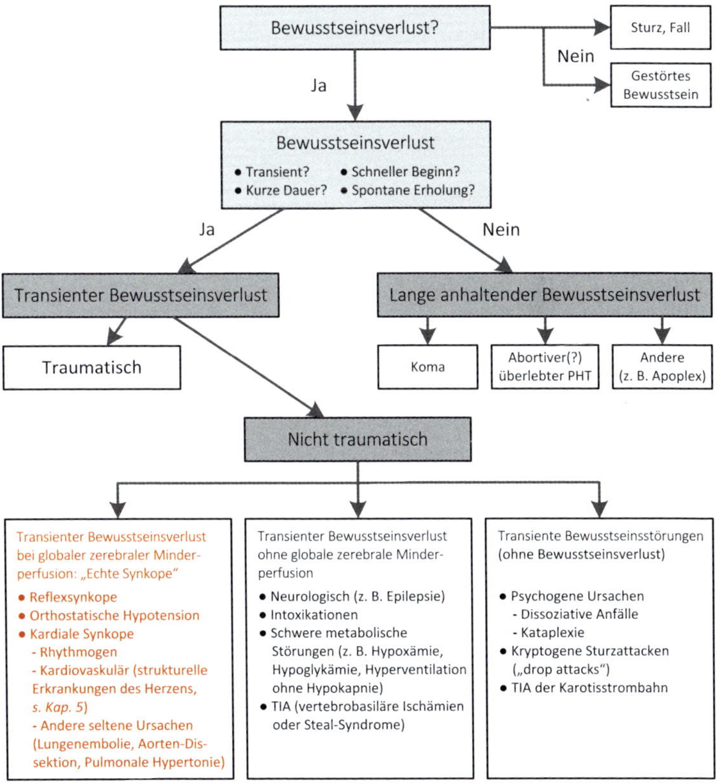

Nach den Ursachen des Blutdruckabfalls unterscheidet man drei Formen.

- Reflexsynkope
  Verschiedene Reize (Trigger) beeinflussen die autonomen kardiovaskulären Reflexe der Bluthomöostase und führen über komplexe autonome Reflexbahnen zu einer „fehlerhaften“ inadäquaten Vasodilatation mit/ohne Bradykardie oder Asystolie.
- Synkope bei orthostatischer Hypotension
  Zugrunde liegt ein Versagen der physiologischen Regulationsmechanismen zur Stabilisierung des Blutdruckabfalls beim Lagewechsel vom Liegen zum Stehen.
- Kardiale Synkope
  Mechanische Ursachen bei strukturellen Herz-Gefäß-Erkrankungen und akute Herzrhythmusstörungen führen zu einem vorübergehenden Verlust der Pumpleistung des Herzens mit Blutdruckabfall.

25.1 Reflexsynkopen (früher neurokardiogene Synkopen)

Pathophysiologie	Unterschiedliche Trigger führen zu einer Aktivierung des sympathischen Nervensystems. Der durch die Trigger erhöhte Sympathikustonus löst in den speziellen medullären Zentren eine Gegenregulation aus: ▶ **Kardioinhibitorische Form** Zentrale Aktivierung des efferenten N. vagus mit der Folge einer Bradykardie oder Asystolie ▶ **Vasopressorische Form** Zentrale Inhibition des efferenten N. sympathikus mit einem Verlust des vasokonstriktorischen Tonus und der Folge einer Hypotonie ▶ **Gemischte Form** (mit Bradykardie und Hypotonie)
Trigger	▶ Nach den Triggermechanismen *(s. Kap. 27.1.2, Seite 250)* werden 4 Formen von Reflexsynkopen unterschieden • Vasovagale Synkopen • Situationsbedingte Synkopen • Karotissinus-Syndrom • Atypische Formen ohne erkennbaren Trigger

25.2 Synkopen bei der orthostatischen Hypotension

Klassische Form der OH	Bei der klassischen orthostatischen Hypotension liegt den Synkopen ein Versagen physiologischer Regulationsmechanismen zur Stabilisierung des Blutdruckabfalls beim Lagewechsel vom Liegen zum Stehen zugrunde.
	Das Versagen des physiologischen Barorezeptorenreflexbogens infolge einer unzureichenden sympathisch vermittelten kompensatorischen Vasokonstriktion (N. sympathikus) im Stehen führt zum pathologischen Blutdruckabfall mit den Symptomen einer zerebralen Minderperfusion.
Spezielle Formen der OH	Bei speziellen Formen der orthostatischen Hypotension führen andere Mechanismen zu einer Synkope:
	▶ **Neurokardiogene Synkope** Ein lange anhaltender orthostatischer Stress kann innerhalb von 3–45 min Trigger für eine Synkope mit der Pathophysiologie einer Reflexsynkope sein. Synkopen nach diesem Mechanismus treten auf

	• bei der verzögerten Form der orthostatischen Hypotension *(s. Kap. 28.2.3, Seite 259).* • beim posturalen orthostatischen Tachykardiesyndrom (POTS) Es handelt sich beim POTS um eine primär autonome Funktionsstörung im Sinne einer ausgeprägten isolierten Sympathikusschwäche, die vor allem im Stehen eine ausreichende Vasokonstriktion der Beinarterien verhindert *(s. Kap. 28.2.5, Seite 261).* ▶ Neurogene Synkope Eine Erkrankung und Schädigung der prä- und postganglionären sowie der zentralen Anteile des medullären Baroreflexzentrums (primäre und sekundäre autonome Neuropathie) kann mit einem Intervall zwischen 30 s und 30 min infolge einer Insuffizienz des peripheren Sympathikus zu einer neurogenen orthostatischen Hypotonie mit Synkope führen *(s. Kap. 28.2.4, Seite 260, und Kap. 28.2.6, Seite 261).*

25.3 Kardiale Synkopen

	Kardiovaskuläre Ursachen führen durch einen vorübergehenden Verlust der Pumpleistung zu einem Blutdruckabfall.
Ursachen	▶ Nicht arrhythmogene Synkopen bei strukturellen Herz-Gefäß-Erkrankungen Eine akute Behinderung der Hämodynamik führt zu einer Verminderung der Ausfuhrleistung mit der Folge eines Herzkreislaufstillstandes. Dazu gehören • Vorhofmyxom, ischämische und nicht-ischämische Kardiomyopathie, Myokardinfarkt, akute Myokardischämie, hypertrophe Kardiomyopathie, Klappenvitien, Dysfunktion einer Klappenprothese, Perikardtamponade • Lungenembolie, Aortendissektion, pulmonale Hypertonie
	▶ Arrhythmogene Synkopen • Supraventrikuläre Tachyarrhythmien • Ventrikuläre Tachyarrhythmien bei angeborenen und erworbenen strukturellen Herzerkrankungen und primär elektrischen Erkrankungen des Herzens • Bradykardien (Sinusknotensyndrom, AV-Blockierungen und intraventrikuläre Leitungsstörungen)

25.4 Häufigkeit und Risiko von Synkopen

Prävalenz	Etwa 30–40 % der Menschen erleiden im Laufe des Lebens eine Synkope.
	Etwa 2 % der Vorstellungen in einer Notaufnahme betreffen Patienten nach einer Synkope, davon sind > 50 % über 70 Jahre alt. Die Abklärung ist in dieser Gruppe erschwert durch multiple Vorerkrankungen, viele Medikamente und häufig durch eine mnestische Störung.
	▶ Reflex- oder neural vermittelte Synkopen sind mit 30–45 % die häufigste Form der Synkope mit einem Gipfel im 15. LJ. (überwiegend zwischen dem 10. und 30. LJ.).

	▶ **Kardiale Synkopen** sind mit 15 % aller Synkopen die zweithäufigste Form. Sie treten als nicht arrhythmogene oder arrhythmogene Synkopen bei Patienten mit einer angeborenen oder erworbenen strukturellen Herz-Gefäß-Erkrankung oder bei einer primär elektrischen Erkrankung des Herzens auf. Während die Prognose für Reflexsynkopen und Synkopen bei orthostatischer Hypotension gut ist, haben die kardialen Synkopen ein erhöhtes Risiko für einen plötzlichen Herztod.
	▶ **Synkopen bei orthostatischer Hypotension** sind im jüngeren Erwachsenenalter seltener. Sie zeigen eine erhebliche Zunahme ab dem 65.–70. LJ. mit einer Inzidenz von 11 % bei Patienten im Alter von 70–79 Jahren und 16–19 % bei Patienten > 80 Jahren.
Risiko	Das Risiko zu versterben oder lebensbedrohliche Ereignisse zu erfahren betrifft fast ausschließlich Patienten mit kardialen Synkopen.
	Die Einjahresmortalität liegt in dieser Gruppe bei 30 % und erhöht sich bei vorbestehender Herzinsuffizienz. Bei Patienten mit Reflexsynkopen und orthostatisch bedingten Synkopen ist die Lebenserwartung nicht eingeschränkt.
	▶ **Das Rezidivrisiko** für Synkopen liegt im Mittel bei 33 % in 3 Jahren. ▶ **Das Verletzungsrisiko** liegt für schwere Verletzungen bei 6 % aller Synkopen, für kleine Verletzungen bei 29 %.

25.5 Differentialdiagnose der transienten Bewusstseinsstörungen

Transiente Bewusstseinsstörungen ohne globale zerebrale Minderperfusion	
Verdachtsdiagnose	**Klinische Angaben**
Epileptischer Anfall	▶ Regelmäßig Auftreten einer Aura ▶ Im Anfall länger anhaltende motorische Entäußerungen (tonisch/klonische Bewegungen), Dauer meist < 30 s ▶ Augen geöffnet, Blick starr oder zur Seite ▶ Beim Grand mal Zyanose und Apnoe ▶ Automatismen wie Kauen, Schaum vor dem Mund, häufig lateraler Zungenbiss und Urinabgang ▶ Postiktal Kopfschmerzen, Somnolenz, Verwirrtheit. Dauer der Reorientierungsphase Minuten bis Stunden ▶ Diagnostik: EEG, bildgebende Verfahren (MRT, CT)
Dissoziative Anfälle	▶ Daran sollte gedacht werden, wenn eine ausführliche Diagnostik rezidivierender Synkopen erfolglos bleibt. ▶ Anfallsdauer oft > 5 min, Augen geschlossen ▶ Hohe Anfallsfrequenz, Anfälle sehr unterschiedlich, bizarre Bewegungsabläufe zwischen atonisch bis hypermotorisch ▶ Abstützreaktion beim Hinfallen, selten geringe Verletzungen ▶ Postiktale Phase von Minuten bis Stunden
Kryptogene Sturzattacken („drop attacks“)	▶ Höheres Lebensalter, Bewusstsein erhalten ▶ Stürze meist aufs Knie, für die Patienten nicht erklärbar ▶ Differentialdiagnose: Ausschluss einer Epilepsie, Ausschluss eines Karotissinusnervensyndroms

Vertebrobasiläre Ischämien oder Steal-Syndrome	▶ Selten kompletter Bewusstseinsverlust ▶ Während der Attacke neurologische Defizite (Doppelbilder, Dysarthrie, Drehschwindel, Halbseitensymptomatik) ▶ Auftreten bei Armbewegungen ▶ Blutdruckdifferenz zwischen den Armen
Hypoglykämie oder Intoxikationen	▶ Bewusstseinsverlust meist > 3 min ▶ Anamnestische Hinweise!
Interaktionen	▶ Eine Synkope kann mit ihrer zerebralen Minderperfusion Grands maux auslösen. ▶ Kardiale Arrhythmien können durch einen epileptischen Anfall ausgelöst werden. ▶ Synkopen sind nicht selten von kurzen Konvulsionen begleitet.

26 Diagnostik der Synkopen

Diagnostischer Algorithmus zur Abklärung von Synkopen

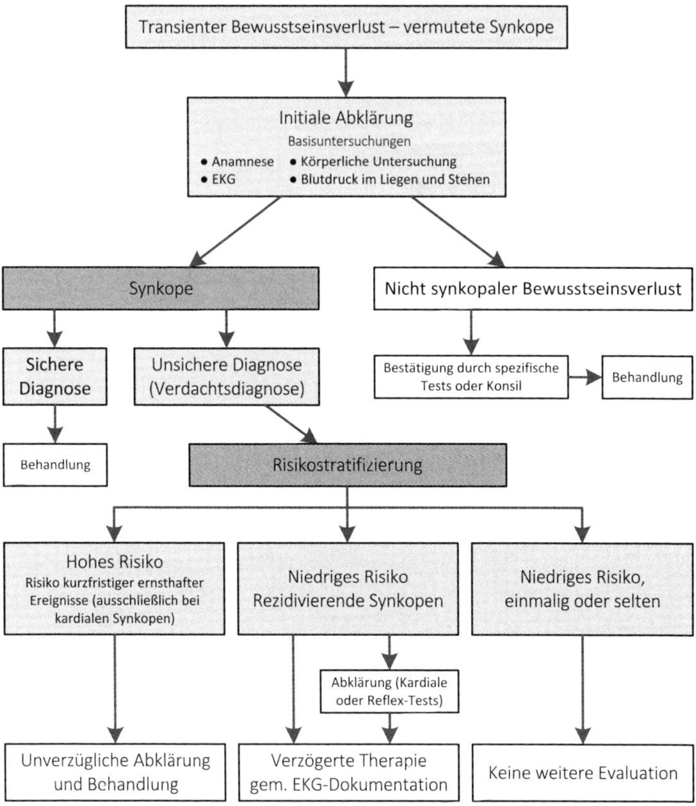

Nach den Leitlinien der ESC 2009 erfolgt die Abklärung der Synkopen in drei Schritten.

- Initiale Abklärung (Basisdiagnostik)
- Bei unsicherer Diagnose lässt sich meist eine Verdachtsdiagnose stellen, die durch weitere diagnostische Schritte abgeklärt werden muss
- Im dritten Schritt muss eine Risikostratifizierung durchgeführt werden

26.1 Initiale Abklärung (Basisdiagnostik)

<table>
<tr><td rowspan="2">Basisdiagnostik</td><td>Bei fast 50 % der Synkopen lässt sich eine schnelle und sichere Diagnose durch eine weitgehend standardisierte Basisdiagnostik stellen. Daran schließt sich ohne weitere Untersuchungen eine Therapie an.</td></tr>
<tr><td>▶ Die Basisdiagnostik besteht aus:
• Anamnese (detaillierte Anamnese und Fremdanamnese)
• Körperlicher Untersuchung
• Blutdruckmessung im Liegen und im Stehen
• EKG mit 12 Ableitungen</td></tr>
<tr><td>Anamnese</td><td>▶ Häufig ergeben sich aus der sorgfältigen systematischen Anamnese Hinweise auf eine
• nicht synkopale Genese eines kurzfristigen Bewusstseinsverlusts (z. B. Epilepsie, TIA, dissoziative Anfälle)
• Meist gelingt auch eine „schnelle“ Unterscheidung zwischen den Formen einer länger anhaltenden Bewusstseinstrübung und einem flüchtigen (transienten) Bewusstseinsverlust infolge einer globalen oder fokalen zerebralen Minderperfusion.
Folgende Fragen sind wichtig:
▶ Hinweise auf eine echte Synkope
• Vollständiger Bewusstseinsverlust?
• Bewusstseinsverlust transient mit schnellem Einsetzen und kurzer Dauer?
• Erholung spontan, komplett und ohne Folgen?
• Verlust des Haltetonus?
• Erstereignis oder Rezidiv?
• Liegt eine Synkope oder ein Bewusstseinsverlust im Rahmen einer schwerwiegenden anderweitigen Erkrankung vor wie
- Synkope bei schweren akuten Blutverlusten, bei Lungenembolie, bei einer pulmonalen Hypertonie?
- oder bei Kreislaufstillständen mit unzureichender Auswurfleistung, die länger als nur wenige Sekunden/Minuten anhalten wie anhaltende ventrikuläre Tachykardien, Kammerflimmern oder Asystolie?
▶ Hinweise auf die Ursache der Synkope
• Präsynkopale Phase
- Position (liegend, sitzend, stehend)
- Aktivität (Ruhe, Lageänderung, Palpitationen)
- Ereignisse und Empfindungen wie Miktion, Defäkation, Husten
- Prädisponierende Faktoren (langes Stehen in überfüllten warmen Räumen) und vorangehende Ereignisse (Furcht, Schmerz, Kopfbewegung)</td></tr>
</table>

	• **Prodromi, Beginn der Attacke** - Übelkeit, Erbrechen, Kältegefühl, verschwommenes Sehen - Aura, Benommenheit • **Synkopale Phase** - Art des Fallens, Gesichtsfarbe, Atemmuster, konvulsive Symptome, Augen geöffnet/Bulbi nach oben gerichtet • **Begleitsymptome:** - Hinweise auf akutes Koronarsyndrom, Lungenembolie, dekompensiertes Vitium, Herzinsuffizienz, Schock • **Ende der Attacke** - Übelkeit, Erbrechen, schnelle vollständige Reorientierung, Thoraxschmerz, Urin- oder Stuhlinkontinenz • **Familienanamnese, frühere Erkrankungen** - Plötzlicher Herztod (PHT) in der Familie. Frühere Synkopen - Kardiale Erkrankung - Neurolog. Erkrankung (M. Parkinson, Epilepsie, Narkolepsie) - Metabolische Erkrankung (z. B. Diabetes mellitus) - Medikamente
Körperlicher Befund	▶ Die wichtigsten Schritte bei der körperlichen Untersuchung sind • **Erhebung der Vitalparameter** einschließlich Temperatur und Sauerstoffsättigung • **Klinische Untersuchung** (Herz, Lunge, Zeichen von Schock oder Herzinsuffizienz) • **Überprüfung des Gefäßstatus** und der • **Volumenparameter (Dehydrierung?)**
Schellong-Test	▶ Blutdruckmessung im Liegen und während aktiven Stehens über mindestens 3 (10) min *(s. Kap. 26.2.1, Seite 245)*
EKG (12 Abl.)	▶ Das Oberflächen-EKG ist wichtiger Bestandteil der Basisdiagnostik und lässt in vielen Fällen die Verdachtsdiagnose einer rhythmogenen Synkope stellen. • **EKG-Befunde, die eine arrhythmogene Ursache vermuten lassen** *(s. Kap. 29, Seite 265)* ▶ Nicht selten finden sich EKG-Kriterien, die auf ein hohes Risiko der Rhythmusstörung hinweisen und zu einer sofortigen stationären Aufnahme mit intensiver Überwachung führen. • **EKG-Befunde, die eine arrhythmogene Synkope diagnostizieren lassen** *(s. Kap. 29, Seite 265)*

Klinische Merkmale, die bei der initialen Abklärung eine Synkope nahelegen

Reflexsynkope	▶ Keine Herzerkrankung ▶ Meist lange Anamnese mit rezidivierenden Synkopen ▶ Bei **vasovagalen Synkopen** • charakteristische präsynkopale und vegetative Prodromi (Übelkeit, Erbrechen, Hitzewallungen, Schweißausbrüche, abdominale Schmerzen) und • typische emotionale Trigger oder unangenehme Sinneseindrücke (Schmerz, Schreck, Lärm, Kälte, Gerüche, Sehen von Blut)

	▶ **Pressorische Synkopen** (Miktion/Defäkation, Husten, Valsalva-Manöver) ▶ **Anhaltender orthostatischer Stress** (langes Stehen oder Stehen in überfüllten warmen Räumen) ▶ Auftreten bei **Kopfdrehung oder bei Druck auf den Karotissinus** ▶ Synkope **nach schwerer körperlicher Belastung**
Synkopen bei orthostatischer Hypotonie	▶ **Synkopeninduktion im Schellong-Test** ▶ Synkope **im Stehen**, insbesondere in überfüllten warmen Räumen ▶ Synkopen im Stehen **nach schwerer Belastung** Zeitlicher Zusammenhang mit Beginn oder Wechsel der Dosierung vasodilatierender Medikamente ▶ Zu **geringes Blutvolumen** (intravaskulärer Volumenverlust, auch durch Fieber, Schwitzen, Erbrechen, Diarrhoe, Diuretika, Blutung)
	Unterschiedliche Mechanismen der Synkopen bei einer orthostatischen Hypotonie
	▶ **Versagen des Baroreflexbogens** Durch eine Insuffizienz des peripheren Sympathikus ist eine arterielle Vasokonstriktion (Erhöhung des peripheren arteriellen Widerstands) zur Stabilisierung des Blutducks nicht mehr möglich.
	Diese Form der Synkope tritt auf: • bei der initialen orthostatischen Hypotension (Synkope sofort nach dem Aufrichten) • bei der klassischen orthostatischen Hypotension (Synkope innerhalb von 3 min in der Standphase)
	▶ **Neurokardiogene Synkope** Formen der orthostatischen Hypotonie können Trigger sein für eine Reflexsynkope.
	• Lange anhaltender orthostatischer Stress (**verzögerte orthostatische Hypotension**) kann innerhalb von 3–45 min in der Standphase Trigger sein für eine Reflexsynkope *(s. Kap. 28.2.4, S. 260)*. • Das **posturale orthostatische Tachykardiesyndrom (POTS)** ist eine seltene Form der OH. Es handelt sich um eine primär autonome Funktionsstörung im Sinne einer ausgeprägten isolierten Sympathikusschwäche, die vor allem im Stehen eine ausreichende Vasokonstriktion der Beinarterien verhindert. Selten führt sie beim längeren Stehen in eine Synkope der Form einer neurokardiogenen Synkope.
	▶ **Neurogene Synkope** Die Insuffizienz des efferenten Gefäßsympathikus ist zentralen Ursprungs und basiert auf einer Erkrankung und Schädigung der prä- und postganglionären sowie der zentralen Anteile des medullären Baroreflexzentrums (primäre oder sekundäre autonome Neuropathie; *s. Kap. 28.2.4, Seite 260, und Kap. 28.2.6, Seite 261*
	• Der efferente Sympathikus kann bei der orthostatischen Blutverschiebung in die Beine keine ausreichende Vasokonstriktion mehr leisten. Mit einem Intervall zwischen 30 s und 30 min kommt es zu einer **neurogenen Synkope**.

Kardiale Synkope	▶ **Vorhandensein einer strukturellen Herz-Gefäß-Erkrankung oder einer Herzrhythmusstörung** Kardiovaskuläre Ursachen führen durch einen vorübergehenden Verlust der Pumpleistung zu einem Herzkreislaufstillstand.
	• Familienanamnese mit PHT oder Ionenkanalerkrankung • Begleitsymptome (plötzlich einsetzende Palpitationen, Brustschmerz, Dyspnoe, Schock) • Auftreten während Belastung oder im Liegen • Anormales EKG: EKG-Veränderungen, die eine arrhythmogene Synkope vermuten oder diagnostizieren lassen *(s. Kap. 29, Seite 265)*

26.2 Diagnostische Verfahren zur Abklärung des Verdachts einer Synkope

Bei einer nur unsicheren Diagnose im Rahmen der Basisdiagnostik lässt sich, basierend auf anamnestischen und klinischen Hinweisen bei den meisten Fällen eine Verdachtsdiagnose stellen, die durch weitere diagnostische Schritte abgeklärt werden muss.

26.2.1 Weiterführende Diagnostik beim Verdacht einer Reflexsynkope und einer Synkope bei orthostatischer Hypotension

	Zur Abklärung stehen folgende Methoden zur Verfügung ▶ Schellong-Test ▶ **Karotissinusmassage und** ▶ **Kipptischuntersuchung**
Schellong-Test (aktiver Orthostasetest)	▶ Fragestellung: Orthostasetest zur Überprüfung der Kompensationsmechanismen der Blutdruckregulation beim Aufrichten zum Stehen
	▶ **Untersuchungsprotokoll** • Messung von Blutdruck und Herzfrequenz alle 3 min während einer Ruhephase von mindestens 10 min im Liegen • Rasches zügiges Aufstehen und Messung von Blutdruck und Herzfrequenz für weitere 3 (10) min
	▶ **Bewertung** • **Pathologisch** ist ein symptomatischer oder asymptomatischer Blutdruckabfall von - systolisch ≥ 20 mm Hg und diastolisch ≥ 10 mm Hg - oder systolisch auf einen Wert ≤ 90 mm Hg • **Normal** ist ein Blutdruckanstieg systolisch um 10 mm Hg, diastolisch um 5 mm Hg und ein Herzfrequenzanstieg um 5–20/min
Kipptisch-untersuchung	▶ Fragestellung: Nachweis/Provokation von Reflexsynkopen oder von speziellen Formen der orthostatischen Hypotension durch Auslösen des Barorezeptorenreflexbogens (Im Test wird die klinische Situation einer Reflexsynkope nach langem Stehen simuliert; *s. Kap. 27.2.2, S. 250)*

	• **Kardioinhibitorische Form** Bei dieser Form überwiegt die zentrale Vagusaktivierung mit Bradykardie oder Asystolie • **Vasopressorische Form** Bei dieser Form kommt es aufgrund der zentralen Inhibition des efferenten Sympathikus zu einer Vasodilatation mit Hypotonie • **Gemischte Form** (mit Bradykardie und Hypotonie, z. B. bei der neurokardiogenen Synkope bei verzögerter OH)

27.1.2 Einteilung der Reflexsynkopen nach denTriggermechanismen

Vasovagale Synkope	▶ Meist Auftreten von **Prodromi** Charakteristisch sind präsynkopale und vegetative Prodromi wie Übelkeit, Erbrechen, Hitzewallungen, Schweißausbrüche und abdominale Schmerzen. ▶ **Triggerung** durch emotionalen Stress oder unerwartete Sinneseindrücke (Schmerz, Schreck, Lärm, Kälte, Aufregung, Freude) ▶ Ein **anhaltender orthostatischer Stress** (z. B. langes Stehen in einem überfüllten warmen Raum) kann Trigger für eine vasovagale Synkope sein (**neurokardiogene Synkope**).
Situationssynkope	▶ **Auftreten unter bestimmten Situationen** • nach extremer körperlicher Belastung • nach dem Essen (postprandial) • nach pressorischen Reizen (Husten, Niesen) • nach viszeraler Reizung (Miktion, Defäkation) • nach einem plötzlichen unerfreulichen Anblick und nach Geräuschen, Gerüchen, Übelkeit oder Erbrechen, Sehen von Blut
Karotissinussyndrom	▶ In der Regel ausgelöst durch eine **mechanische Reizung des Karotissinus** durch Kopfdrehung oder durch Druck auf den Karotissinus
Atypische Formen	▶ Keine ersichtlichen oder nur unsichere Triggermechanismen

27.2 Diagnostik der Reflexsynkopen

27.2.1 Basisdiagnostik

Klinische Hinweise	▶ **Keine Herzerkrankung** ▶ **Lange Anamnese mit rezidivierenden Synkopen** ▶ Meist Auftreten von **Prodromi** • Bei der vasovagalen Synkope charakteristische präsynkopale vegetative Prodromi ▶ Auslösung durch **typische Trigger** *(s. Kap. 27.1.2, Seite 250)*

27.2.2 Zusatzuntersuchungen

	▶ Bei nur unsicheren Hinweisen auf eine Reflexsynkope können zur Abklärung der Verdachtsdiagnose folgende **diagnostische Schritte** beitragen:

	• Kipptischuntersuchung • Karotisdruckversuch • Implantierbarer Loop-Rekorder
	Kipptischuntersuchung
	Der Kipptisch-Test dient zum Nachweis von Reflexsynkopen oder von speziellen Formen der orthostatischen Hypotonie, indem er die klinische Situation einer Reflexsynkope nach langem Stehen simuliert.
Untersuchungsprotokoll	*s. Kap. 26.2.1, Seite 245*
Indikation	▶ Patienten, bei denen sich die Diagnose im Rahmen der Basisdiagnostik nicht sicherstellen ließ. Allerdings schließt ein unauffälliger Test eine Reflexsynkope nicht sicher aus. Der Test sollte durchgeführt werden: • Bei häufig rezidivierenden Synkopen und bei Synkopen mit Verletzungsfolge • Bei Patienten mit sicheren vasovagalen Synkopen zum Einüben isometrischer Gegenmanöver in der präsynkopalen Phase • Zur Differentialdiagnose konvulsiver Synkopen von generalisierten tonisch-klonischen Anfällen • Bei Patienten mit V. a. dissoziative Anfälle zum Ausschluss einer pathologischen Kreislaufdysregulation
Endpunkt	▶ Auftreten einer Synkope oder Präsynkope infolge einer • reflektorischen Bradykardie oder Asystolie (kardioinhibitorische Synkope) • reflektorischen peripheren Vasodilatation mit Hypotonie (vasopressorische Synkope) • verzögerten Hypotension (gemischte Form der Synkope mit Bradykardie und Hypotonie)
Wertigkeit für die Therapie	▶ Wichtig für die Therapie einer Reflexsynkope (z. B. vor einer geplanten Schrittmacherimplantation) ist eine Unterscheidung zwischen einer kardioinhibitorischen, vasodepressorischen oder gemischten Form. • Da sich der Mechanismus der Kipptischsynkope von der spontanen Synkope unterscheiden kann, lässt sich mit der Kipptischuntersuchung nur die vermutete Reflexsynkope nachweisen. • Für die Entscheidung zu einer Schrittmacherimplantation ist die Dokumentation der Bradykardie oder Asystolie bei einer spontanen Synkope erforderlich, dies ist meist mit einem implantierbaren Loop-Rekorder möglich.
	Implantierbarer Loop-Rekorder
Indikation	Indikationen für einen implantierbaren Loop-Rekorder ▶ Bei Synkopen bei einer kardialen Erkrankung und Verdacht auf eine arrhythmogene kardiale Synkope *(s. Kap. 29.1.2, Seite 267)* ▶ Bei vermuteten Synkopen, bislang nicht nachgewiesen • Bei Patienten mit unklaren häufigen Synkopen und hohem Verletzungspotential nach unauffälliger konservativer Abklärung, bei denen eine arrhythmogene Ursache vermutet wird

	• Patienten mit nachgewiesener Epilepsie und V. a. behandelbare Rhythmusstörungen während eines Anfalls • Patienten mit Majordepression und häufigen Episoden eines vorübergehenden Bewusstseinsverlustes, um arrhythmogene Ursachen auszuschließen • Ältere Patienten mit rezidivierenden Stürzen (Abklärung/ Ausschluss einer Synkope) ▶ Bei Reflexsynkopen zum Nachweis einer Bradykardie oder Asystolie vor Schrittmacherimplantation • Bei Patienten mit Karotissinussyndrom und Synkope zur Klärung der Schrittmacherindikation • Bei Patienten mit V. a. Reflexsynkopen mit einem positiven oder negativen Kipptischtest zur Dokumentation einer spontanen Bradykardie
	Karotissinusmassage *(s. Kap. 26.2.1, Seite 245)*

27.3 Formen der Reflexsynkope

27.3.1 Vasovagale Synkope

	Die vasovagale Synkope ist die häufigste Form der Reflexsynkope
Trigger	▶ Vasovagale Reflexsynkope • Typische präsynkopale und vegetative Prodromi (Übelkeit, Erbrechen, Hitzewallungen, Schweißausbrüche, abdominale Schmerzen) • Triggerung durch Emotionaler Stress und unerwartete unangenehme Sinneseindrücke (Schmerz, Schreck, Lärm, Kälte, Aufregung, Freude, Kälte)
	▶ Neurokardiogene Synkope • Lange anhaltender orthostatischer Stress (z. B. langes Stehen in überfüllten warmen Räumen) kann Trigger für eine vasovagale Synkope sein
Pathophysiologie	▶ Vasovagale Reflexsynkope • Durch die Trigger kommt es zu einer Aktivierung des sympathischen Nervensystems mit Erhöhung von Herzfrequenz und myokardialer Kontraktilität. • Diese sympathische Aktivierung löst im ZNS auf Hirnstammebene eine Gegenregulation aus mit - Zentraler Aktivierung des Vagus (mit reflektorischer Bradykardie oder Asystolie) und/oder - Inhibition der sympathikomimetischen Anteile des Baroreflexbogens (führt zu einer Vasodilatation mit Blutdruckabfall)
	▶ Neurokardiogene Synkope • Trigger ist eine verzögerte orthostatische Hypotension. Ein lange anhaltender orthostatischer Stress kann innerhalb von 3–45 min eine Synkope mit der Pathophysiologie einer Reflexsynkope auslösen *(s. Kap. 28.2.3, Seite 259)*.

27.3.2 Situationssynkope

Trigger	▶ Extreme körperliche Belastung ▶ Postprandial ▶ Pressorische Reize wie Husten und Niesen ▶ Viszerale Reizung wie Miktion und Defäkation ▶ Plötzlicher unerfreulicher Anblick ▶ Geräusche, Gerüche, Übelkeit und Erbrechen, Sehen von Blut
Patho-physiologie	Wie bei den vasovagalen Synkopen führen die Trigger zu einer Aktivierung des afferenten sympathischen Nervensystems, das auf Hirnstammebene eine Gegenregulation auslöst mit einer zentralen Vagusaktivierung und Inhibition des Sympathikus *(s. Kap. 25.4, Seite 239, und Kap. 27.1.1, Seite 249)*

27.3.3 Karotissinusnervensyndrom

Definition	Durch mechanische Reizung des Karotissinus werden Barorezeptoren im Karotissinus aktiviert und lösen in den medullären Zentren die für alle Reflexsynkopen gleiche typische Reflexefferenz aus.
Formen	▶ Kardioinhibitorische Form Bei dieser Form überwiegt der erhöhte parasympathische Tonus mit Sinusbradykardie oder Asystolie, Verlängerung des PR-Intervalls oder höhergradiger AV-Blockierung. ▶ Vasodepressorische Form Hier überwiegt die Inhibition des efferenten Sympathikus mit einem Blutdruckabfall ≥ 50 mm Hg.
Ätiologie	▶ Gehäuft bei Arteriosklerose oder Tumoren im Halsbereich ▶ Meist Patienten mit ungeklärter Synkope nach der initialen Abklärung. Alter > 60 Jahre *(s. Anm. Kap. 26.2.1, Seite 245)*
Diagnostik	**Karotissinusmassage (CSM)**
	▶ Indikation Patienten ≥ 60 Jahre, bei denen die Ursache der Synkope nach der Basisuntersuchung unklar bleibt
	▶ Untersuchungsprotokoll Mindestens 5 s und max. 10 s Massage des rechten und linken Karotisbulbus, nach den Leitlinien der ESC 2009 jeweils im Liegen und im Stehen (erfordert einen Kipptisch). Bei bis zu 30 % der Patienten ist ein abnormer Reflex nur im Stehen vorhanden!
	▶ Kontraindikation • Vorangegangene TIA oder Insult in den letzten 3 Monaten • Patienten mit einem Karotis-Strömungsgeräusch (nur nach dopplersonographischem Ausschluss signifikanter Stenosen)
	Bewertung ▶ Eine Karotishypersensitivität (CSH) liegt vor bei einer Asystolie > 3 s und/oder einem Blutdruckabfall ≥ 50 mm Hg. ▶ Ein Karotissinussyndrom (CSS) liegt vor, wenn bei einem pathologischen Ausfall des CSM zusätzlich spontane Synkopen auftreten.

	▶ Eine **negative CSM** hat einen hohen negativen prädiktiven Wert im Sinne eines Ausschlusses eines CSS. ▶ Eine **pathologische CSM** gewinnt erst eine Bedeutung, wenn gleichzeitig eine Synkope ausgelöst wird. ▶ Bei eindeutiger Klinik und unsicherer Kausalität zwischen induzierter CSH und einer Synkope sollte eine Schrittmacherimplantation erst nach Dokumentation einer Bradykardie oder Asystolie bei einer spontanen Synkope erfolgen. Dazu ist in der Regel ein implantierbarer Loop-Rekorder erforderlich *(s. Kap. 27.2.2, Seite 250)*.

Therapie bei Karotissinusnervensyndrom			
Medikamente	Keine ausreichende Wirksamkeit		
Herz-schrittmacher	**Leitlinienempfehlungen**	EmG	EvG
	▶ Bei rezidivierenden Synkopen, die in eindeutigem Zusammenhang mit einer Reizung des Karotissinus stehen, die durch Alltagsbewegungen (z. B. Drehen des Kopfes) auslösbar sind und unter Karotissinusmassage zu einer Asystolie von ≥ 3 s führen (DGK)	I	C
	▶ Bei Synkopen auch ohne Synkopenprovokation unter Karotissinusmassage, sofern sich ein hypersensitiver Karotissinus vom kardioinhibitorischen Typ mit provozierbaren Pausen von ≥ 3 s nachweisen lässt (ESC 2013)	IIa	C
	▶ Eine Schrittmachertherapie ist nicht indiziert, sofern sich nur ein hypersensitiver Karotissinus ohne korrelierende oder nur vage klinische Symptomatik nachweisen lässt	IIb	C

27.4 Therapie der Reflexsynkopen

Therapieziele	▶ Verhindern von Rezidiven ▶ Begrenzung von Verletzungen
	Zur Auswahl der Therapie ist die Kenntnis des Synkopenmechanismus (auslösender Trigger) erforderlich.

Therapie der Reflexsynkopen		EmG	EvG
Patienten-aufklärung	▶ Bei seltenen **Synkopen** mit einer präsynkopalen Vorlaufphase, die nicht zu Verletzungen führen, ist keine spezifische Therapie erforderlich. ▶ Bei häufigeren **Synkopen** (> 2/a) oder nach gefährlichen Stürzen beginnt die Therapie mit Aufklärung, Beratung über isometrische Gegenmanöver und Anleitung zu einem Stehtraining. ● Aufklärung über die **Prodromalzeichen** und Hinweis auf die „Benignität“ der Synkope ● Aufklärung über die **Triggermechanismen** und deren Vermeidung ● Überprüfung der **Medikamenteneinnahme** (z. B. Vasodilatoren/Antihypertensiva)		

	• Ausreichende **Zufuhr von Volumen** (isotonische Getränke), salzreiche Kost, Kompressionsstrümpfe • Trinken von ½ l **kalter Flüssigkeit vor dem Aufstehen** (vor längerem Stehen oder vor dem Aufenthalt in warmen und vollen Räumen) • Beim Auftreten von Prodromi **isometrische Manöver** (z. B „Jendrassik-Handgriff“ oder „Beine überkreuzen“ mit isometrischer Anspannung der Beinmuskulatur) • Regelmäßiges **Stehtraining** (angelehntes Stehen, täglich mindestens 30 min)		
Medikamente	▶ **Bei weiteren Synkopen unter der o.g. Therapie sollte eine medikamentöse Prophylaxe erwogen werden.** • **Viele Substanzen sind ineffektiv** (z. B. Betablocker, Etilefrin, Scopolamin) • **Midodrin** (Alpha-1-Antagonist). Setzt an den Zellen der glatten Muskulatur von Arterien und Venen an. Er hat keine Wirkung auf die Kontraktilität des Myokards oder auf das zentrale Nervensystem. - Empfohlene Dosierung 5–20 mg 3x tgl. - oder als „Pill-in-the-pocket“-Konzept mit einer Einzeldosis von 5 mg 1 Stunde vor einer potenziellen Auslösesituation - Indiziert bei Patienten mit Synkopen trotz Basistherapie und isometrischen Manövern. Die Wirkung ist nur begrenzt. - Keine chronische Therapie bei der vasovagalen Synkope • **Fludrocortison** (Mineralkortikoid, z. B. Astonin H) - Dosierung 0,1–0,3 mg tgl. - Empfohlen bei vasovagalen Synkopen und bei OH		
Herzschrittmacher	▶ **„Kann“ indiziert sein** bei häufigen rezidivierenden Reflexsynkopen ohne Prodromi im Alter > 60 Jahre bei dokumentierter spontaner Bradykardie oder Asystolie (Nachweis z. B. mit einem implantierten Loop-Rekorder)	IIa	B

28 Orthostatische Hypotension (OH)

Die orthostatische Hypotension ist eine bei einem Wechsel in die aufrechte Körperlage (Orthostase) auftretende Regulationsstörung mit Blutdruckabfall und konsekutiven Symptomen der zerebralen Minderperfusion.

28.1 Physiologische Regulationsmechanismen bei der Orthostase: Barorezeptorenreflexbogen

Eine Synkope wird durch einen Abfall des systemischen Blutdrucks ausgelöst.

Zum besseren Verständnis der Pathophysiologie der verschiedenen Synkopenformen bei der orthostatischen Hypotension soll an die physiologischen Mechanismen zum Konstanthalten von Blutdruck, Herzzeitvolumen und zerebraler Durchblutung beim Lagewechsel vom Liegen zum Stehen (Orthostase) erinnert werden.

Barorezeptoren-reflexbogen	Beim Wechsel von der waagerechten in die aufrechte Position (Orthostase) kommt es zu einer Verlagerung von 500–1000 ml Blut in die untere Extremität. ▶ Folge der Abnahme des venösen Rückflusses und der ventrikulären Füllung ist eine Reduktion des Herzzeitvolumens und ein vorübergehender Blutdruckabfall ▶ Der Abfall von Herzzeitvolumen und Blutdruck führt zu einer verminderten Aktivierung kardiopulmonaler Barorezeptoren sowie der Barorezeptoren des Karotissinus und des Aortenbogens. ▶ Durch die Abnahme dieser afferenten Impulse zum Hirnstamm wird die efferente Vagusaktivität zum Herzen vermindert und die efferente Sympathikusaktivität erhöht mit den Folgen • Anstieg der Herzfrequenz (N. vagus) • Arterieller Vasokonstriktion (Erhöhung des peripheren arteriellen Widerstands) • Vasokonstriktion der venösen Kapazitätsgefäße und Splanchnikusgefäße • Gleichzeitig findet eine neurohumorale Aktivierung mit Erhöhung von Renin und Angiotensin II statt (renoarterielle Vasokonstriktion) Diese physiologischen Baroreflexe führen zum schnellen Anstieg • der Herzfrequenz • der Inotropie und • des peripheren Gefäßwiderstandes und insgesamt zu einem Anstieg oder Konstanthalten von Blutdruck, Herzzeitvolumen und zerebraler Durchblutung.
	Eine adäquate Kreislaufregulation bei einem Lagewechsel vom Liegen zum Stehen setzt voraus ▶ einen adäquaten venösen Rückstrom ▶ ein normales effektives Blutvolumen ▶ eine regelrechte Aktivierung des Barorezeptorenreflexbogens aus • Barorezeptoren • Parasympathischen Afferenzen • Kardiopulmonalen Zentren im Hirnstamm (Nukleus solitarii in der Medulla oblongata) • Sympathischen und parasympathischen Efferenzen • Alpha- und Beta-Adrenorezeptoren von Herz und Gefäßen ▶ Eine normale kardiale Funktion (Herzfrequenz, Schlagvolumen)

28.2 Formen der orthostatischen Hypotension mit Synkope

Verschiedene Mechanismen der Synkopen bei OH	▶ **Versagen des Baroreflexbogens** Das Versagen des Baroreflexbogens führt zu einer Insuffizienz des peripheren Sympathikus. Dadurch ist eine arterielle Vasokonstriktion zur Stabilisierung des Blutdrucks nicht mehr möglich.
	Synkopen treten auf • bei der initialen OH innerhalb von 15 s (meist < 30 s) • bei der klassischen OH innerhalb von 3 min in der Standphase
	▶ **Neurokardiogene Synkope** *(s. Kap. 28.2.3, Seite 259)* Formen der orthostatischen Hypotonie können Trigger sein für eine Reflexsynkope:
	• **Verzögerte OH** Ein lange anhaltender orthostatischer Stress (verzögerte OH) kann innerhalb von 3–45 min in der Standphase Trigger für eine Synkope vom Muster einer Reflexsynkope (neurokardiogene Synkope) sein. • **Posturales orthostatisches Tachykardiesyndrom (POTS)** *(s. Kap. 28.2.5, Seite 261)* Das POTS ist eine seltene Form der OH. Es handelt sich um eine primär autonome Funktionsstörung im Sinne einer ausgeprägten isolierten Sympathikusschwäche, die vor allem im Stehen eine ausreichende Vasokonstriktion der Beinarterien verhindert - Klinisch führend ist eine ausgeprägte orthostatische Tachykardie. - Meist gelingt eine Stabilisierung des Blutdrucks über die Aktivierung des nicht beteiligten Herzsympathikus und eine Hemmung des Herzvagus. - Selten mündet sie beim längeren Stehen in eine Synkope der Form einer neurokardiogenen Synkope.
	▶ **Neurogene Synkope** Die Insuffizienz des efferenten Gefäßsympathikus ist zentralen Ursprungs und basiert auf einer Erkrankung und Schädigung der prä- und postganglionären sowie der zentralen Anteile des medullären Baroreflexzentrums (primäre oder sekundäre autonome Neuropathie; *s. Kap. 28.2.4, Seite 260*).
	Der efferente Sympathikus kann bei der orthostatischen Blutverschiebung in die Beine keine ausreichende Vasokonstriktion mehr leisten. Mit einem Intervall zwischen 30 s und 30 min kommt es zu einer neurogenen Synkope.

28.2.1 Initiale orthostatische Hypotension und Synkope

Definition	Vorübergehender Blutdruckabfall um > 40 mm Hg systolisch und/oder 20 mm Hg diastolisch innerhalb von 15 s (meist < 30 s) nach aktivem Hinstellen
Vorkommen	Junge Patienten, asthenischer Habitus und Patienten mit Einnahme von Medikamenten (Alphablocker)

Klinik	▶ Der Blutdruckabfall tritt sofort nach dem Aufstehen auf und erholt sich meist schnell. Die Diagnose lässt sich daher nur durch eine kontinuierliche Blutdruckmessung beim Aufrichten des Körpers stellen, auch eine Kipptischuntersuchung ist ungeeignet. ▶ Klinisch stehen Schwindel, verschwommenes Sehen für Sekunden, Müdigkeit, Belastungsintoleranz, Übelkeit, Tunnelblick, Tremor und Schwäche der unteren Extremität im Vordergrund.
Synkopen	Flüchtige Synkopen sind selten und treten unmittelbar nach dem Aufrichten infolge eines Versagens des Baroreflexbogens auf.

28.2.2 Klassische orthostatische Hypotension und Synkope

Definition	Bei der klassischen OH kommt es zu einem anhaltenden Abfall des systolischen Blutdrucks von > 20 mm Hg und/oder des diastolischen Blutdrucks von > 10 mm Hg innerhalb von 3 min der Standphase.
	(Bei Gesunden sinkt bei Lageänderung vom Liegen zum Stehen der systolische Blutdruck um 10 mm Hg, der diastolische Blutdruck steigt um etwa 5 mm Hg an, die Herzfrequenz um 5–20 Schläge/min.)
Pathophysiologie	Synkopen treten infolge eines Versagens des Baroreflexbogens mit Insuffizienz des peripheren Sympathikustonus innerhalb von 3 min in der Standphase auf (primäre Störung des autonomen Nervensystems).
Anamnese	▶ Rahmenbedingungen der Synkope: Tageszeit morgens, längeres Stehen in gefülltem überwärmtem Raum ▶ Flüssigkeitshaushalt ▶ Medikamenteneinnahme ▶ Vorerkrankungen
Symptome	▶ Schwindel, Schwitzen, Schwäche, zunehmendes Unsicherheitsgefühl ▶ Hör- und Sehstörungen ▶ Benommenheit und Bewusstlosigkeit
Ursachen	▶ **Zu geringes Blutvolumen** Durch intravaskulären Volumenverlust (z. B durch Fieber, Schwitzen, Erbrechen, Diarrhoe, Dehydratation, Diuretika, Blutverlust) ▶ **Zu geringer oder fehlender Baroreflex** insbesondere im **Alter** (Nachlassen der physiologischen Kreislaufreflexe infolge Verminderung der Gefäßelastizität und der Barosensitivität) ▶ **Nachlassen des peripheren Sympathikustonus** als Nebenwirkung kreislaufwirksamer **Medikamente** wie Kalziumantagonisten, Nitrate, Diuretika, Parkinsonmittel, Alpharezeptorenblocker, Betarezeptorenblocker und trizyklische Antidepressiva
Klinische Hinweise	▶ Keine Herzerkrankung ▶ Gehäuft im Alter • in einem zeitlichen Zusammenhang mit dem Beginn oder Wechsel vasodilatierender Medikamente, die zu einer Hypotonie führen oder • bei zu geringem Blutvolumen (intravaskulärer Volumenverlust durch Fieber, Schwitzen, Erbrechen, Dehydratation, Diuretika, Blutverlust)
Klinik	Zunehmend Unsicherheitsgefühl, Hör-/Sehstörungen, Benommenheit, Schwäche bis hin zur Bewusstlosigkeit. Synkopen sind selten.

28.2.3 Neurokardiogene Synkope bei einer verzögerten OH

Vorkommen	Eine länger anhaltende (verzögerte) orthostatische Hypotonie kann bei drei Patientengruppen innerhalb eines Intervalls von 3–45 min eine Synkope nach dem Muster einer neurokardiogenen Synkope (Reflexsynkope) auslösen.
	▶ Bei **jungen, gesunden Patienten**, meist weiblich ▶ Bei **älteren Patienten mit autonomer Dysfunktion, medikamentös induziert** (vasoaktive Medikamente) ▶ Bei überwiegend **weiblichen Jugendlichen bei einer isolierten Sympathikusschwäche** mit tachykarder Herzfrequenz ohne bedeutsame Hypotension (POTS; *s. Kap. 28.2.5, Seite 261*)
Patho-physiologie	Synkopen vom Muster einer Reflexsynkope können nach längerem Stehen (neurokardiogen) bei mehreren Formen der orthostatischen Hypotension auftreten. Trigger ist die länger anhaltende orthostatische Hypotonie.
	▶ Bei **jungen meist weiblichen Patienten** kann ein prolongierter orthostatischer Stress nach einem Intervall von 3–45 min Trigger zur Induktion einer Reflexsynkope (neurokardiogene Synkope) sein. • Das durch einen meist prolongierten orthostatischen Stress gesteigerte venöse Pooling vermindert den Rückfluss zum rechten Herzen. • Folge ist ein Anstieg der ventrikulären Inotropie mit Aktivierung der Mechanorezeptoren. • Die Zunahme der afferenten neuralen Signale zum Hirnstamm täuscht hier die Bedingung einer Hypertension vor. • Dadurch wird in den speziellen medullären Zentren eine **Gegenregulation ausgelöst** mit - **Zentraler Aktivierung des Vagus** mit der Folge einer Bradykardie (kardioinhibitorische Form) - **und mit einer Inhibition des Sympathikus** Der Verlust des vasokonstriktorischen Tonus führt zu einem Blutdruckabfall (vasopressorische Form). Hier ist das autonome Nervensystem im Gegensatz zur Synkope bei klassischer orthostatischer Hypotension intakt.
	Bei Blutdruckabfall und gleichzeitiger Bradykardie ist die neurokardiogene Synkope als eine gemischte Form der Reflexsynkopen zu werten.
	▶ Bei **Patienten im höheren Alter** kann ein lange anhaltender orthostatischer Stress im Stehen, unterstützt durch vasoaktive Medikamente Trigger für eine neurokardiogene Synkope sein. Typisch ist auch hier das Auftreten von Prodromi und ein Intervall von 3–45 min
	▶ Zur **neurokardiogenen Synkope bei POTS** *s. Kap. 28.2.5, Seite 261*
Klinik	▶ **Verzögerte Prodromi** (Schwindel, Schwäche, Palpitationen, Hör- und Sehstörungen) ▶ **Plötzlicher massiver Blutdruckabfall**, gefolgt von einer **Abnahme der Herzfrequenz** bis hin zur Asystolie ▶ **Synkopen treten rasch auf**

28.2.4 Neurogene Synkope bei einer verzögerten orthostatischen Hypotension

Definition	Bei der selteneren neurogenen orthostatischen Hypotension mit Synkopen (< 10 % aller Synkopen) ist das autonome Nervensystem in seiner Fähigkeit zur Autoregulation einer Orthostasereaktion eingeschränkt. Der Blutdruckabfall erfolgt verzögert nach 3–30 min.
Patho-physiologie	▶ Die **Insuffizienz des efferenten Gefäßsympathikus ist zentralen Ursprungs** und basiert auf Läsionen in prä- und postganglionären sowie in zentralen Anteilen des medullären Baroreflexzentrums.
	• Der efferente **Sympathikus** kann bei orthostatischer Blutvolumenverschiebung in die Beine keine ausreichende Vasokonstriktion mehr leisten. • Häufig ist auch die **autonome Steuerung der Herzfrequenz durch den Herzvagus** betroffen, so dass beim Blutdruckabfall keine angemessene kompensatorische Tachykardie auftreten kann.
	Im Gegensatz zur Synkope bei der klassischen orthostatischen Hypotension • ist die Funktion des autonomen Nervensystems selbst intakt, • gestört ist der zentrale efferente Anteil des Reflexbogens.
Ursachen	Zahlreiche neurologische und internistische Erkrankungen können über eine Schädigung des peripheren oder autonomen Nervensystems zu einer neurogenen OH führen.
	▶ **Primäre autonome Dysfunktion** • Multisystematrophie, M. Parkinson, reine autonome Dysfunktion
	Anmerkung: Klinisches Bild der **reinen autonomen Dysfunktion**. Sie ist gekennzeichnet durch vegetative Störungen ohne neurologische Symptome, ein Auftreten im 50.–70. LJ. mit kardiovaskulären und multiplen anderen Manifestationen (Harnverhalt, Inkontinenz, Nykturie, erektile Dysfunktion, Libidoverlust, vermehrtes Schwitzen).
	▶ **Sekundäre autonome Dysfunktion** • Zentraler Ursprung - Multiple Sklerose, zentrales Malignom, altersbedingte Störungen • Periphere Formen - Efferent (z. B. Diabetes mellitus) - Spinal (Tumoren, Verletzungen) - Andere Ursachen (Nierenversagen, systemische Amyloidose, HIV, M. Addison, Hypothyreose, Paraneoplastische Syndrome)
Klinik	Die Symptomatik entwickelt sich verzögert, Synkopen treten nach 30 s bis 30 min rasch auf.
	Typisch für die neurogene OH ist beim Schellong-Test und bei der Kipptischuntersuchung ▶ ein fehlender Pulsanstieg ▶ trotz eines sinkenden Blutdrucks

Indikation zur neurologischen Untersuchung	▶ Wenn sich mit **einem unauffälligen körperlichen Befund** (kein Volumenmangel) oder bei einer unauffälligen Medikamentenanamnese (z. B. keine Diuretika, Antihypertensiva, trizyklische Antidepressiva) keine Erklärung für die Orthostase findet

	▶ Wenn sich **keine Hinweise auf eine sekundäre autonome Dysfunktion** bieten (z. B. bei Diabetes mellitus, Amyloidose, M. Addison, Hypothyreose, Rückenmarksverletzung, Urämie)

28.2.5 Posturales **orthostatisches** Tachykardiesyndrom (POTS) und Synkopen

Definition	Ausgeprägte Form der orthostatischen Intoleranz bei einer primär autonomen Funktionsstörung im Sinne einer ausgeprägten isolierten Sympathikusschwäche mit einem Anstieg der Herzfrequenz um ≥ 30 Schläge pro Minute (normal 10–20/min) innerhalb von 10 Minuten nach dem Aufstehen oder einer absoluten Herzfrequenz im Stehen > 120/min ohne bedeutsame Hypotension
Vorkommen	Betroffen sind überwiegend weibliche Jugendliche oder Frauen bis zum Alter von 50 Jahren.
Patho-physiologie	▶ Führend ist eine ausgeprägte tachykarde Herzfrequenz im Stehen aufgrund einer isolierten Sympathikusschwäche, die eine ausreichende Vasokonstriktion der Beinarterien verhindert.
	• Meist gelingt eine Stabilisierung des Blutdrucks über die Aktivierung des nicht beteiligten Herzsympathikus und eine Hemmung des Herzvagus • Nur selten mündet die orthostatische Intoleranz bei längerem Stehen in eine Synkope der Form der neurokardiogenen Synkope ein.
Klinik	▶ Auffälliger Herzfrequenzanstieg ▶ Fehlender oder nur geringer Blutdruckabfall ▶ Synkopen treten selten auf

28.2.6 Differentialdiagnose der autonomen Funktionsstörungen bei orthostatischer Intoleranz

	Hinweise auf eine Zuordnung zu einer bestimmten Form der orthostatischen Dysautonomien erhält man aus dem Zeitintervall bis zum Auftreten der Symptome im Stehen (verlängerter Kipptischtest) und aus dem unterschiedlichen Verhalten von Herzfrequenz und Blutdruck (Schellong, Kipptisch).	
	Unterschiedliche Zeitintervalle bis zum Auftreten der Symptome	
	▶ Initiale OH	0–30 s
	▶ Klassische OH	30 s–3 min
	▶ Verzögerte OH + neurogene Synkope	3–30 min
	▶ Verzögerte OH + Reflexsynkope	3–45 min
	▶ POTS	Variabel, selten, spät
Verlängerter Kipptischtest	▶ Der Kipptisch ermöglicht unter standardisierten Bedingungen eine Auslösung des Barorezeptorreflexbogens. ▶ Bei dem verlängerten Kipptischtest mit einer Standphase von 20–45 min gewinnt man aus dem Zeitintervall bis zum Auftreten der Symptomatik und aus dem Verhalten von Blutdruck und Herzfrequenz die Unterscheidung zwischen • einer durch orthostatischen Stress bedingten Reflexsynkope	

	• und anderen Formen der nicht klassischen OH. ▶ Endpunkt der Kipptischuntersuchung ist die Provokation des klinischen Ereignisses (Präsynkope, Synkope) durch eine reflektorische Hypotension, Bradykardie oder eine verzögerte OH.
	▶ Wichtig: • Die kardiovaskulären Veränderungen auf eine aktive Lageveränderung unterscheiden sich signifikant von den Reaktionen auf eine passive Lageveränderung auf dem Kipptisch durch den Wegfall des Tonus der Beinmuskulatur. • Die initialen Veränderungen von Herzfrequenz und Blutdruck treten bei der passiven Lagerung (Kipptisch) nicht auf.
Neurokardiogene Reflexsynkope	Von speziellen medullären Zentren wird durch einen Trigger eine Gegenregulation mit inadäquater Vagusaktivierung und einer Sympathikushemmung ausgelöst (gemischte Form der Reflexsynkope).
	Trigger bei jüngeren Menschen ist meist ein prolongierter orthostatischer Stress („neurokardiogene Synkope"). Es treten meist Prodromalsymptome auf und abrupter Bewusstseinsverlust
	▶ Regelmechanismus • Das durch einen meist prolongierten orthostatischen Stress gesteigerte venöse Pooling vermindert den venösen Rückfluss zum rechten Herzen. • Folge ist ein Anstieg der ventrikulären Inotropie mit Aktivierung der Mechanorezeptoren. • Die Zunahme der afferenten neuralen Signale zum Hirnstamm täuscht hier die Bedingung einer Hypertension vor. • Dadurch wird in den speziellen medullären Zentren eine Gegenregulation ausgelöst mit - **Vagusaktivierung** (mit einer Bradykardie oder Asystolie) - **und Sympathikushemmung** (mit einer peripheren Vasodilatation und einem Blutdruckabfall)
	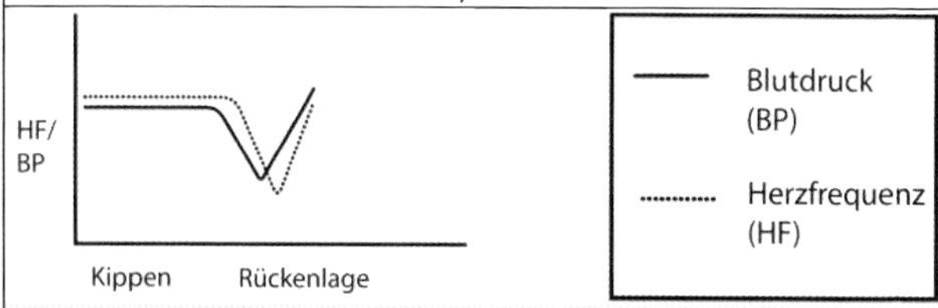 *Abb. 71: Kipptisch: Neurokardiogene (vasovagale) Antwort (aus: Grubb und Klingenheben, 1999)*
	▶ Auftreten eines plötzlichen massiven Blutdruckabfalls ▶ Gefolgt von einer Abnahme der Herzfrequenz bis hin zur Asystolie (Gemischte Form der Reflexsynkope bei Trigger einer verzögerten OH)
Neurogene OH (10 % der Synkopen)	Aufgrund von prä-/postganglionären oder auch zentralen Läsionen des medullären Baroreflexzentrums besteht eine Insuffizienz des efferenten Gefäßsympathikus. Häufig ist auch der Herzvagus betroffen.

<table>
<tr><td rowspan="3"></td><td>▶ Regelmechanismus
• Die Insuffizienz des peripheren Sympathikus kann bei der orthostatischen Blutvolumenverlagerung in die Beine keine ausreichende kompensatorische Vasokonstriktion mehr leisten.
• Folge ist eine Zunahme des venösen Blutvolumens unterhalb des Zwerchfells mit einem verminderten venösen Rückfluss.
• Der verminderte venöse Rückfluss führt bei gestörter autonomer Innervation des Herzens zu einer Reduktion des Schlagvolumens und/oder der Herzfrequenz.
• Häufig ist auch die autonome Steuerung der Herzfrequenz durch den Vagus betroffen, so dass beim Blutdruckabfall eine angemessene kompensatorische Tachykardie ausbleibt.</td></tr>
<tr><td>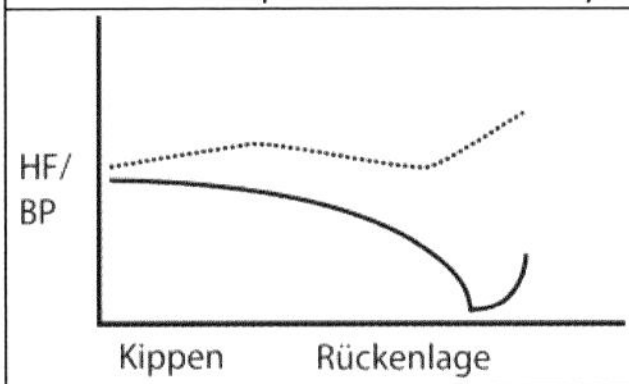

Abb. 72: Kipptisch: Dysautonome Antwort (aus: *Grubb und Klingenheben, 1999*)</td></tr>
<tr><td>▶ Mit einem meist langsamen Blutdruckabfall
▶ Ohne Anstieg der Herzfrequenz
(Im Unterschied zur neurokardiogenen Synkope kommt keine extreme Bradykardie/Asystolie vor).</td></tr>
<tr><td rowspan="4">POTS</td><td>Führend ist ein Anstieg der Herzfrequenz im Stehen um > 30 Schläge (normal 10–20/min) innerhalb von 10 min nach dem Aufstehen oder einer absoluten Herzfrequenz im Stehen > 120/min, jeweils ohne bedeutsame Hypotonie aufgrund einer isolierten Sympathikusschwäche.</td></tr>
<tr><td>▶ Regelmechanismus
• Die isolierte Sympathikusschwäche verhindert vor allem im Stehen eine ausreichende Vasokonstriktion der Beinarterien.
• Meist gelingt eine Stabilisierung des Blutdrucks über die Aktivierung des nicht beteiligten Herzsympathikus und Hemmung des Herzvagus.
• Nur bei längerem Stehen mündet die orthostatische Intoleranz in eine Synkope in der Form der neurokardiogenen Synkope.</td></tr>
<tr><td>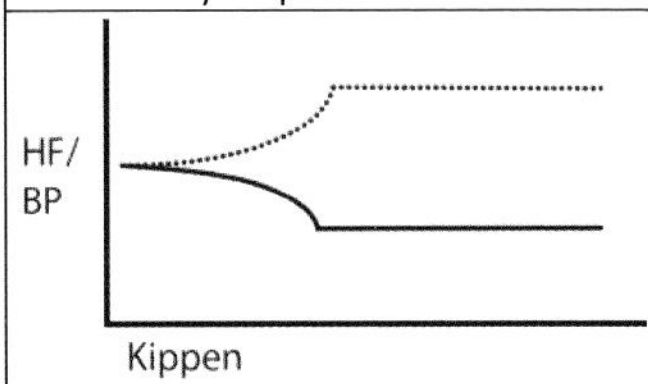

Abb. 73: Kipptisch: Isolierte Sympathikusschwäche (aus: *Grubb und Klingenheben, 1999*)</td></tr>
<tr><td>▶ Führend ist ein Anstieg der Herzfrequenz im Stehen > 30 Schläge in der Stehphase oder auf > 120/min
▶ bei keinem oder nur geringem Blutdruckabfall</td></tr>
</table>

28.3 Therapie der orthostatischer Hypotension und Prävention von Synkopen

Ziel der Therapie

- Eine Anhebung und Stabilisierung des Blutdrucks beim Stehen ohne eine dauerhafte Erhöhung im Liegen.
- Die Beeinflussung der Symptome und die Prävention von Synkopen infolge einer OH oder einer Reflexsynkope durch orthostatischen Stress ist schwierig, bei einer neurogenen Genese fehlt darüber hinaus ein kausaler Ansatz.
- Wichtig ist eine Kombination von Allgemeinmaßnahmen mit einer physikalischen Therapie und isometrischen Übungen.
- Medikamente zeigen nur eine begrenzte Wirkung und sollten nur bei schweren Formen der OH verordnet werden.

Therapie bei orthostatischer Hypotension	
Fragen	Ist die Synkope die Folge einer primären oder sekundären Autonomie oder liegen reversible Ursachen zugrunde (z. B. Medikamente, Anämie, Volumenmangel)?
Basistherapie Allgemein-maßnahmen	▶ **Bei der medikamentös bedingten orthostatischen Hypotension** genügt häufig eine Neueinstellung der Medikation (keine trizyklischen Antidepressiva, Umstellung der Antihypertensiva) ▶ **Patientenaufklärung** Vermeidung hypotoniefördernder Ursachen, z. B. heiße Bäder, Sauna, ausgedehnte Mahlzeiten, schnelles Aufstehen, Alkohol, vasodilatorisch wirksame Medikamente, längeres Stehen in überfüllten warmen Räumen ▶ **Physikalische Maßnahmen** Isometrische Gegenmanöver während des Stehens, Muskelanspannung der Bein-/Beckenmuskulatur, passive Venenkompression ▶ **Training der Gefäßregulation** Regelmäßige körperliche Bewegung, Ausdauertraining, Wechselduschen, Bürstenmassagen ▶ **Stützstrümpfe, besser Kompressionsstützhose** Verbesserung des venösen Rückstroms, Erhöhung des peripheren Widerstandes ▶ **Anhebung des Blutvolumens** Schlafen mit erhöhtem Kopfende des Bettes, Flüssigkeitsaufnahme vor dem Aufstehen und vor längerem Stehen (besonders bei neurodegenerativen Erkrankungen und bei altersbedingten Änderungen des Baroreflexes), Gesamtmenge 2–2,5 l Wasser tgl.
Medikamente	▶ **Bei neurogener orthostatischer Hypotension** • Midodrin (Alpha-Antagonist, Unterstützung der peripheren Vasokonstriktion) 5–20 mg 3x tgl. oder auch als „Pill in the pocket"-Therapie vor einer Exposition mit erhöhtem Hypotonierisiko • Fludrocortison (Mineralkortikoid, z. B. Astonin H, Unterstützung der Flüssigkeitsretention) 0,1–0,2 mg tgl. Empfohlen bei Patienten mit autonomer Dysfunktion und jungen Patienten mit neurokardiogenen Synkopen. Eine Kombination mit Midodrin ist möglich.

	▶ **Bei der vasodepressorischen Form** mit einem deutlichen Anstieg der Herzfrequenz während der Kipptischuntersuchung erweisen sich gelegentlich Betarezeptorenblocker als wirksam. ▶ **Beim posturalen orthostatischen Tachykardiesyndrom (POTS)** • Zusätzlich selektive Serotonin-Wiederaufnahmehemmer (Paroxetin, z. B. Tagonis 20 mg tgl.) • Betablocker ▶ **Bei einer Hypotonie infolge einer schweren postganglionären Sympathikusläsion** führt der Alpha-2-Rezeptorenblocker Clonidin zu einem Blutdruckanstieg.

29 Kardiale Synkopen

Definition	Die kardiale Synkope ist definiert als transienter, spontan reversibler, rasch einsetzender und kurz dauernder Bewusstseinsverlust mit Verlust des Haltetonus infolge einer globalen zentralen Hypoperfusion durch eine akut verminderte Herzauswurfleistung aus kardialer Ursache.
Epidemiologie	▶ Die Synkope aus kardialer Ursache ist mit einem Anteil von 15 % nach den Reflexsynkopen die zweithäufigste Ursache von Synkopen. ▶ Während Patienten mit Reflexsynkopen und orthostatisch bedingten Synkopen bei Vergleich mit einer „Normalpopulation“ keine Übersterblichkeit aufweisen, findet sich bei den kardial bedingten Synkopen eine deutlich erhöhte Mortalität.
Differential-diagnose	Herz-Kreislaufstillstände mit unzureichender Auswurfleistung, die länger als nur wenige Sekunden/Minuten anhalten (z. B. anhaltende ventrikuläre Tachykardie, Kammerflimmern, Asystolie)
Ursachen	▶ **Herzrhythmusstörungen als primäre Ursache der Synkope** • **Bradykardien:** - Sinusknotensyndrom, AV-Überleitungsstörungen, intraventrikuläre Leitungsstörungen, Schrittmacherdysfunktion • **Tachykardien:** - Supraventrikulär (selten) - Meist ventrikulär (idiopathisch, bei struktureller Herzerkrankung, bei Ionenkanalerkrankung) Selten ist die Bradykardie oder Tachykardie medikamentös bedingt. ▶ **Strukturelle Herz-Gefäß-Erkrankung als primäre nicht arrhythmogene Ursache der Synkope** Kardiovaskuläre Erkrankungen können durch einen vorübergehenden akuten Verlust der Pumpleistung zu einem Herz- Kreislaufstillstand führen: • Strukturelle Erkrankungen des Herzens (Vorhofmyxom, Myokardinfarkt, Ischämische und nicht-ischämische Kardiomyopathie, Klappenvitien wie z. B. Aortenklappenstenose und Mitralklappenstenose, Dysfunktion einer Klappenprothese; Perikardtamponade) • Lungenembolie, Aortendissektion, Pulmonale Hypertonie

<table>
<tr><th colspan="2">Kriterien eines kurzfristig hohen Risikos, die eine sofortige Hospitalisierung oder intensive Abklärung erfordern</th></tr>
<tr><td>EKG-Merkmale für ein hohes Risiko</td><td>▶ Schwere strukturelle kardiovaskuläre oder koronare Herzerkrankung (einschließlich Herzinsuffizienz, niedrige LVEF ≤ 35 % oder früherer Myokardinfarkt)
▶ Klinische oder EKG-Merkmale, die eine arrhythmogene Synkope vermuten lassen
● Synkope während körperlicher Belastung oder im Liegen
● Palpitationen zum Zeitpunkt der Synkope
● Positive Familienanamnese eines PHT
● Nicht anhaltende VT
● Bifaszikulärer Block (LSB oder RSB kombiniert mit einem LAH oder LPH) oder andere intraventrikuläre Leitungsstörungen mit einer QRS-Verbreiterung ≥ 120 ms
● Inadäquate Sinusbradykardie (≤ 50/min), oder Sinusknotenstillstand/sinuatrialer Block mit einer Dauer ≥ 6 s ohne negativinotrope Medikation oder Ausdauertraining
● QRS-Komplex mit Präexzitation
● Hinweise auf eine Ionenkanalerkrankung:
- Verlängertes oder verkürztes QT-Intervall
- Zeichen einer frühen Repolarisation
- Rechtsschenkelblockartiger QRS-Komplex mit ST-Hebung in V1–V3 (Brugada-EKG)
● Rechtspräkordial negative T-Wellen, Epsilon-Wellen und ventrikuläre Spätpotentiale (V. a. ARVC)
▶ EKG-Befunde, die eine arrhythmogene Synkope diagnostizieren lassen
● Persistierende Sinusbradykardie ≤ 40/min im Wachzustand (nicht bei Sportlern oder bei negativ chronotroper Medikation)
● Wiederholte sinuatriale Blockierungen oder Sinusstillstände ≥ 6 s
● AV-Block II° Typ Mobitz 2 oder AV-Block III°
● Wechselnder Rechts- und Linksschenkelblock
● Anhaltende VT oder eine schnelle SVT
● Nicht anhaltende Episoden von polymorphen VTs und ein langes oder kurzes QT-Intervall
● Schrittmacher- oder ICD-Dysfunktion mit Pausen</td></tr>
<tr><td>Komorbiditäten</td><td>▶ Ausgeprägte Anämie
▶ Elektrolytstörung</td></tr>
</table>

29.1 Diagnostik der kardialen Synkopen

Auch bei den kardialen Synkopen erfolgt eine Diagnostik nach dem 3-Stufen Schema.

29.1.1 Besonderheiten der Basisdiagnostik bei kardialen Synkopen

Die initiale Abklärung (Basisdiagnostik) führt in vielen Fällen zu einer sicheren Diagnose. Daran kann sich ohne weitere Untersuchungen eine Therapie anschließen.

Anamnese	Wichtige Fragen Strukturelle Herzerkrankung? Familienanamnese (PHT)? Umstände vor der Synkope? ▶ Synkopen bei körperlicher Belastung: bei HCM, ARVC, Long-QT-Syndrom ▶ Synkopen bei Geräuschen: Long-QT-2-Syndrom ▶ Synkopen in Ruhe, im Schlaf, bei Fieber: Brugada-Syndrom
Körperliche Untersuchung	▶ Zeichen der Herzinsuffizienz? ▶ Auskultatorisch Hinweise auf ein Vitium?
EKG-Kriterien	▶ EKG-Merkmale, die eine arrhythmogene Synkope vermuten lassen ▶ EKG-Merkmale, die eine arrhythmogene Synkope diagnostizieren lassen *(s.o.)*
Schellong-Test	Die Blutdruckwerte bieten in der Regel keine Hinweise auf eine kardiogene Synkope.

29.1.2 Abklärung der Verdachtsdiagnose einer kardialen Synkope

Bei unsicherer Diagnose wird, basierend auf anamnestischen und klinischen Hinweisen eine Verdachtsdiagnose gestellt, die die weiteren diagnostischen Schritte vorgibt *(s. Kap. 26.2.2, Seite 247)*.	
Implantierbarer Ereignisrekorder	Stellenwert des implantierbaren Loop-Rekorders in der Diagnostik von Synkopen ▶ Indikationen für einen implantierbaren Loop-Rekorder bei ungeklärten Synkopen und Verdacht auf eine arrhythmogene kardiale Synkope • Bei rezidivierenden Synkopen, bei denen eine arrhythmogene Synkope vermutet wird • Bei ungeklärten Synkopen, wenn eine arrhythmogene Synkope vermutet wird • Patienten mit Schenkelblock im EKG bei V. a. einen paroxysmalen AV-Block (trotz negativer EPU) • Patienten mit struktureller Herzerkrankung, bei denen eine arrhythmogene Synkope vermutet wird, aber noch nicht nachgewiesen werden konnte Ausnahmen - Hochrisikopatienten, die aufgrund der vorliegenden Befunde primär stationär aufgenommen werden. Erst wenn sich dabei kein Beleg für eine arrhythmogene Synkope erbringen lässt, sollte ein Loop-Rekorder implantiert werden. - Patienten mit ausgeprägter struktureller Herzerkrankung und deutlich reduzierter LV-Funktion (LVEF ≤ 35 %), die ein hohes Risiko für lebensbedrohliche Rhythmusstörungen haben und bei denen zur Verhinderung eines PHT eine ICD-Implantation indiziert ist.

EPU	Durch die Methoden der langfristigen Rhythmusüberwachung ist der Stellenwert der EPU zur Abklärung von Synkopen gesunken. Grundsätzlich lassen sich spezifische ventrikuläre Tachyarrhythmien nur bei Patienten mit einer strukturellen Erkrankung des Herzens induzieren.
	▶ Eine Indikation zur EPU besteht • Bei Postinfarktpatienten mit nicht hochgradig eingeschränkter LV-Funktion (LVEF > 35–40 %) und Synkope • Bei Patienten mit einer ischämischen Kardiomyopathie mit erhaltener LV-Funktion und Synkope, da bei Induktion einer monomorphen VT wegen eines deutlich erhöhten Risikos für ein Rezidiv oder für einen PHT eine ICD-Indikation erwogen werden sollte • Bei Patienten nach Synkopen wird die Induktion einer symptomatischen hämodynamisch instabilen supraventrikulären Tachykardie als Nachweis einer rhythmogenen Synkope gewertet ▶ Eine EPU kann erwogen werden • Bei Patienten nach kardiopulmonaler Reanimation bei vermutetem Brugada-Syndrom, einer hypertrophen Kardiomyopathie (HCM) oder einer arrhythmogenen rechtsventrikulären Kardiomyopathie (ARVC) weist die Induktion einer polymorphen VT oder von VF auf eine arrhythmogene Synkope hin. (Bewertung strittig) • Bei Patienten ohne strukturelle Herzerkrankung und Palpitationen im Zusammenhang mit einer Synkope besteht eine relative Indikation für eine EPU (Empfehlung Klasse IIb/Level B) • Bei Patienten mit unklaren Synkopen und einer asymptomatischen Bradykardie im Ruhe-EKG (Sinusbradykardie ≤ 50/min) oder einer sinuatrialen Blockierung ≥ 6 s spricht eine korrigierte Sinusknotenerholungszeit von ≥ 525 ms für eine Sinusknotenschädigung. • Bei Patienten mit Schenkelblock besteht ein erhöhtes Risiko für einen AV-Block III° **Prädiktor für einen AV-III° ist:** - Eine Verlängerung der HV-Zeit ≥ 100 ms - Die Induktion eines AV-Blocks II–III° durch Vorhofstimulation oder IC-Antiarrhythmika (Da ein unauffälliger Befund der EPU die Entstehung eines AV-Blocks nicht ausschließt, wird in diesen Fällen immer öfter ein Loop-Rekorder implantiert.) ▶ Keine Indikation zu einer EPU besteht • Bei Synkopen bei Patienten ohne strukturelle Herzerkrankung mit einem normalen EKG • Bei Patienten mit schwer eingeschränkter LV-Funktion (LVEF ≤ 35 %), da unabhängig vom Pathomechanismus der Synkope eine Indikation zur ICD-Implantation besteht. Eine EPU ist dann nicht mehr indiziert. • Bei Patienten mit KHK und bei Patienten mit DCM und unklarer Synkope gilt die Induktion einer polymorphen VT oder von VF als unspezifisch und führt zu keiner ICD-Indikation.

Ergometrie	▶ Ziel ist der Nachweis einer belastungsabhängigen Arrhythmie oder Myokardischämie. • Eine Synkope bei Belastung weist auf eine kardiale Genese hin. • Eine Synkope nach Belastung weist auf eine Reflexsynkope hin. • Tachykardiebedingte AV-Blockierungen II und III° sind meist infrahisär lokalisiert *(s. Teil C: Kap. 14.1, Seite 153)*.
Echo-kardiographie	Wichtigste Methode zum Nachweis einer strukturellen Herzerkrankung (z. B. Aortenklappenstenose, Perikardtamponade, Vorhofmyxom)
Cardio-CT oder Koronar-angiographie	▶ Indiziert, • wenn eine Ischämie oder ein Myokardinfarkt vermutet werden. • um eine ischämiebedingte Rhythmusstörung auszuschließen.
MRT, CT, TEE	Ergänzende bildgebende Verfahren können erforderlich sein bei Hinweisen auf Aortendissektion, Lungenembolie, kardiale Tumoren, perikardiale und myokardiale Erkrankungen sowie kongenitale Anomalien der Koronararterien.
Kipptisch-untersuchung	▶ Indiziert bei Patienten mit einem hohen kardiovaskulären Risikoprofil, bei denen eine kardiale Synkope ausgeschlossen wurde ▶ Bei Patienten mit anamnestischen Hinweisen auf eine Reflexsynkope sollte eine Kipptischuntersuchung erst nach Ausschluss einer kardialen Synkope erfolgen. *(s. Kap. 27.2.2, Seite 250)*

29.1.3 Risikostratifizierung bei kardialen Synkopen

Die Erkennung einer Hochrisikokonstellation für einen plötzlichen Herztod oder auf ein hohes Risiko für kurzfristige ernsthafte Ereignisse beruht im Wesentlichen auf einer Bewertung des EKG und der Kenntnis einer strukturellen oder koronaren Herzerkrankung. Bei Hochrisikopatienten erfolgt eine stationäre Überwachung mit unverzüglicher Abklärung und Einleitung der Therapie.

29.2 Therapie der kardialen Synkopen

29.2.1 Therapie von Synkopen bei struktureller Herzerkrankung oder kardiovaskulärer Erkrankung nicht rhythmogenen Ursprungs

Einteilung	▶ **Strukturelle Herz-Gefäß-Erkrankungen** können sekundär durch eine akute Behinderung der Hämodynamik mit Verminderung der Ausfuhrleistung Anlass zu einem Herzkreislaufstillstand sein.
	Dazu gehören: • Vorhofmyxom, Myokardinfarkt, akute Myokardischämie, ischämische und nicht-ischämische Kardiomyopathie, hypertrophe Kardiomyopathie (mit und ohne Obstruktion), Klappenvitien wie z. B. Aortenklappenstenose und Mitralklappenstenose, Dysfunktion einer Klappenprothese und Perikardtamponade) • Lungenembolie, Aortendissektion, primär pulmonale Hypertonie, Shuntvitien ▶ **DD:** Herz-Kreislaufstillstände mit unzureichender Auswurfleistung, die länger als nur wenige Sekunden/Minuten anhalten (z. B. anhaltende ventrikuläre Tachykardie, Kammerflimmern, Asystolie

Behandlungsziel	▶ Verhinderung weiterer Synkopen ▶ Behandlung der Grunderkrankung ▶ Reduktion des Risikos eines PHT
Operation	▶ Bei hochgradiger Aortenklappenstenose (interventioneller oder operativer Klappenersatz) ▶ Bei Vorhofmyxom
Therapie der akuten Erkrankung	▶ Bei myokardialer Ischämie und akutem Herzinfarkt primär revaskularisierende Maßnahmen und eine medikamentöse Behandlung. ▶ Bei Perikardtamponade ist eine Drainage erforderlich ▶ Bei Lungenembolie erfolgen notfallmäßig Thrombolyse, Antikoagulation, ggf. pulmonale Embolektomie
ICD-Implantation	▶ Bei Hochrisikopatienten, z. B. mit hypertropher Kardiomyopathie oder ARVC *(s.u.)*

29.2.2 Therapie bei Synkopen aufgrund kardialer Arrhythmien

Therapieziel	▶ Verbesserung der Prognose ▶ Verhinderung von Rezidiven ▶ Verbesserung der Lebensqualität

29.2.2.1 Indikation der Schrittmacherimplantation bei Synkopen infolge bradykarder Rhythmusstörungen

Schrittmacher-implantation	▶ Die **Indikationen der Herzschrittmachertherapie** sind ausführlich in folgenden Kapiteln in **Teil C** behandelt: • Sinusknotenerkrankung in Teil C: Kap. 13.3, Seite 149 • AV-Leitungsstörung in Teil C: Kap. 14.3.2, Seite 160 • Höhergradige intraventrikuläre Leitungsstörungen in Teil C: Kap. 15.3, Seite 167 • Patienten mit wiederholten unerklärbaren Synkopen oder Stürzen in Teil C: Kap. 15.4, Seite 169 ▶ **Indikation der kardialen Resynchronisationstherapie bei Patienten** • mit Sinusrhythmus in Teil C: Kap. 16.2, Seite 172 • mit Vorhofflimmern in Teil C: Kap. 16.3, Seite 172 • mit Herzinsuffizienz und einem AV-Block in Teil C: Kap. 16.4, S 173

29.2.2.2 Indikation der ICD-Implantation bei Synkopen infolge ventrikulärer Tachyarrhythmien mit einem hohen Risiko für einen PHT

Therapieziel	▶ **Verbesserung der Prognose** ▶ **Reduktion lebensbedrohlicher Ereignisse** • In *Kap. 29, Seite 265,* sind die EKG-Merkmale und das klinische Bild beschrieben, die eine arrhythmogene Synkope vermuten oder diagnostizieren lassen. • Ventrikuläre Tachyarrhythmien sind die häufigsten Ursachen von PHT und Synkope. Allgemein gilt, dass ein ICD den PHT verhindern kann, nicht jedoch das Auftreten ventrikulärer Tachyarrhythmien und Synkopen.

Ischämische Kardiomyopathie	
ICD-Primärprävention	▶ Akuter Myokardinfarkt *(s. Teil D: Kap. 20.1.1.1, Seite 191)* • Ein PHT tritt am häufigsten in den ersten 40 Tagen nach einem MI auf. Dennoch bringt eine ICD-Therapie keinen Überlebensvorteil. • Im *Expert Consensus Statement 2013* werden für besondere Risikosituationen Ausnahmen genannt (Kusumoto et al., 2014; *s. Teil D: Kap. 20.1.1.1, Seite 191*). ▶ Im chronischen Verlauf einer ischämischen Kardiomyopathie (mindestens 40 Tage nach einem Myokardinfarkt oder > 3 Mo. nach einer koronaren Revaskularisation) empfehlen die Leitlinien eine ICD-Therapie *(s. Teil D: Kap. 20.1.1.2, Seite 193)*: • Bei Patienten mit schwer eingeschränkter LV-Funktion (LVEF ≤ 35 %) bei klinischer Herzinsuffizienz und unter optimierter medikamentöser Therapie • Bei Patienten nach einem Infarkt vor ≥ 40 Tagen oder ≥ 3 Mo. nach einer Revaskularisation bei einer LVEF ≤ 35 % mit nicht anhaltenden VT und induzierbaren VT oder VF bei der EPU Wichtig: • Bei Patienten mit KHK und bei Patienten mit DCM und unklarer Synkope gilt die Induktion einer polymorphen VT oder VF als unspezifisch und führt zu keiner ICD-Empfehlung. • Bei Patienten mit akuter und chronischer ischämischer Kardiomyopathie und schwer eingeschränkter LV-Funktion oder Herzinsuffizienz muss primär vor einer ICD-Therapie eine Ischämie durch revaskularisierende Maßnahmen behoben werden. • Liegt zusätzlich eine QRS-Breite ≥ 120 ms, besser 150 ms vor, sollte die Indikation einer Kombination von ICD und CRT (CRT-D) geprüft werden.
Nicht-ischämische Kardiomyopathie (DCM)	
ICD-Primärprävention	▶ Eine ICD-Implantation sollte nach einer optimalen medikamentösen Behandlung von mindestens 3 Monaten erfolgen bei *(s. Teil D: Kap. 20.1.2, Seite 194)*: • Patienten mit einer LVEF ≤ 35 % und NYHA II/III • Patienten mit spontaner anhaltenden VT unabhängig von der hämodynamischen Stabilität • Patienten mit einer LVEF ≤ 35 % mit oder ohne symptomatische VES oder nicht anhaltenden VT • Patienten mit einer LVEF ≤ 35 % und NYHA I
Ischämische und nicht-ischämische Kardiomyopathie	
ICD-Sekundärprävention	▶ Eine ICD-Therapie zeigt nach den sekundären Präventionsstudien eine hohe Effektivität und Überlegenheit bei • Patienten nach überlebtem PHT wegen VT oder VF ohne einmalige oder vermeidbare Ursache unabhängig von der zugrunde liegenden kardialen Erkrankung • Patienten nach hämodynamisch instabiler VT • Patienten mit einer nicht aufgezeichneten Synkope bei LVEF ≤ 35 % nach Ausschluss anderer Ursachen und bei induzierbarer VT • Patienten mit einer Synkope unklarer Ursache in Fällen, bei denen

	eine VT als Ursache wahrscheinlich, aber nicht dokumentiert ist. • Patienten mit klinisch bedeutsamer und hämodynamisch wirksamer VT/VF, induzierbar bei einer EPU Bei Patienten mit anhaltenden hämodynamisch stabilen VT bei einer kardialen Erkrankung liegen keine verlässlichen Daten vor. Die Gesamtsterblichkeit, das Risiko eines PHT und die Ereignisrate liegen in der gleichen Größenordnung wie bei Patienten mit einer hämodynamisch instabilen VT. Es sollte daher die Indikation einer ICD-Therapie überprüft werden und gegen eine Katheterablation oder Medikation mit Amiodaron abgewogen werden *(s. Teil D: Kap. 20.2.2, Seite 202).*
Kongenitale arrhythmogene Erkrankungen	
	Hereditäre Kardiomyopathien
HCM/HOCM	Ein ICD sollte erwogen werden: ▶ Bei Hochrisikopatienten mit HCM/HOCM *(s. Teil D: Kap. 20.1.3.3.1)* • Primärprävention - Im Einzelfallentscheidung unter Berücksichtigung der individuellen Risikoeinschätzung (z. B. bei Vorhandensein von ≥ 2 der genannten PHT-Risikofaktoren) • Sekundärprävention - Bei überlebtem Herzstillstand - Bei spontan auftretenden, anhaltenden ventrikulären VT Synkopen bei HCM können auch durch andere Mechanismen verursacht werden wie SVT, Obstruktion des LVOT, Bradyarrhythmie, Blutdruckabfall bei Belastung.
ARVC	▶ Hochrisikopatienten mit ARVC *(s. Teil D: Kap. 20.1.3.3.1, Seite 197)* • Primärprävention - Bei Patienten mit ausgeprägter Erkrankung (höhergradige RV-Dysfunktion, LV-Beteiligung mit Herzinsuffizienz), VT oder VF, induzierbar bei der EPU - Patienten mit anhaltenden VT oder VF - Patienten mit hämodynamisch schlecht tolerierten VT trotz antiarrhythmischer Rezidivprophylaxe mit einem Betablocker oder Klasse-III-Antiarrhythmikum - Patienten mit nicht anhaltenden VT oder VF, Induzierbarkeit bei EPU - Patienten mit einem oder mehreren der bekannten Risikofaktoren, bei Niedrigrisikopatienten evtl. weitere Abklärung mit einem Ereignisrekorder • Sekundärprävention - Nach überlebtem PHT - Nach ungeklärter Synkope - Nach dem *Expert Consensus Statement 2013* empfiehlt sich ohne weitere Beurteilung von Risikoparametern eine ICD-Indikation der Kriteriengruppe A (Kusumoto et al., 2014).
	Ionenkanalerkrankungen
Brugada-Syndrom	▶ Patienten mit Brugada-Syndrom *(s. Teil D: Kap. 20.1.3.3.2, Seite 199)* • Primärprävention - Brugada-EKG Typ 1 und PHT in jungen Jahren in der Familien-

	anamnese - Brugada-EKG Typ 1 und Induzierbarkeit von VT/VF • Sekundärprävention - Brugada-EKG Typ 1 (spontan oder provoziert) und Z. n. Reanimation bei VF (PHT) - Brugada-EKG Typ 1 mit einer anhaltenden VT mit und ohne Synkope - Brugada-EKG Typ 1 nach einer unklaren, am ehesten arrhythmogenen Synkope - Bei induzierbarem VF im Rahmen einer programmierten Stimulation
Long-QT-Syndrom	▶ Patienten mit Long-QT-Syndrom *(s. Teil D: Kap. 20.1.3.3.2, Seite 199)* • Primärprävention - bei Patienten mit familiär gehäuftem PHT - bei Patienten mit weiteren Synkopen und/oder Torsade-de-pointes-Tachykardien unter Betablockertherapie - bei asymptomatischen Patienten mit einem erhöhten Risiko eines PHT (z. B. QT-Zeit ≥ 480 ms, LQT-2- oder LQT-3-Syndrom) (Empfehlung Klasse IIb/Level C) oder einem Score von ≥ 3 Risikopunkten • Sekundärprävention - Patienten mit überlebtem PHT oder nach Synkope (Empfehlung Klasse I/Level A)
CPVT	▶ Patienten mit einer katecholaminergen polymorphen VT *(s. Teil D: Kap. 20.1.3.3.2, Seite 199)* • Primärindikation - Implantation eines ICD - Medikamentöse Behandlung mit Betablockern und Flecainid nur bei Ablehnung oder Kontraindikation eines ICD oder bei häufigen ICD-Schocks - Bei häufigen ICD-Schocks auch unter Betablockern und Flecainid ggf. zusätzlich eine linksseitige kardiale sympathische Denervierung
Short-QT-Syndrom	▶ Die Autoren der ESC-Leilinien geben bei nur wenigen Daten keine Empfehlungen ab. Frühere Empfehlungen sind *(s. Teil D: Kap. 20.1.3.3.2, Seite 199)*: • Primärprävention: Gelegentlich Patienten mit einer QT-Zeit < 300 ms • Sekundärprävention: Überlebter PHT oder dokumentierte VT ohne Synkope
Seltene Erkrankungen, Systemerkrankungen und Vitien mit monomorphen VT	
	ICD-Indikation *(s. Teil D: Kap. 20.1.3.1, Seite 196)*
Synkopen infolge Fehlfunktion implantierter Geräte (SM, ICD)	
Revision	▶ Bei Batterieerschöpfung, Fehlfunktion von Aggregat oder Sonden
Umprogrammierung	▶ Bei Schrittmachersyndrom mit Blutdruckabfällen ▶ Bei Schrittmachersyndrom mit retrograder AV-Leitung ▶ Bei zu später ICD-Therapieabgabe (aggressivere Programmierung oder ggf. Katheterablation)

29.2.2.3 Indikation einer Katheterablation bei Synkopen infolge tachykarder Rhythmusstörungen

	Supraventrikuläre Tachyarrhythmien
Katheterablation	▶ Alle supraventrikulären Tachyarrhythmien lassen sich durch eine kurative Katheterablation behandeln. Unter Berücksichtigung einer potenziell hohen Nebenwirkungsrate nahezu aller Antiarrhythmika wird daher bei den meisten Formen eine Katheterablation gegenüber einer medikamentösen Rezidivprophylaxe bevorzugt. Die Erfolgsrate liegt für atriale Tachykardien, AV-Knoten-Reentry-Tachykardien und Tachykardien bei akzessorischer Leitungsbahn bei > 90 %, bei Formen des Vorhofflimmerns zwischen 50–80 %. Nur bei wenigen Formen wird zumeist wegen einer höheren Komplikationsrate (z. B. Gefahr eines AV-Blocks III°) von einer Ablation abgeraten. ▶ **Angaben zur Katheterablation** bei den einzelnen Formen der supraventrikulären Tachyarrhythmien finden sich in den Kapiteln von **Teil A**: • Atriale Tachyarrhythmien in Teil A: Kap. 2, Seite 10 • Atriale Makro-Reentry-Tachykardien (Vorhofflattern) in Teil A: Kap. 2.4.2.3, Seite 16 • Vorhofflimmern in Teil A: Kap. 3.6, Seite 74 • AV-Knoten-Reentry-Tachykardien in Teil A: Kap. 4.3.1, Seite 86 • Atrioventrikuläre-Reentry-Tachykardien in Teil A: Kap. 5.4.2, Seite 96, und Kap. 5.4.4, Seite 97
	VentrikuläreTachyarrhythmien
Voraussetzungen	▶ **Voraussetzung der Katheterablation ventrikulärer Tachyarrhythmien** ist eine lebensbedrohliche VT bei Patienten mit ICD, die nach Ausschluss und Behandlung transienter Ursachen einschließlich einer akuten Ischämie weder auf die ICD-Therapie noch auf Antiarrhythmika anspricht *(s. Teil B: Kap. 11, Seite 134)*
Pathophysiologie	▶ Narben- und Fibroseareale führen zu **Reentry-Tachykardien.** • Häufigste Ursache ist eine KHK nach Myokardinfarkt. • Sonderformen: „Slow VT“ oder unaufhörliche langsame monomorphe VT (Frequenz 100–140/min) bei hochgradig eingeschränkter LV-Funktion mit großen Narben und Aneurysma. ▶ Bei den nicht-ischämischen Kardiomyopathien handelt es sich um eine heterogene Gruppe von Erkrankungen. Das Substrat ist eine eher diffuse Fibrose, auch intramyokardial und epikardial lokalisiert. Häufig ist eine epikardiale Ablation erforderlich. ▶ Sonderform: **„Bundle-Branch-Reentry-VT“**. Häufig Ursache eines elektrischen Sturms bei nicht-ischämischer Kardiomyopathie ▶ Monomorphe VT ohne zugrunde liegende strukturelle Herzerkrankung oder Ionenkanalerkrankung sind fokalen Ursprungs.
3D-Mapping	▶ Bei hämodynamisch stabilen VT lässt sich in etwa 30 % die Zone der langsamen Leitung durch **Aktivierungsmapping** darstellen. ▶ Mit dem **Substratmapping** lässt sich das arrhythmogene Substrat aus Narbe und aus Zonen der langsamen Leitung darstellen bei:

	• Nicht induzierbaren VT • Hämodynamisch nicht tolerierten VT und • Nicht anhaltenden VT ▶ Bei der diffusen Verteilung und intramuralen und epikardialen Anteilen des Substrats werden in der Gruppe der nicht-ischämischen Kardiomyopathien zusätzliche bildgebende Verfahren erforderlich (z. B. MRT).
Indikationen	▶ **Idiopathische Tachykardien** *(s. Teil B: Kap. 11, Seite 134)* Fokale idiopathische Ausflusstrakt-Tachykardien und idiopathische faszikuläre ventrikuläre Tachykardien: Die Erfolgsrate liegt akut > 90 % *(s. Teil B: Kap. 8.1.1, Seite 108)* ▶ **Chronisch Ischämische Kardiomyopathie**: Die Erfolgsrate liegt akut 70–90 %, Rezidive treten bei 20–30 % auf, ICD-Schocks lassen sich um 75 % reduzieren. ▶ **Ventrikuläre Tachyarrhythmien bei nicht-ischämischer Kardiomyopathie**: Erfolgsrate 50–70 %, Rezidive um 50–60 % ▶ **Unaufhörliche (inzessante) VT**: Erfolgsrate > 90 % ▶ **Faszikeltachykardie (Bundle-Branch-Reentry-VT)** ▶ **Arrhythmogene rechtsventrikuläre Kardiomyopathie** ▶ **Gehäufte ventrikuläre Extrasystolen**
Notfall: Vorgehen beim elektrischen Sturm	▶ **Temporäre Deaktivierung des ICD**: *s. Teil B: Kap. 11.7, Seite 137, und Teil D: Kap. 21.2.3, Seite 208* ▶ **Konventionelle VT-Therapie** (Antiarrhythmika, Defibrillation, Behebung reversibler Ursachen und einer Ischämie) ▶ **Katheterablation** notfallmäßig bei therapierefraktärer unaufhörlicher VT

Anhang: Die neuen oralen Antikoagulanzien (NOAK)

Tabellarischer Vergleich der Ergebnisse der randomisierten Phase-III-Studien der NOAKs *(vgl. Teil A: Kap. 3.2.8, Seite 53)*

Dabigatran: RE-LY-Studie
Rivaroxaban: ROCKET-AF-Studie
Apixaban: ARISTOTLE-Studie
(In der AVERROES-Studie wurde Apixaban mit ASS verglichen)
Edoxaban: ENGAGE-AF-TIMI-48-Studie

Primärer Wirksamkeitsendpunkt: Schlaganfall und systemische Embolie				
Substanz	Vergleich mit Warfarin	Vergleich der Ereignisse/a (in %) Warfarin vs. NOAK		
	Kombinierter Endpunkt aus Schlaganfall und systemischer Embolie			
Dabigatran 150	Überlegen	1,69 vs. 1,11	P < 0,001	- 34 %
Rivaroxaban 20	Statistischer Test auf Nichtunterlegenheit	2,2 vs. 1,7	P < 0,001	- 23 %
Rivaroxaban 20	Statist. Test auf Überlegenheit	2,2 vs. 1,7	P = 0,01	- 23 %
Edoxaban 60	Statistischer Test auf Nichtunterlegenheit	1,5 vs. 1,18	P = 0,02	- 21 %
Edoxaban 60	Statist. Test auf Überlegenheit	1,5 vs. 1,18	P > 0,001	- 21 %
Apixaban 5	Überlegen	1,60 vs. 1,27	P = 0,01	- 21 %
Dabigatran 110	Nicht unterlegen	1,69 vs. 1,53	P = 0,34	- 10 %
Edoxaban 30	Nicht unterlegen	1,5 vs. 1,61	P = 0.005	+ 7 %
	Kardioembolische Schlaganfälle			
Dabigatran 150	Überlegen	1,2 vs. 0,92	P = 0,03	- 28 %
Apixaban 5	Nicht unterlegen	1,05 vs. 0,97	P = 0,42	- 8 %
Rivaroxaban 20	Nicht unterlegen	1,42 vs. 1,34	P = 0,58	- 6 %
Edoxaban 60	Vergleichbar	1,25 vs. 1,25	P = 0,97	gleich
Dabigatran 110	Nicht unterlegen	1,2 vs. 1,34	P = 0,35	+ 12 %
Edoxaban 30	Unterlegen	1,25 vs. 1,77	P = 0,01	+ 42 %
	Hämorrhagische Schlaganfälle			
Dabigatran 150	Überlegen	0,38 vs. 0,10	P < 0,001	- 74 %
Dabigatran 110	Überlegen	0,38 vs. 0,12	P < 0,001	- 68 %
Edoxaban 30	Überlegen	0,47 vs. 0,16	P < 0,001	- 66 %
Apixaban 5	Überlegen	0,47 vs. 0,24	P < 0,001	- 49 %
Edoxaban 60	Überlegen	0,47 vs. 0,26	P < 0,001	- 45 %
Sekundäre Wirksamkeitsendpunkte: Herzinfarktrate und Mortalität				
	Myokardinfarktrate			
Rivaroxaban 20	Signifikante Reduktion	1,11 vs. 1,02	P = 0,12	- 20 %
Edoxaban 30	Signifikante Reduktion	0,75 vs. 0,89	P = 0,13	- 19 %

Apixaban 5	Nichtsignifikante Reduktion	0,61 vs. 0,53	P = 0,37	- 13 %
Edoxaban 60	Nichtsignifikante Reduktion	0,75 vs. 0,7	P = 0,60	- 7 %
Dabigatran 110	Nichtsignifikanter Anstieg	0,53 vs. 0,72	P = 0,07	+ 36 %
Dabigatran 150	Nichtsignifikanter Anstieg	0,53 vs. 0,74	P = 0,048	+ 40 %
	Gesamtmortalität			
Rivaroxaban 20	Signifikante Reduktion	2,21 vs. 1,87	P = 0,073	- 15 %
Edoxaban 30	Signifikante Reduktion	4,35 vs. 3,80	P = 0,006	- 13 %
Dabigatran 150	Signifikante Reduktion	4,13 vs. 3,64	P = 0,05	- 12 %
Apixaban 5	Signifikante Reduktion	3,94 vs. 3,52	P = 0,047	- 11 %
Dabigatran 110	Nicht unterlegen	4,13 vs. 3,75	P = 0,13	- 9 %
Edoxaban 60	Nicht unterlegen	4,35 vs. 3,99	P = 0,08	- 8 %
Primärer Sicherheitsendpunkt: schwere Blutungen, intrakranielle Blutungen, gastrointestinale Blutungen				
	Schwere Blutungen			
Edoxaban 30	Signifikant überlegen	3,43 vs. 1,61	P < 0,001	- 53 %
Apixaban 5	Signifikant überlegen	3,09 vs. 2,13	P < 0,001	- 31 %
Edoxaban 60	Signifikant überlegen	3,43 vs. 2,75	P < 0,001	- 20 %
Dabigatran 110	Signifikant überlegen	3,36 vs. 2,71	P = 0,003	- 19 %
Dabigatran 150	Nicht unterlegen	3,36 vs. 3,11	P = 0,31	- 7 %
Rivaroxaban 20	Nicht unterlegen	3,45 vs. 3,6	P = 0,576	+ 4 %
	Intrakranielle Blutungen			
Edoxaban 30	Signifikant überlegen	0,85 vs. 0,26	P < 0,001	- 69 %
Dabigatran 110	Signifikant überlegen	0,74 vs. 0,23	P < 0,001	- 69 %
Dabigatran 150	Signifikant überlegen	0,74 vs. 0,3	P < 0,001	- 59 %
Apixaban 5	Signifikant überlegen	0,8 vs. 0,33	P < 0,001	- 59 %
Edoxaban 60	Signifikant überlegen	0,85 vs. 0,39	P < 0,001	- 54 %
Rivaroxaban 20	Signifikant überlegen	0,4 vs. 0,3	P = 0,024	- 25 %
	Gastrointestinale Blutungen			
Edoxaban 30	Signifikante Abnahme	1,23 vs. 0,82	P < 0,001	- 33 %
Apixaban 5	Nicht unterlegen	0,86 vs. 0,76	P = 0,37	- 12 %
Dabigatran 110	Nicht unterlegen	1,02 vs. 1,12	P = 0,43	+10 %
Edoxaban 60	Signifikante Zunahme	1,23 vs. 1,51	P = 0,03	+ 23 %
Rivaroxaban 20	Signifikante Zunahme	2,16 vs. 3,15	P < 0,001	+ 46 %
Dabigatran 150	Signifikante Zunahme	1,01 vs. 1,51	P < 0,001	+ 48 %
Sekundäre Wirksamkeitsendpunkte: Kombinierter Endpunkt für Schlaganfall, systemische Embolie, Lungenembolie, Myokardinfarkt, schwere Blutungen oder Tod				
Rivaroxaban 20	Nichtsignifikante Reduktion	4,62 vs. 3,91	P = 0,01	- 15 %
Apixaban 5	Nicht unterlegen	3,94 vs. 3,52	P = 0,047	- 11 %
Edoxaban 60	Nicht unterlegen	5,57 vs. 5,01	P = 0,02	- 10 %
Dabigatran 150	Nicht unterlegen	7,64 vs. 6,91	P = 0,04	- 10 %
Dabigatran 110	Nicht unterlegen	7,64 vs. 7,09	P = 0,10	- 7 %
Edoxaban 30	Nicht unterlegen	5,57 vs. 5,23	P = 0,13	- 6 %

Literaturverzeichnis

H.-R. Arntz, D. Andresen: Kommentar zu den "ERC-AHA 2005 Guidelines for Cardiopulmonary Resuscitation and Emergency Cardiovascular Care". Sind Änderungen zu den Reanimationsleitlinien zum jetzigen Zeitpunkt notwendig? *Kardiologe* 3 (3), 194–196 (2009)

H.-R. Arntz, D. Andresen, H.-J. Trappe: *Pocket-Leitlinien: Kardiopulmonale Reanimation*. Hrsg. v. Vorstand der Deutschen Gesellschaft für Kardiologie – Herz- und Kreislaufforschung e. V. Grünwald/Kr München: Börm Buckmeier Verlag, 2006

H.-R. Arntz, H. H. Klein, H.-J. Trappe, D. Andresen: Kommentar zu den Leitlinien 2010 des European Resuscitation Council (ERC) zur kardiopulmonalen Reanimation (CPR) des Erwachsenen und Notfallversorgung von Patienten mit akutem Koronarsyndrom. *Kardiologe* 5 (3), 162–165 (, 2011)

H.-R. Arntz, H. H. Klein, H.-J. Trappe, D. Andresen: *Pocket-Leitlinien: Kardiopulmonale Reanimation (Update 2011)*. Hrsg. v. Vorstand der Deutschen Gesellschaft für Kardiologie – Herz- und Kreislaufforschung e. V. Grünwald/Kr München: Börm Buckmeier Verlag, 2013

D. Bänsch: Risikostratifikation des plötzlichen Herztodes bei dilatativer Kardiomyopathie. Programmierte Ventrikelstimulation. *Herzschr. Elektrophys.* 26 (1), 8–11 (2015)

D. Bänsch, G. Grönefeld: Der Patient mit chronischer Herzinsuffizienz. *Herzschr. Elektrophys.* 21 (2), 112–116 (2010)

R. M. Bauersachs: Neue orale Antikoagulanzien und Niereninsuffizienz. *Internist* 53 (12), 1431–1444 (2012)

R. M. Bauersachs, S. D. Berkowitz, B. Brenner et al.: Oral Rivaroxaban for the treatment of symptomatic venous thromboembolism. *N. Engl. J. Med.* 363 (26), 2499–2510 (2010)

A. D. Bernstein, A. J. Camm, R. D. Fletcher et al.: The NASPE/BPEG generic pacemaker code for antitachyarrhythmia and adaptive-rate pacing and antitachyarrhythmia devices. *Pac. Clin. Electrophysiol.* 10 (4), 794–799 (1987)

A. D. Bernstein, J.-C. Daubert, R. D. Fletcher et al.: The revised NASPE/BPEG generic code for antibradycardia, adaptive-rate, and multisite pacing. *Pac. Clin. Electrophysiol.* 25 (2), 260–264 (2002)

M. Block, D. Bänsch, R. Gradaus et al.: Curriculum "Praxis der ICD-Therapie". *Kardiologe* 2 (1), 49–63 (2008)

C. Blomström-Lundqvist, M. M. Scheinman, E. M. Aliot et al.: ACC/AHA/ESC guidelines for the management of patients with supraventricular arrhythmias – executive summary. *Eur. Heart J.* 24 (20), 1857–1897 (2003)

F. Bode, C. Kolb: Magnetresonanztomografie bei Herzschrittmachern und Kardioverter-Defibrillatoren. Eine Kontraindikation? *Cardiovasc* 13 (2), 42–45 (2013)

K. Bode, S. Rolf, P. Sommer et al.: Langzeitergebnisse der Katheterablation von Vorhofflimmern. Heilung oder doch nur Palliation? *Herzschr. Elektrophys.* 25 (4), 246–251 (2014)

M. Brignole, A. Auriccio, G. Baron-Esquivias et al.: 2013 ESC guidelines on cardiac pacing and cardiac resynchonization therapy 2013. *Eur. Heart J.* 34 (29), 2281–2329 (2013)

P. Brugada, J. Brugada: Right bundle branch block, persistent ST segment elevation and sudden cardiac death: a distinct clinical and electrocardiographic syndrome. *J. Am. Coll. Cardiol.* 20 (6), 1391–1396 (1992)

B. Brüggemann, R. R. Tilz: Herzrhythmusstörungen. *Notfallmed. up2date* 11 (2), 135–154 (2016)

H. R. Büller, M. H. Prins, A. W. A. Lensing et al.: Oral Rivaroxaban for the treatment of symptomatic pulmonary embolism. *N. Engl. J. Med.* 366 (14), 1287–1297 (2012)

H. R. Büller, H. Décousus, M. A. Grosso et al.: Edoxaban versus Warfarin for the treatment of symptomatic venous thromboembolism. *N. Engl. J. Med.* 369 (15), 1406–1415 (2013)

A. J. Camm: *Treatment recommendations in non valvular atrial fibrillation. Cardiology Update 2013*. Davos, 10–15 February. 2013

A. J. Camm, H. Bounameaux: Edoxaban. A new oral direct factor Xa inhibitor. *Drugs* 71 (12), 1503–1526 (2011)

A. J. Camm, P. Kirchhof, G. Y. H. Lip et al.: Guidelines for the management of atrial fibrillation. *Eur. Heart J.* 31 (19), 2369–2429 (2010)

A. J. Camm, P. Kirchhof, G. Y. H. Lip et al.: Corrigendum to: Guidelines for the management of atrial fibrillation. *Eur. Heart J.* 32 (9), 1172 (2011)

A. J. Camm, G. Y. H. Lip, R. De Caterina et al.: 2012 focused update of the ESC Guidelines for the management of atrial fibrillation. An update of the 2010 ESC guidelines for the management of atrial fibrillation. Developed with the special contribution of the European Heart Rhythm Association. *Eur. Heart J.* 33 (21), 2719–2747 (2012)

A. J. Camm, G. Y. H. Lip, R. De Caterina et al.: Corrigendum to: 2012 focused update of the ESC Guidelines for the management of atrial fibrillation. *Eur. Heart J.* 34 (10), 790 (2013)

A. J. Camm, G. Y. H. Lip, R. De Caterina et al.: Corrigendum to: 2012 focused update of the ESC Guidelines for the management of atrial fibrillation. *Eur. Heart J.* 34 (36), 2850–2851 (2013)

S. J. Connolly, M. D. Ezekowitz, S. Yusuf et al.: Dabigatran versus Warfarin in patients with atrial fibrillation. *N. Engl. J. Med.* 361 (12), 1139–1151 (2009)

S. J. Connolly, M. D. Ezekowitz, S. Yusuf et al.: Correction: Newly identified events in the RE-LY trial. *N. Engl. J. Med.* 363 (19), 1875–1876 (2009)

S. J. Connolly, J. Eikelboom, C. Joyner et al.: Apixaban in patients with atrial fibrillation. *N. Engl. J. Med.* 364 (9), 806–817 (2011)

S. J. Connolly, L. Wallentin, M. D. Ezekowitz et al.: The long-term multicenter observational study of Dabigatran treatment in patients with atrial fibrillation (RELY-ABLE) study. *Circulation* 128 (3), 237–243 (2013)

H. Darius, S. Sommer: Schlaganfallprophylaxe bei Vorhofflimmern. Alte und neue Antikoagulanzien. *Herz* 38 (3), 231–238 (2013)

H. Darius, S. Sommer: Erratum zu: Schlaganfallprophylaxe bei Vorhofflimmern. Alte und neue Antikoagulanzien. *Herz* 38 (5), 529 (2013)

H. Darius, R. Bosch, G. Hindricks et al.: Kommentar: Fokus Update der Leitlinien der Europäischen Gesellschaft für Kardiologie (ESC) zum Management des Vorhofflimmerns. *Kardiologe* 7 (3), 171–180 (2013)

H. Darius, R. Bosch, G. Hindricks et al.: *ESC Pocket Guidelines: Leitlinien für das Management von Vorhofflimmern (2012 focused update).* Grünwald/Kr München: Börm Buckmeier Verlag, 2013

I. Deisenhofer: Katheterablation von Vorhofflimmern: Was muss bei der ambulanten Vor- und Nachsorge beachtet werden? *Cardiovasc* 13 (2), 56–62 (2013)

I. Deisenhofer: Katheterablation bei persistierendem Vorhofflimmern. Status 2014. *Herzschr. Elektrophys.* 25 (4), 220–225 (2014)

T. Deneke, M. Borggrefe, L. Eckardt et al.: *ESC Pocket Guidelines: Ventrikuläre Arrhythmien und Prävention des plötzlichen Herztodes (Version 2015)*. Grünwald/Kr München: Börm Buckmeier Verlag, 2016

W. J. M. Dewilde, T. Oirbans, F. W. A. Verheugt et al.: Use of clopidogrel with or without aspirin in patients taking oral anticoagulant therapy and undergoing percutaneous coronary intervention: an open-label, randomised, controlled trial. *Lancet* 381 (9872), 1107–1115 (2013)

S. Dhein: Remodeling bei Vorhofflimmern. Neue Aspekte zur Medikamentenwirkung. *Z. Herz- Thorax- Gefäßchir.* 25 (6), 379–384 (2011)

K. Dickstein, P. E. Vardas, A. Auricchio et al.: 2010 focused update of ESC guidelines on device therapy in heart failure. An update of the 2008 ESC guidelines for the diagnosis and treatment of acute and chronic heart failure and the 2007 ESC guidelines for cardiac and resynchonization therapy. *Eur. Heart J.* 31 (21), 2677–2687 (2010)

R. R. Diehl: Neurologische und psychiatrische Abklärung in der Synkopendiagnostik. *Herzschr. Elektrophys.* 22 (2), 83–92 (2011)

H. C. Diener, C. Weimar: *Leitlinien für Diagnostik und Therapie in der Neurologie*. Hrsg. v. der Kommission „Leitlinien" der Deutschen Gesellschaft für Neurologie. 5. Aufl. Stuttgart: Thieme-Verlag, 2012

D. Duncker, T. König, S. Hohmann, C. Veltmann: ICD-Therapie zur Primär- und Sekundärprophylaxe kongenitaler arrhythmogener Erkrankungen. *Herzschr. Elektrophys.* 26 (2), 82–93 (2015)

H.-H. Ebert, C. Walter, H. Volkmann: Vom Bewusstseinsverlust zur Synkope. *Herzschr. Elektrophys.* 22 (2), 65–71 (2011)

C. Eitel, G. Hindricks: Kann die Indikation zur Antikoagulation durch die Katheterablation von Vorhofflimmern ersetzt werden? *Kardiologe* 6 (3), 226–231 (2012)

N. C. Ewertsen, G. Steinbeck, J. Senges, D. Andresen: ICD-Therapie zur Primärprävention. Der Patient in der frühen Postinfarktphase. *Herzschr. Elektrophys.* 21 (2), 109–111 (2010)

K. A. Fiedler, M. Maeng, J. Mehilli et al.: Duration of triple therapy in patients requiring oral anticoagulation after drug-eluting stent implantation: the ISAR-TRIPLE Trial. *J. Am. Coll. Cardiol.* 65 (16), 1619–1629 (2015)

A. Fischer, K. Wasmer, F. Reinke et al.: Plötzlicher Herztod ohne strukturelle Herzerkrankung. Aktuelle präventive und therapeutische Ansätze. *Kardiologe* 8 (5), 385–392 (2014)

M. Fischer, M. Messelken, J. Wnent et al.: Deutsches Reanimationsregister der DGAI. *Notfall Rettungsmed.* 16 (4), 251–259 (2013)

N. Freemantle, C. Lafuente-Lafuente, S. Mitchell et al.: Mixed treatment comparison of dronedarone, amiodarone, sotalol, flecainide, and propafenone, for the management of atrial fibrillation. *Europace* 13 (3), 329–345 (2011)

G. Fröhlig, J. Carlsson, J. Jung et al. (Hrsg.): *Herzschrittmacher- und Defibrillator-Therapie. Indikation – Programierung – Nachsorge*. 2. Aufl. Stuttgart: Thieme-Verlag, 2013

P. Gabriel Steg, S. K. James, D. Atar et al.: ESC Guidelines for the management of acute myocardial infarction in patients presenting with ST-segment elevation. *Eur. Heart J.* 33 (20), 2569–2619 (2012)

M. Gawaz, T. Geisler: Update orale Plättchenhemmer. Positionspapier der deutschen Gesellschaft für Kardiologie. *Kardiologe* 6 (3), 195–209 (2012)

M. Gawaz, T. Geisler: Erratum zu: Update orale Plättchenhemmer. Positionspapier der deutschen Gesellschaft für Kardiologie. *Kardiologe* 6 (4), 343–344 (2012)

C. M. Gibson, R. Mehran, C. Bode et al.: An open-label, randomized, controlled, multicenter study exploring two treatment strategies of rivaroxaban and a dose-adjusted oral vitamin k antagonist treatment strategy in subjects with atrial fibrillation who undergo percutaneous coronary intervention (PIONEER AF-PCI). *Am. Heart J.* 169 (4), 472–478 (2015)

B.-D. Gonska: Dilatative Kardiomyopathie und ICD-Therapie. *Kardiol. up2date* 6 (1), 7–10 (2010)

N. Gräcmann, M. Albrecht: *Begutachtungsleitlinien zur Kraftfahreignung* (Berichte der Bundesanstalt für Straßenwesen. Mensch und Sicherheit Heft M 115). Bremen: Carl Schünemann Verlag, 2014/2016

C. B. Granger, J. H. Alexander, J. J. V. McMurray et al.: Apixaban versus Warfarin in patients with atrial fibrillation. *N. Engl. J. Med.* 365 (11), 981–992 (2011)

B. P. Grubb, T. Klingenheben: Syndrome der autonomen Dysfunktion mit orthostatischer Intoleranz: Klassifikation, Diagnostik und Therapie. *Z. Kardiol.* 88 (8), 541–549 (1999)

C. Hart, M. Spannagl: Gerinnungsmonitoring der direkten oralen Antikoagulanzien. *Kardiol. up2date* 9 (3), 197–211 (2013)

W. Haverkamp, G. Breithardt: *Moderne Herzrhythmustherapie. Indikation – Therapie – Nachsorge*. 2. Aufl. Stuttgart: Thieme-Verlag, 2009

C.-H. Heeger, A. Rillig, F. Ouyang et al.: Synkope. Epidemiologie, Definition, Klassifikation, Pathophysiologie und Prognose. *Herz* 39 (4), 423–428 (2014)

H. Heidbuchel, P. Verhamme, M. Alings et al.: European Heart Rhythm Association Practical Guide on the use of new oral anticoagulants in patients with non-valvular atrial fibrillation. *Europace* 15 (5), 625–651 (2013)

H. Heidbuchel, P. Verhamme, M. Alings et al.: Updated European Heart Rhythm Association Practical Guide on the use of non-vitamin K antagonist anticoagulants in patients with non-valvular atrial fibrillation. *Europace* 17 (10), 1467–1507 (2015)

T. M. Helms, A. Müller, J. O. Schwab et al.: Der tragbare Kardioverter-Defibrillator. *Herzschr. Elektrophys.* 26 (2), 129–133 (2015)

Z. Hijazi, J. Lindbäck, J. H. Alexander et al.: The ABC (age, biomarkers, clinical history) stroke risk score: a biomarker-based risk score for predicting stroke in atrial fibrillation. *Eur. Heart J.* 37 (20), 1582–1590 (2016a)

Z. Hijazi, J. Oldgren, J. Lindbäck et al.: The novel biomarker-based ABC (age, biomarkers, clinical history) – bleeding risk score for patients with atrial fibrillation: a derivation and validation study. *Lancet* 387 (10035), 2302–2311 (2016b)

M. Holzmann: *Klinische Elektrokardiographie. Lehrbuch für Studierende und Ärzte*. 5. Aufl. Stuttgart: Thieme-Verlag, 1965

B. Ismer, T. Körber, G. H. von Knorre et al.: CRT bei Vorhofflimmern. Methodische und apparative Optionen zur Entscheidungsfindung. *Herzschr. Elektrophys. Suppl.* 19 (1), 60–68 (2008)

C. W. Israel: "Sandwiched" zwischen Ein- und Dreikammer-ICD: Brauchen wir den Zweikammer-ICD überhaupt noch? *Herzschr. Elektrophys. Suppl.* 19 (1), 14–24 (2008)

C. W. Israel: ICD-Therapie zur Primärprävention des plötzlichen Herztods. Der Patient nach Myokardinfarkt. *Herzschr. Elektrophys.* 21 (2), 102–108 (2010)

C. W. Israel, B. Nowak, S. Willems et al.: Empfehlungen zur externen Kardioversion bei Patienten mit Herzschrittmacher oder implantiertem Kardioverter/Defibrillator. *Kardiologe* 5 (4), 257–263 (2011)

C. W. Israel, S. D. Anker, G. Hasenfuß: Kommentar zu den ESC-Leitlinien zur Device-Therapie bei Herzinsuffizienz 2010. *Kardiologe* 6 (1), 5–11 (2012)

C. W. Israel, S. D. Anker, G. Hasenfuß: *ESC/DGK Pocket-Leitlinien: Device-Therapie bei Herzinsuffizienz*. Grünwald/Kr München: Börm Buckmeier Verlag, 2012

C. W. Israel, D. Bänsch, O.-A. Breithardt et al.: Kommentar zu den neuen ESC-Leitlinien zur Schrittmacher- und kardialen Resynchronisationstherapie. *Kardiologe* 9 (1), 35–45 (2015)

C. W. Israel, D. Bänsch, O.-A. Breithardt et al.: *ESC Pocket Guidelines: Schrittmacher- und kardiale Resynchronisationstherapie (2013)*. Grünwald/Kr München: Börm Buckmeier Verlag, 2015

W. Jung, D. Andresen, M. Block et al.: Leitlinien zur Implantation von Defibrillatoren. *Clin. Res. Cardiol.* 95 (12), 696–708 (2006)

D. Kalusche, G. Csapo: *Konventionelle und intrakardiale Elektrokardiographie*. 3. Aufl. Wehr/Baden: Novartis Pharma GmbH, 1997

P. Kirchhof, S. Nitschmann: Dronedaron bei Hochrisikopatienten mit Vorhofflimmern. PALLAS-Studie. *Internist* 53 (10), 1248–1250 (2012)

P. Kirchhof, A. Götte, D. Gulba et al.: Kommentar zu den Leitlinien der ESC zum Vorhofflimmern. *Kardiologe* 6 (1), 12–27 (2012)

P. Kirchhof, A. Götte, D. Gulba et al.: *ESC/DGK-Pocket-Leitlinien: Leitlinien für das Management von Vorhofflimmern (Version 2010)*. Grünwald/Kr München: Börm Buckmeier Verlag, 2012

P. Kirchhof, S. Benussi, D. Kotecha et al.: 2016 ESC guidelines for the management of atrial fibrillation developed in collaboration with EACTS. *Eur. Heart J.* 37 (42), 2893–2962 (2016)

H. H. Klein, A. Krämer, B. M. Pieske et al.: Fahreignung bei kardiovaskulären Erkrankungen. *Kardiologe* 4 (6), 441–473 (2010)

H. H. Klein, A. Krämer, B. M. Pieske et al.: *Pocket-Positionspapier: Fahreignung bei kardiovaskulären Erkrankungen*. Hrsg. v. Vorstand der Deutschen Gesellschaft für Kardiologie – Herz- und Kreislaufforschung e. V. Grünwald/Kr München: Börm Bruckmeier Verlag, 2012

T. Klingenheben, J. Ruef, C. Hammerstingl: Medikamentöse Rhythmuskontrolle und orale Antikoagulation bei Patienten mit Vorhofflimmern: Bedeutung pharmakokinetischer Interaktionen für die klinische Praxis. *Aktuelle Kardiol.* 4 (2), 114–119 (2015)

L. Kober, J. J. Thune, J. C. Nielsen et al.: Defibrillator implantation in patients with nonischemic systolic heart failure. *N. Engl. J. Med.* 375 (13), 1221–1230 (2016)

C. Kolb, S. Tzeis, B. Zrenner: Schrittmacheralgorithmen zur Minimierung der rechtsventrikulären Stimulation. *Kardiol. up2date* 4 (2), 149–166 (2008)

S. Kozek-Langenecker, K. Huber: Blutungsmanagement bei Patienten unter Therapie mit Dabigatran. Ein Leitfaden für den Einsatz von Idarucizumab. *Wien. klin. Mag.* 18 (6), 188–196 (2015)

K.-H. Kuck, S. Ernst, U. Dorwarth et al.: Leitlinien zur Katheterablation. *Clin. Res. Cardiol.* 96 (11), 833–849 (2007)

K.-H. Kuck, J. Brugada, A. Fürnkranz et al.: Cryoballoon or radiofrequency ablation for paroxysmal atrial fibrillation. *N. Engl. J. Med.* 374 (23), 2235–2245 (2016)

J. Kuschyk, S. Röger, M. Borggrefe: Kardiale Kontraktilitätsmodulation zur Behandlung der symptomatischen Herzinsuffizienz. *Kardiologe* 8 (5), 407–414 (2014)

F. M. Kusumoto, H. Calkins, J. Boehmer et al.: HRS/ACC/AHA/ expert consensus statement on the use of implantable cardioverter-defibrillator therapy in patients who are not included or not well represented in clinical trials. *J. Am. Coll. Cardiol.* 64 (11), 1143–1177 (2014)

M. Lamberts, G. H. Gislason, J. B. Olesen et al.: Oral anticoagulation and antiplatelets in atrial fibrillation patients after myocardial infarction and coronary intervention. *J. Am. Coll. Cardiol.* 62 (11), 981–989 (2013)

J. Ledwoch, R. Hein-Rothweiler, H. Mudra: Perkutaner Vorhofohrverschluss. Effektive und sichere Schlaganfallprophylaxe bei nicht-valvulärem Vorhofflimmern. *Kardiologe* 9 (1), 54–60 (2015)

C. Lemeš, A. Rillig, F. Ouyang et al.: Ablation von Rotoren bei Vorhofflimmern – eine neue Ära der Ablationstechnik? *Kardiol. up2date* 10 (2), 135–145 (2014)

T. Lewalter: *Tachykarde Arrhythmien. Vom Anfalls-EKG zur modernen Differentialtherapie*. Darmstadt: Steinkopff-Verlag, 2007

T. Lewalter, B. Lüderitz (Hrsg.): *Herzrhythmusstörungen. Diagnostik und Therapie*. 6. Aufl. Heidelberg: Springer-Verlag, 2010

T. Lewalter: Stellenwert der antiarrhythmischen Therapie mit Dronedaron nach den Ergebnissen der PALLAS-Studie. *Kardiologe* 6 (4), 324–328 (2012)

A. Lindinger, T. Paul (Hrsg.): *EKG im Kindes- und Jugendalter*. 7. Aufl. Stuttgart: Thieme-Verlag, 2016

G. Y. H. Lip, S. Windecker, K. Huber et al.: Management of antithrombotic therapy in atrial fibrillation patients presenting with acute coronary syndrome and/or undergoing percutaneous coronary or valve interventions: a joint consensus document of the European Society of Cardiology Working Group on Thrombosis, European Heart Rhythm Association (EHRA), European Association of Percutaneous Cardiovascular Interventions (EAPCI) and European Association of Acute Cardiac Care (ACCA) endorsed by the Heart Rhythm Society (HRS) and Asia-Pacific Heart Rhythm Society (APHRS). *Eur. Heart J.* 35 (45), 3155–3179 (2014)

B. Lüderitz: *Elektrische Stimulation des Herzens. Diagnostik und Therapie kardialer Rhythmusstörungen*. Korr. Nachdr. d. 1. Aufl. 1979. Heidelberg: Springer-Verlag, 1980

B. Lüderitz (Hrsg.): *Handbuch der Inneren Medizin. Band IX: Herz und Kreislauf. Teil I: Herzrhythmusstörungen*. 5. Aufl. Heidelberg: Springer-Verlag, 1983

C. Mahnkopf, P. Halbfass, O. Turschner, J. Brachmann: Einsatz der kardialen MRT in der Elektrophysiologie. Aktueller Stand und Ausblick in die Zukunft. *Herzschr. Elektrophys.* 23 (4), 275–280 (2012)

J. L. Mega, E. Braunwald, S. D. Wiviott et al.: Rivaroxaban in patients with a recent acute coronary syndrome. *N. Engl. J. Med.* 366 (1), 9–19 (2012)

J. Mehilli, C. W. Hamm, U. Landmesser, S. Massberg: Kommentar zu den 2015-Leitlinien der Europäischen Gesellschaft für Kardiologie (ESC) zum Management des akuten Koronarsyndroms ohne ST-Hebungen (NSTE-ACS). *Kardiologe* 10 (6), 351–358 (2016)

F. Meincke, K.-H. Kuck, M. W. Bergmann : Interventioneller Vorhofohrverschluss. Alternative zur Antikoagulation in der Schlaganfallprophylaxe bei Vorhofflimmern. *Herz* 38 (3), 239–246 (2013)

F. Meincke, F. Kreidel, K.-H. Kuck, M. W. Bergmann: Interventioneller Vorhofohrverschluss zur Schlaganfallprophylaxe bei Vorhofflimmern. *Kardiologe* 8 (4), 327–340 (2014)

A. Metzner, E. Wissner, T. Fink et al.: Innovative Verfahren der Vorhofflimmertherapie. *Herz* 40 (1), 37–44 (2015)

A. Metzner, E. Wissner, T. Fink et al.: Innovative Verfahren der Vorhofflimmertherapie. *Kardiologe* 10 (1), 30–37 (2016)

G. Mönnig, L. Eckardt: Multielectrode pulmonary vein ablation catheter (PVAC®). Current data on results and risks. *Herzschr. Elektrophys.* 25 (4), 236–240 (2014)

K. G. Monsieurs, J. P. Nolan, L. L. Bossaert et al.: European Resuscitation Council guidelines for resuscitation 2015. *Resuscitation* 95 , 1–311 (2015)

A. Moya, R. Sutton, F. Ammirati et al.: Guidelines for the diagnosis and management of syncope (version 2009). *Eur. Heart J.* 30 (21), 2631–2671 (2009)

A. Müller, K. Rybak, T. Klingenheben et al.: Empfehlungen zum Telemonitoring bei Patienten mit implantierten Herzschrittmachern, Defibrillatoren und kardialen Resynchronisationssystemen. *Kardiologe* 7 (3), 181–193 (2013)

A. Müssigbrodt, P. Sommer, G. Hindricks: Interventionelle Therapie von Vorhofflimmern: Innovative Ablationstechniken. *Kompendium Herz-Kreislauf* 8 (1), 38–42 (2012)

J. Neuzner, R. Gradaus: ICD-Therapie zur Primärprävention des plötzlichen Herztodes. Risikostratifikation und Patientenselektion. *Herzschr. Elektrophys.* 26 (2), 75–81 (2015)

B. Nowak, C. W. Israel, S. Willems et al.: Empfehlungen zum Einsatz von Elektrokautern bei Patienten mit Herzschrittmachern und implantierten Defibrillatoren. *Kardiologe* 4 (5), 383–388 (2010)

J. B. Olesen, G. Y. H. Lip, M. L. Hansen et al.: Validation of risk stratification schemes for predicting stroke and thromboembolism in patients with atrial fibrillation: nationwide cohort study. *BMJ* 342 , d124 (2011)

C. B. Olivier, P. Diehl, C. Bode, M. Moser: Antithrombozytäre Therapie nach akutem Koronarsyndrom. Differenzialtherapie und Dauer. *Herz* 39 (7), 808–812 (2014)

K. von Olshausen: *EKG-Information. Vom Anfänger zum Profi*. 8. Aufl. Darmstadt: Steinkopff-Verlag, 2005

P. Ponikowski, A. A. Voors, S. D. Anker et al.: 2016 ESC Guidelines for the diagnosis and treatment of acute and chronic heart failure. *Eur. Heart J.* 37 (27), 2129–2200 (2016)

T. Pop, K. von Olshausen: Differenzialdiagnose der Breitkomplextachykardie im Langzeit-EKG. *Kardiologe* 8 (2), 151–160 (2014)

T. S. Potpara, M. M. Polovina, M. M. Licina et al.: Novel oral anticoagulants for stroke prevention in atrial fibrillation: focus on Apixaban. *Adv. Ther.* 29 (6), 491–507 (2012)

S. G. Priori, C. Blomström-Lundqvist, A. Mazzanti et al.: 2015 ESC Guidelines for the management of patients with ventricular arrhythmias and the prevention of sudden cardiac death. *Eur. Heart J.* 36 (41), 2793–2867 (2015)

T. Reents, I. Deisenhofer: Moderne Indikationsstellung: Ablation von ventrikulären Rhythmusstörungen. *Cardiovasc* 15 (2), 34–41 (2015)

H. Riess: Management von Blutungen bei Patienten unter oraler Antikoagulation. *Kardiol. up2date* 8 (3), 209–220 (2012)

C. Rogge, S. Hilbert, N. Dagres, G. Hindricks: Aktueller Stand der Differenzialtherapie des Vorhofflimmerns. *Herz* 41 (3), 253–270 (2016)

K.-J. Rostock: *Herzrhythmusstörungen in Theorie und Praxis*. 2. Aufl. Berlin: Akademie-Verlag, 1993

C. T. Ruff, R. P. Giugliano, E. M. Antman et al.: Evaluation of the novel factor Xa inhibitor edoxaban compared with warfarin in patients with atrial fibrillation: Design and rationale for the effective anticoagulation with factor xA next generation in atrial fibrillation-thrombolysis in myocardial infarction study 48 (ENGAGE AF-TIMI 48). *Am. Heart J.* 160 (4), 635–641 (2010)

A. M. Russo, R. F. Stainback, S. R. Bailey et al.: ACCF/HRS/AHA/ASE/HFSA/SCAI/SCCT/SCMR 2013 appropriate use criteria for implantable cardioverter-defibrillators and cardiac resynchronization therapy. *J. Am. Coll. Cardiol.* 61 (12), 1318–1368 (2013)

K. Rybak, B. Nowak, D. Pfeiffer et al.: Kommentar zu den ESC-Leitlinien "Guidelines for cardiac pacing and cardiac resynchronization therapy". *Kardiologe* 2 (6), 463–478 (2008)

E. Sandøe, B. Sigurd: *Arrhythmia – Diagnosis and Management. A Clinical Electrocardiographic Guide*. St. Gallen: Fachmed, 1984

E. Sandøe, B. Sigurd: *Klinische Elektrokardiologie der Arrhythmien*. Dt. Bearb. M. Schlepper. Bingen am Rhein: Publishing Partners, 1991

B. Sigurd, E. Sandøe: *Klinisk EKG-Atlas*. Kopenhagen: FADL's Forlag, 2009

B. Sigurd, S. Pehrson, P. S. Hansen: *Klinisk elektrokardiologi*. 3. Aufl. Kopenhagen: FADL's Forlag, 2014

B. Schäffer, B. A. Hoffmann, A. Sultan et al.: Katheterablation von paroxysmalem Vorhofflimmern – aktuelle Aspekte. *Herzschr. Elektrophys.* 25 (4), 214–219 (2014)

W. von Scheidt, K. Seidl, J. B. Dahm et al.: Kommentar zu der Leitlinie zur Diagnostik und Therapie von Synkopen der Europäischen Gesellschaft für Kardiologie 2009. *Kardiologe* 5 (1), 5–12 (2011)

W. von Scheidt, K. Seidl, J. B. Dahm et al.: *ESC/DGK Pocket-Leitlinien: Diagnostik und Therapie von Synkopen (Update 2009)*. Grünwald/Kr München: Börm Buckmeier Verlag, 2012

D. Scherr: Katheterablation bei persistierendem Vorhofflimmern. *Herz* 40 (1), 31–36 (2015)

B. Schumacher, S. Spehl, A. Langbein et al.: Regelmäßige Tachykardien mit breitem Kammerkomplex. Differenzialdiagnose mittels 12-Kanal-EKG. *Herzschr. Elektrophys.* 20 (1), 5–13 (2009)

J. O. Schwab, D. Bänsch, C. W. Israel, B. Nowak: Stellungnahme zum Einsatz des tragbaren Kardioverter/Defibrillators. *Kardiologe* 9 (2), 165–170 (2015)

J. Seegers, M. Zabel : Kardiale Synkope. Diagnostik und Therapie. *Herzschr. Elektrophys.* 22 (2), 107–112 (2011)

G. Seidel: Sekundärprophylaxe des Schlaganfalls aus neurologischer Perspektive. *Herz* 38 (3), 251–260 (2013)

K. Seidl, M. Strauss, T. Kleemann: ICD-Therapie zur Sekundärprävention. *Herzschr. Elektrophys.* 21 (2), 96–101 (2010)

K. Seidl, W. von Scheidt, C. Pfafferott: Reflexsynkope. Diagnostik und Therapie. *Herzschr. Elektrophys.* 22 (2), 93–98 (2011)

C.-S. So: *Praktische EKG-Deutung. Einführung in die Elektrokardiografie*. 4., vollst. überarb. und erw. Aufl. Stuttgart: Thieme-Verlag, 2013

D. Steven, T. Rostock, B. A. Hoffmann et al.: Mapping und Katheterablation von Kammertachykardien bei Patienten mit ischämischer Kardiomyopathie. Ein Update. *Kardiologe* 3 (3), 236–244 (2009)

F. Straube, U. Dorwarth, E. Hoffmann: Fortschritte der Kryoballon-Technik. Nutzen und Risiken in der täglichen Anwendung. *Herzschr. Elektrophys.* 25 (4), 230–235 (2014)

C. Strotmann, N. Rüb, C. Wolpert: Stellenwert diagnostischer Methoden in der Synkopenabklärung. *Herzschr. Elektrophys.* 22 (2), 72–82 (2011)

J. Tebbenjohanns, K. Rühmkorf: Aktuelle Therapie tachykarder Herzrhythmusstörungen. *Internist* 54 (12), 1459–1468 (2013)

J. Tebbenjohanns, S. Willems, M. Antz et al.: Kommentar zu den "ACC/AHA/ESC 2006 guidelines for management of patients with ventricular arrhythmias and the prevention of sudden cardiac death – executive summary". *Kardiologe* 2 (5), 363–388 (2008)

H.-J. Trappe, H.-P. Schuster: *EKG-Kurs für Isabel*. 6. Aufl. Stuttgart: Thieme-Verlag, 2013

H.-J. Trappe, H.-R. Arntz, H. H. Klein et al.: *Pocket-Leitlinien: Kardiopulmonale Reanimation (Update 2015)*. 2. Aufl. Grünwald/Kr München: Börm Buckmeier Verlag, 2016

G. Trieb, E. Nusser, A. Weidner: *Differentialdiagnostik des EKG*. 3. Aufl. Stuttgart: Schattauer-Verlag, 1987

K. Wasmer, J. Köbe, C. Pott, L. Eckardt: ICD-Therapie zur Primärprävention. Seltene Indikationen. *Herzschr. Elektrophys.* 21 (2), 117–122 (2010)

T. Weimar, T. Hanke, N. Doll: Operative Verfahren zur Vorhofflimmerablation. *Herzschr. Elektrophys.* 24 (1), 19–24 (2013)

S. Windecker, P. Kolh, F. Alfonso et al.: 2014 ESC/EACTS Guidelines on myocardial revascularization. *Eur. Heart J.* 35 (37), 2541–2619 (2014)

S. Zellerhoff, R. R. Tilz, L. Eckardt: Komplikationen der Katheterablation von Vorhofflimmern. *Herzschr. Elektrophys.* 25 (4), 241–245 (2014)

U. Zeymer, A. Kastrati, T. Rassaf et al.: *ESC Pocket Guidelines: Therapie des akuten Herzinfarktes bei Patienten mit persistierender ST-Streckenhebung (Update 2012).* Grünwald/Kr München: Börm Buckmeier Verlag, 2013

U. Zeymer, A. Kastrati, T. Rassaf et al.: Kommentar zu den Leitlinien der Europäischen Gesellschaft für Kardiologie (ESC) zur Therapie des akuten Herzinfarkts bei Patienten mit ST-Streckenhebung (STEMI). *Kardiologe* 7 (6), 410–422 (2013)